U0230249

中文翻译版

# 风湿性疾病胸部表现
## Thoracic Manifestations of Rheumatic Disease

主　编　〔美〕丹妮尔·安丁·奥泽基斯（Danielle Antin-Ozerkis）

　　　　〔美〕克里斯汀·B. 海兰德（Kristin B. Highland）

主　译　厉小梅　苏　茵　王　俐

主　审　赵　岩

科学出版社

北　京

图字：01-2021-4202 号

# 内 容 简 介

风湿性疾病胸部病变临床表现复杂多变，诊疗难度大，需要较高的专业技术及紧密的多学科协作。本书第 1 至第 9 章从具体疾病角度，分别阐述了系统性硬化症、系统性红斑狼疮、抗磷脂抗体综合征、干燥综合征、类风湿关节炎、特发性炎性肌病、抗中性粒细胞胞质抗体相关性血管炎、IgG4 相关疾病、强直性脊柱炎、复发性多软骨炎等常见风湿性疾病胸部病变的临床表现、影像学特征、实验室标志物及具体诊疗方案。第 10 至第 14 章从免疫损伤角度解析了风湿性疾病间质性肺炎病理特征、影像学分类、生物标志物、纤维化免疫评估，以及患者临床评估与长期随访、肺移植全程管理。

本书可供风湿科、呼吸及危重症科、感染科、心血管科、胸外科，以及影像、病理专科医师、培训人员阅读。

图书在版编目（CIP）数据

风湿性疾病胸部表现/（美）丹妮尔·安丁·奥泽基斯等主编；厉小梅，苏茵，王俐主译.—北京：科学出版社，2022.12
书名原文：Thoracic Manifestations of Rheumatic Disease
ISBN 978-7-03-073872-1

Ⅰ.①风… Ⅱ.①丹… ②厉… ③苏… ④王… Ⅲ.①风湿性疾病 – 胸腔疾病 – 诊疗 Ⅳ.① R593.2 ② R561

中国版本图书馆 CIP 数据核字（2022）第 220779 号

责任编辑：马晓伟 路 倩 / 责任校对：张小霞
责任印制：肖 兴 / 封面设计：吴朝洪

Elsevier (Singapore) Pte Ltd.
3 Killiney Road, #08-01 Winsland House I, Singapore 239519
Tel: (65) 6349-0200; Fax: (65) 6733-1817

注　意

本译本由 ELSEVIER(Singapore) Pte Ltd 和科学出版社完成。相关从业及研究人员必须凭借其自身经验和知识对文中所述的信息数据、方法策略、搭配组合、实验操作进行评估和使用。特别是由于医学的迅速发展，应该对诊断和药物剂量进行独立核查。在法律允许的最大范围内，爱思唯尔、译文的原文作者、原文编辑及原文内容提供者均不对译文或因产品责任、疏忽或其他原因造成的人身或财产伤害和 / 或损害，或因使用或操作本材料中包含的任何方法、产品、说明或思想而造成的伤害和 / 或损害承担责任。

斜 学 出 版 社 出版
北京东黄城根北街 16 号
邮政编码：100717
http://www.sciencep.com

北京汇瑞嘉合文化发展有限公司 印刷
科学出版社发行　各地新华书店经销
*
2022 年 12 月第 一 版　开本：787×1092　1/16
2022 年 12 月第一次印刷　印张：16
字数：360 000
定价：158.00 元
（如有印装质量问题，我社负责调换）

# 翻译人员

（按姓氏笔画排序）

王　迁　北京协和医院风湿免疫科
王　俐　中国科学技术大学附属第一医院风湿免疫科
王晓梅　天津医科大学总医院风湿免疫科
孔秀芳　复旦大学附属中山医院风湿免疫科
厉小梅　中国科学技术大学附属第一医院风湿免疫科
代晓娟　复旦大学附属中山医院风湿免疫科
冯学兵　南京大学医学院附属鼓楼医院风湿免疫科
苏　茵　北京大学人民医院风湿免疫科
李　洋　广东省人民医院风湿免疫科
杨　月　北京大学人民医院风湿免疫科
吴　思　南京大学医学院附属鼓楼医院风湿免疫科
汪国生　中国科学技术大学附属第一医院风湿免疫科
张　文　北京协和医院风湿免疫科
陈晓梅　新疆维吾尔自治区人民医院风湿免疫科
武丽君　新疆维吾尔自治区人民医院风湿免疫科
周滢波　中国科学技术大学附属第一医院风湿免疫科
胡晓文　中国科学技术大学附属第一医院呼吸及危重症医学科
姜林娣　复旦大学附属中山医院风湿免疫科
徐晓玲　中国科学技术大学附属第一医院呼吸及危重症医学科
彭　昭　北京协和医院风湿免疫科
童　强　上海交通大学附属第六人民医院风湿免疫科
戴生明　上海交通大学附属第六人民医院风湿免疫科
魏　蔚　天津医科大学总医院风湿免疫科

# Contributors

## EDITORS

**DANIELLE ANTIN-OZERKIS, MD**
Medical Director, Yale Interstitial Lung Disease
Program, Associate Professor, Section of
Pulmonary, Critical Care, and Sleep Medicine,
Yale School of Medicine, New Haven,
Connecticut, USA

**KRISTIN B. HIGHLAND, MD, MSCR**
Medical Director, Rheumatic Lung Disease
Program, Departments of Pulmonary and
Rheumatology, Respiratory Institute,
Cleveland Clinic Foundation, Cleveland, Ohio,
USA

## AUTHORS

**HESHAM A. ABDELRAZEK, MD**
Staff Pulmonologist, Lung Transplant Program,
John and Doris Norton Thoracic Institute, St.
Joseph's Hospital and Medical Center,
Phoenix, Arizona, USA; Assistant Professor of
Medicine, Creighton University School of
Medicine (Phoenix Campus), Omaha,
Nebraska, USA

**SANGITA AGARWAL, MD**
Interstitial Lung Disease Unit, Rheumatology
Department, Guy's and St Thomas' Hospital
NHS Foundation Trust, London, United
Kingdom

**DANIELLE ANTIN-OZERKIS, MD**
Medical Director, Yale Interstitial Lung Disease
Program, Associate Professor, Section of
Pulmonary, Critical Care, and Sleep Medicine,
Yale School of Medicine, New Haven,
Connecticut, USA

**ANDREA V. ARROSSI, MD**
Pathology and Laboratory Medicine Institute,
Cleveland Clinic Foundation, Cleveland, Ohio,
USA

**DEMOSTHENES BOUROS, MD, PhD, FERS,
FCCP, FAPSR**
1st Academic Department of Respiratory
Medicine, Medical School, National and
Kapodistrian University of Athens, Hospital for
Diseases of the Chest, "Sotiria," Athens,
Greece

**EVANGELOS BOUROS, MSc, PhD**
1st Academic Department of Respiratory
Medicine, Medical School, National and
Kapodistrian University of Athens, Hospital for
Diseases of the Chest, "Sotiria," Athens,
Greece

**ROSS M. BREMNER, MD, PhD**
William Pilcher Chair, Thoracic Diseases and
Transplantation, John and Doris Norton
Thoracic Institute, Executive Director, Norton
Thoracic Institute, St. Joseph's Hospital and
Medical Center, Phoenix, Arizona, USA;
Professor of Surgery, Creighton University
School of Medicine (Phoenix Campus),
Omaha, Nebraska, USA

**SARAH G. CHU, MD**
Instructor in Medicine, Division of Pulmonary
and Critical Care Medicine, Brigham and
Women's Hospital, Harvard Medical School,
Boston, Massachusetts, USA

**SONYE K. DANOFF, MD, PhD**
Associate Professor, Department of Medicine,
Division of Pulmonary and Critical Care
Medicine, Johns Hopkins School of Medicine,
Baltimore, Maryland, USA

**ABHIJEET DANVE, MD, FACP, FACR**
Assistant Professor of Clinical Medicine,
Section of Rheumatology, Department of
Medicine, Yale School of Medicine, New
Haven, Connecticut, USA

**PAUL F. DELLARIPA, MD**
Associate Professor of Medicine, Division of
Rheumatology, Immunology and Allergy,
Brigham and Women's Hospital, Harvard
Medical School, Boston, Massachusetts, USA

**VIKRAM DESHPANDE, MBBS**
Department of Pathology, Massachusetts
General Hospital, Associate Professor,
Harvard Medical School, Boston,
Massachusetts, USA

**TRACY J. DOYLE, MD**
Assistant Professor of Medicine, Division of
Pulmonary and Critical Care Medicine,
Brigham and Women's Hospital, Harvard
Medical School, Boston, Massachusetts, USA

**BRETT M. ELICKER, MD**
Professor of Clinical Radiology, Department of
Radiology and Biomedical Imaging, University
of California, San Francisco, San Francisco,
California, USA

**ANTHONY J. ESPOSITO, MD**
Research Fellow, Division of Pulmonary and
Critical Care Medicine, Brigham and Women's
Hospital, Harvard Medical School, Boston,
Massachusetts, USA

**ARYEH FISCHER, MD**
Associate Professor of Medicine, Divisions of
Rheumatology, Pulmonary Sciences and
Critical Care Medicine, University of Colorado
Anschutz Medical Campus, University of
Colorado School of Medicine, Aurora,
Colorado, USA

**TRAVIS S. HENRY, MD**
Associate Professor of Clinical Radiology,
Department of Radiology and Biomedical
Imaging, University of California, San
Francisco, San Francisco, California, USA

**KRISTIN B. HIGHLAND, MD, MSCR**
Medical Director, Rheumatic Lung Disease
Program, Departments of Pulmonary and
Rheumatology, Respiratory Institute,
Cleveland Clinic Foundation, Cleveland, Ohio,
USA

**MONIQUE HINCHCLIFF, MD, MS**
Associate Professor, Section of
Rheumatology, Allergy and Immunology, Yale
School of Medicine, New Haven, Connecticut,
USA

**CHADWICK JOHR, MD**
Assistant Professor of Clinical Medicine,
Division of Rheumatology, Perelman School of
Medicine, University of Pennsylvania,
Philadelphia, Pennsylvania, USA

**KIMBERLY G. KALLIANOS, MD**
Assistant Professor of Clinical Radiology,
Department of Radiology and Biomedical
Imaging, University of California, San
Francisco, San Francisco, California,
USA

**THEODOROS KARAMPITSAKOS, MD, MSc**
1st Academic Department of Respiratory
Medicine, Medical School, National and
Kapodistrian University of Athens, Hospital for
Diseases of the Chest, "Sotiria," Athens,
Greece

**MARIA KOKOSI, MD**
Interstitial Lung Disease Unit, Royal
Brompton Hospital & Harefield NHS
Foundation Trust, Guy's and St Thomas'
Hospital NHS Foundation Trust, London,
United Kingdom

**MARYL KREIDER, MD, MSCE**
Associate Professor of Clinical Medicine,
Division of Pulmonary, Allergy and Critical
Care, Perelman School of Medicine, University
of Pennsylvania, Philadelphia, Pennsylvania,
USA

**BORIS LAMS, MD**
Interstitial Lung Disease Unit, Guy's and
St Thomas' Hospital NHS Foundation Trust,
London, United Kingdom

**STAMATIS-NICK LIOSSIS, MD, PhD**
Professor, Division of Rheumatology,
Department of Internal Medicine, Patras
University Hospital, University of Patras
Medical School, Patras, Greece

**KATHRYN LONG, MD**
Resident, Department of Medicine, Johns
Hopkins School of Medicine, Johns Hopkins
Hospital, Baltimore, Maryland, USA

**RACHNA MADAN, MD**
Instructor, Department of Radiology,
Brigham and Women's Hospital, Harvard
Medical School, Boston, Massachusetts,
USA

**MARK MATZA, MD, MBA**
Fellow, Rheumatology Unit, Division of
Rheumatology, Allergy, and Immunology,
Massachusetts General Hospital, Boston,
Massachusetts, USA

**JAKE G. NATALINI, MD**
Fellow, Division of Pulmonary, Allergy and
Critical Care, Perelman School of Medicine,
University of Pennsylvania, Philadelphia,
Pennsylvania, USA

**TANMAY S. PANCHABHAI, MD**
Staff Pulmonologist, Lung Transplant
Program, John and Doris Norton
Thoracic Institute, St. Joseph's Hospital
and Medical Center, Phoenix, Arizona,
USA; Associate Professor of Medicine,
Creighton University School of Medicine
(Phoenix Campus), Omaha, Nebraska,
USA

**APOSTOLOS PERELAS, MD**
Respiratory Institute, Cleveland Clinic
Foundation, Cleveland, Ohio, USA

**CORY PERUGINO, DO**
Rheumatology Unit, Division of Rheumatology,
Allergy, and Immunology, Massachusetts
General Hospital, Instructor, Harvard
Medical School, Boston, Massachusetts,
USA

**AMITA SHARMA, MBBS**
Department of Radiology, Massachusetts
General Hospital, Associate Professor,
Harvard Medical School, Boston,
Massachusetts, USA

**ULRICH SPECKS, MD**
Professor of Medicine, Thoracic Disease
Research Unit, Division of Pulmonary and
Critical Care Medicine, Mayo Clinic, Rochester,
Minnesota, USA

**JOHN H. STONE, MD, MPH**
Rheumatology Unit, Division of Rheumatology,
Allergy, and Immunology, Massachusetts
General Hospital, Professor, Harvard Medical
School, Boston, Massachusetts, USA

**GWEN E. THOMPSON, MD, MPH**
Assistant Professor of Medicine, Thoracic
Disease Research Unit, Division of Pulmonary
and Critical Care Medicine, Mayo Clinic,
Rochester, Minnesota, USA

**VASSILIOS TZILAS, MD, PhD**
1st Academic Department of Respiratory
Medicine, Medical School, National and
Kapodistrian University of Athens, Hospital for
Diseases of the Chest, "Sotiria," Athens,
Greece

**ARGYRIS TZOUVELEKIS, MD, MSc, PhD**
1st Academic Department of Respiratory
Medicine, Medical School, National and
Kapodistrian University of Athens, Hospital for
Diseases of the Chest, "Sotiria," Athens,
Greece

**ZACHARY S. WALLACE, MD, MSc**
Clinical Epidemiology Program, Rheumatology
Unit, Division of Rheumatology, Allergy, and
Immunology, Massachusetts General Hospital,
Assistant Professor, Harvard Medical School,
Boston, Massachusetts, USA

# 中文版序一

　　风湿性疾病是一组由免疫系统紊乱导致机体多系统、多器官组织损害的疾病。肺部气道直接与外部环境相通，其免疫防御屏障具有独特的解剖结构、生理特性，风湿性疾病的呼吸系统病变临床表现复杂多变、诊疗难度大，需与感染、肿瘤、血栓等相鉴别。另外，部分患者病情快速进展，如炎性肌病相关间质性肺炎、抗中性粒细胞胞质抗体相关性血管炎、狼疮相关肺泡出血患者等，可能在数天内进展至呼吸衰竭，危及生命。

　　风湿性疾病相关呼吸系统病变涉及风湿、呼吸及危重症、感染、心血管、胸外、肿瘤、影像、病理等多学科，要求临床工作者有较高的综合能力和快速的反应能力。正是因为其专业性强、技术要求高，风湿性疾病相关胸部疾病的诊疗与管理能力已经成为衡量一个地区医疗水平的"指标"之一。近年来，相关领域如影像、病理、生物标志物、肺移植等技术均有长足进展，成为医疗界聚焦的临床热点领域。

　　*Thoracic Manifestations of Rheumatic Disease* 是一本较全面、系统地阐述风湿性疾病相关胸部病变的临床表现、临床管理、实用技能的专业书籍。该书可为我国临床工作者提供该领域更新、更全面的具体实践指导，从而提高对该领域实际问题的判断及处理能力，进一步提升我国对复杂危重症的整体救治水平。

中华医学会风湿病学分会主任委员<br>
中国医师协会风湿免疫科医师分会副会长<br>
北京协和医院风湿免疫科<br>
2022年1月1日

# 中文版序二

　　这本书能被翻译成中文，我们感到很荣幸。感谢厉小梅教授、Jay Ryu教授（梅奥医学中心呼吸及危重症医学科）、王俐博士和其他所有翻译人员的努力，以及科学出版社和爱思唯尔出版社的支持，正是因为你们的努力，中文翻译版才得以出版。我们真诚地希望这本书能为诊治风湿性肺病患者的中国医学同仁提供有价值的帮助，期待着我们未来的多项合作。

克里斯汀·B.海兰德

风湿性肺疾病中心主任

呼吸病研究所科研主管

呼吸及危重症医学科专科医师培训项目科研和学术副主任

## Preface of Chinese Version

We are humbled and honored to have had this volume translated into Chinese. We would like to thank Professor Xiaomei Li, Professor Jay Ryu, Dr. Li Wang and all of the translation team for their efforts, as well as the support of Science Press and Elsevier Press. Thanks to your hard work, this Chinese version of *Thoracic Manifestations of Rheumatic Disease* can be published. We sincerely hope this book can provide valuable help to Chinese medical colleagues who care for patients with rheumatic lung disease and we look forward to many future collaborations.

**Cleveland Clinic**

**Kristin B. Highland，MD MSCR**

Director，Rheumatic Lung Disease Program

Research Officer，Respiratory Institute

Associate Program Director for Research and Scholarly Activity，PCCM Fellowship

9500 Euclid Avenue，Desk A90

Cleveland，OH. 44195

（216）445-5429（Administrative assistant，Jennifer Leon）

（216）445-6024（fax）

# 前　言

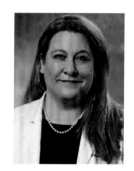

丹妮尔·安丁·奥泽基斯
（Danielle Antin-Ozerkis）
医学博士

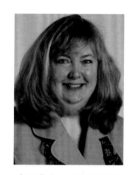

克里斯汀·B. 海兰德
（Kristin B. Highland）
医学博士、科学硕士

风湿（rheum）：稀薄液性的血清分泌物或黏液（14世纪）[1]。

风湿病学的词源背景也许预示着胸部疾病和风湿性疾病之间的密切关系，风湿性疾病是胸部出现病变甚至导致死亡的常见原因。两个学科的专家紧密合作对于全面评估和管理这些复杂患者至关重要。

近10年来，《临床胸部医学》（*Clinics in Chest Medicine*）杂志持续关注风湿性疾病肺部并发症，新抗体的发现有助于疾病的诊断及分型，也有助于深入了解相关病理机制。尽管一些患者尚不符合某种确定的结缔组织病分类标准，但自身免疫性间质性肺炎的相关标准可用于描述这些间质性肺病患者，他们具有一些特征性临床、血清学、肺部影像学表现，这些特征可能源于患者潜在的系统性自身免疫性疾病。随着基础研究成果向临床转化，我们拥有更强大的治疗"武器库"，其中包括新的及重新使用的免疫抑制和生物疗法、抗纤维化药物及血管通路药物；严格的安慰剂对照临床试验为治疗决策提供了依据。目前更多的医学中心进行肺移植

1　Clin Chest Med 40 (2019) xiii
https://doi.org/10.1016/j.ccm.2019.05.013
0272-5231/19/©2019 Published by Elsevier Inc.

时倾向于选择病情复杂且无风湿性疾病的患者；与此同时，自体干细胞移植技术也在不断发展。

　　感谢在风湿性肺病方面拥有专业知识的编者们，他们为《风湿性疾病胸部表现》做出了贡献。希望本书能为临床医生治疗风湿性肺病提供有益指导。

Danielle Antin-Ozerkis, MD

呼吸重症及睡眠医学部

耶鲁医学院

纽黑文，美国

Kristin B. Highland, MD, MSCR

肺与风湿科

克利夫兰临床基金会

克利夫兰，美国

电子邮箱：

danielle.antin-ozerkis@yale.edu（D. Antin-Ozerkis）

highlak@ccf.org（K. B. Highland）

## 参 考 文 献

1. Merriam-Webster.com. Available at: https://www. merriam-websster.com/dictinary/rheum. Accessed May 1, 2019.

# 目　　录

影像学特别是计算机断层扫描（computed tomography，CT）是描述、管理和随访结缔组织病（connective tissue disease，CTD）相关弥漫性肺病患者的关键。CT的主要作用是通过确定肺损伤的主要模式来帮助指导治疗。此外，针对肺部疾病的长期随访、急性症状的评估、并发症的监测均具有重要作用。诊断通常采用临床和血清学标准，但以肺部疾病为主要特征时，CT在诊断中具有重要作用。本章描述了CT在CTD相关肺疾病患者中的作用。

风湿性疾病肺部表现的病理特征是组织学异质性，同时与其他肺部疾病重叠。肺部所有的解剖间隔都非常纤薄，因此病理形态随着累及肺部主要区域的不同而发生变化。此外，损伤的组织学模式并不是风湿性疾病所特有的，与特发性疾病或其他疾病相关的肺疾病相似。本章描述了间质性肺病、气道病变、胸膜病变及血管病变的模式，讨论了特定风湿性疾病的组织病理学表现，包括影响肺的主要血管炎和IgG4相关疾病。

本章综述了自身免疫相关实验室和临床生物标志物的相关现状，并强调了肺纤维化疾病患者的免疫相关评估的重要内容。

# 第一章
# 系统性硬化症和混合性结缔组织病的肺部表现

Apostolos Perelas，MD[a]，Andrea V. Arrossi，MD[b]，
Kristin B. Highland，MD，MSCR[a, *]

关键词：

系统性硬化症；硬皮病；间质性肺病；肺动脉高压；混合性结缔组织病

关键点：

- 系统性硬化症（systemic sclerosis，SSc）和混合性结缔组织病（mixed connective tissue disease，MCTD）的肺部并发症是导致发病和死亡的主要原因。
- 大多数肺部表现在SSc和MCTD中均有报道，肺动脉高压（pulmonary hypertension，PH）和间质性肺病（interstitial lung disease，ILD）是最常见的两种肺部并发症。
- 早期检测可能有助于改善ILD和PH的预后。
- 抑制免疫炎症是ILD治疗的基石，包括吗替麦考酚酯、环磷酰胺治疗，对于快速进展的或难治性患者可考虑利妥昔单抗治疗。
- 越来越多的证据显示了抗纤维化治疗的作用。

# 一、系统性硬化症

## 1. 引言

系统性硬化症（SSc）也称硬皮病，是一种多系统受累的结缔组织病，具有较高的发

利益冲突：

Dr K.B. Highland receives grants and contracts，does consulting，sits on an advisory board or steering committee and/or is on the speaker's bureau of：Actelion Pharmaceuticals，Bayer HealthCare，Boehringer Ingelheim，Eiger Pharmaceuticals，Genentech，Gilead Sciences，Reata Pharmaceuticals，and United Healthcare.

a Respiratory Institute，Cleveland Clinic Foundation，9500 Euclid Avenue，Desk A90，Cleveland，OH 44195，USA.

b Pathology and Laboratory Medicine Institute，Cleveland Clinic Foundation，Cleveland，OH，USA.

＊ Corresponding author. E-mail address：highlak@ccf.org.

病率和死亡率。1752年，意大利的Curzio博士首次将其描述为一种"把皮肤变成木头"的疾病[1]。SSc是一种相对罕见的疾病［患病率为（0.5～2）/10 000］[2]，其特征是一种医疗需求未被满足的罕见病，常常无特异性临床症状（手指肿胀、瘙痒、肌痛、疲乏、衰弱），因此专科转诊延迟是常态[3]。

SSc最常受累的器官是皮肤，但是皮肤受累很少导致患者死亡[4,5]。消化道受累也很常见，特别是食管，大多数患者报告有一定程度的反流症状，但这很少危及生命[4,5]。相比之下，自使用血管紧张素转换酶（angiotensin-converting enzyme，ACE）抑制剂有效治疗SSc肾危象以来，肺部疾病已成为致残、致死的主要原因[6]。

2013年，欧洲抗风湿病联盟（European League Against Rheumatism，EULAR）和美国风湿病学会对SSc的诊断进行了修订（**表1-1**）[7]。该标准通过增加SSc相关自身抗体及重要血管改变的临床表现，如雷诺现象、毛细血管扩张、甲襞微血管异常和（或）动脉型肺动脉高压，提高了敏感性和特异性[7]。SSc分为3种类型：局限性皮肤型SSc（limited cutaneous SSc，lcSSc）被描述为肘部和膝关节远端的皮肤硬化，可能累及面部和颈部；弥漫性皮肤型SSc（diffuse cutaneous SSc，dcSSc）还可累及膝和肘的近端皮肤；无皮肤硬化的SSc（SSc siné scleroderma，ssSSc）无皮肤增厚，但存在内脏器官受累和血清学异常。虽然掌指关节近端手指皮肤增厚被认为足以确定诊断，但在很大一部分患者中没有这一表现[7]，因此仔细的体格检查和全面的实验室检查是很重要的。

表1-1　美国风湿病学会/欧洲抗风湿病联盟系统性硬化症分类标准

| 条目 | 子条目 | 评分 |
| --- | --- | --- |
| 双手手指皮肤增厚并延伸至掌指关节 | | 9 |
| 手指皮肤硬化 | 手指肿胀 | 2 |
| | 指硬皮病 | 4 |
| 指尖病变 | 指尖溃疡 | 2 |
| | 指尖凹陷性瘢痕 | 3 |
| 毛细血管扩张 | | 2 |
| 甲襞微血管异常 | | 2 |
| 动脉型肺动脉高压和（或）间质性肺病 | 动脉型肺动脉高压 | 2 |
| | 间质性肺病 | 2 |
| 雷诺现象 | | 3 |
| SSc相关自身抗体 | 抗着丝点抗体 | 3 |
| | 抗拓扑异构酶Ⅰ | 3 |
| | 抗RNA聚合酶Ⅲ | 3 |

注：总分大于9分可诊断为SSc。

引自：van den Hoogen F，Khanna D，Fransen J，et al. 2013 Classification Criteria for Systemic Sclerosis: An American College of Rheumatology/European League Against Rheumatism Collaborative Initiative. Arthritis Rheum. 2013；65（11）：2737-2747. https://doi.org/10.1002/art.38098.

　　尽管呼吸系统任何组分均可受影响，但间质性肺病（interstitial lung disease，ILD）和肺动脉高压（pulmonary hypertension，PH）仍是SSc最常见的肺部表现（**表1-2**）。所有的肺部表现在不同亚型SSc中均可出现，某些表现在特定亚型中更为常见。

**表1-2　系统性硬化症的肺部表现**

| | |
|---|---|
| 间质性肺病 | 非特异性间质性肺炎 |
| | 普通型间质性肺炎 |
| | 机化性肺炎 |
| | 结节病 |
| 肺动脉高压 | 动脉型肺动脉高压 |
| | 肺静脉闭塞性疾病 |
| | 毛细血管后肺动脉高压 |
| | 呼吸系统功能失调和（或）低氧血症导致的肺动脉高压 |
| | 慢性血栓性肺动脉高压 |
| 胸膜疾病 | 胸膜增厚 |
| | 气胸 |
| | 胸腔积液 |
| 小气道疾病 | 阻塞性通气障碍 |
| 肺癌 | 非小细胞肺癌 |
| 限制性通气功能障碍 | 紧绷的胸壁 |
| | 呼吸肌无力 |
| 睡眠障碍 | 阻塞性睡眠呼吸暂停 |
| | 不宁腿综合征 |
| | 异常睡眠结构 |
| 肺泡出血 | 与D-青霉胺有关的病例报告 |

## 2. 病理生理学

　　SSc的特征是对损伤的异常反应导致纤维化，最终导致器官功能障碍[8]。从SSc患者中分离出来的成纤维细胞具有结构性活化的肌成纤维细胞表型，其特征是α-平滑肌肌动蛋白的表达和胶原蛋白的过度产生[9]。这是肺泡上皮细胞损伤、内皮功能障碍、免疫细胞激活、促纤维化细胞因子和自身抗体产生、有利于胶原积累的基质代谢紊乱等因素之间复杂作用的结果[8,9]。

　　内皮功能障碍可导致雷诺现象、指溃疡、毛细血管扩张、动脉型肺动脉高压和SSc肾危象，可能是抗内皮细胞抗体和血管内皮生长因子（vascular endothelial growth factor，VEGF）水平升高导致的结果。除了血管收缩外，内皮素水平的增加还会刺激成纤维细胞增殖和分化成肌成纤维细胞[9]，并导致炎症细胞的募集[10,11]。

　　Th2细胞因子，如白细胞介素（interleukin，IL）-4和IL-5对成纤维细胞具有趋化作用，促进胶原沉积，并使巨噬细胞向促纤维化的M2表型极化[9]。除T淋巴细胞外，B淋巴细胞也在SSc中起重要作用；它们可产生针对内皮细胞、原纤维蛋白-1、心磷脂、金属蛋白酶和成纤维细胞的抗体[8, 9, 11]，并且是转化生长因子（transforming growth factor，TGF）-β和IL-6这两种重要的促纤维化蛋白的主要来源[8, 11]。TGF-β也可由成纤维细胞产生，并受SSc中氧化应激增加的刺激。TGF-β对成纤维细胞的激活至关重要，其水平与胶原沉积的程度相关[9]。在早期疾病患者中IL-6水平升高，与皮肤受累程度相关[8, 12]，在ILD患者中IL-6水平升高[13]，似乎可以预测死亡率。IL-6通过促进成纤维细胞产生胶原蛋白和促进M2型巨噬细胞的生成促进纤维化[14, 15]。

### 3. 间质性肺病

（1）流行病学

高达90%的SSc患者在胸部计算机断层扫描（computed tomography，CT）[16-19]或尸检时发现ILD[20]，但是仅30%～40%的患者发展为有临床意义的ILD[21]。由于ACE抑制剂的应用和大剂量皮质类固醇治疗的减少，ILD成为SSc最常见的疾病特异性死亡原因，其所致死亡人数约占SSc死亡人数的30%[6]。尽管在疾病诊断和管理方面取得了进展，但这些患者的预后仍然很差，中位生存期为5～8年[22]。ILD通常发生在第一个非雷诺症状出现后的5～7年，一旦发病，常常在疾病早期就伴随肺功能的大幅下降。因此，依据既往参与过临床试验患者的经验[23]，专家建议在这段时间内要频繁地筛查ILD。

有2项前瞻性研究探索了筛查ILD以促进早期诊断及治疗的可行性。Suliman及其同事[17]对在苏黎世大学随访的102例SSc患者进行了CT及肺功能检查，63%的患者存在ILD征象，然而，仅37.5%的患者用力肺活量百分比[FVC（%）]低于预测值的80%。在奥斯陆大学进行的一项类似研究中，Hoffman-Vold及其同事[24]证实64.6%的SSc患者存在ILD，但仅有34.0%的患者肺活量测定异常。两位研究者推断，肺活量测定不足以对SSc-ILD进行早期诊断，应考虑进行CT筛查。考虑到"正常"值范围广泛，肺活量测定缺乏敏感性和特异性很容易解释，并且它可能受到不累及肺实质病变的影响，如皮肤增厚导致胸部扩张受限或肌病导致肌无力。

（2）组织病理学和影像学特征

与其他结缔组织病相比，在高分辨率CT（high-resolution computed tomography，HRCT）上发现的实质病变在SSc中似乎更为常见，且更显著[25]。最常见的表现为好发于肺基底段及后段的磨玻璃影[25-27]（图1-1）。其他表现包括肺外周的网格影及实变影，明显的蜂窝状影少见[25]（图1-2）。扩张或充满液体的食管也提示SSc的潜在诊断（图1-2）。这些影像学征象反映了病理表现的情况。虽然存在多种组织学类型，但非特异性间质性肺炎（nonspecific interstitial pneumonia，NSIP）似乎是最常见的，且纤维化型NSIP比细胞型NSIP更为常见[28]（图1-3）。普通型间质性肺炎（UIP）在少数病例中被报道[29]。其他组织学类型包括机化性肺炎、淋巴细胞增殖型，罕见情况下可见非坏死性肉芽肿和误吸的征象[28]（图1-4）。符合PH的表现可以见于同时存在PH和ILD的患者（图1-5）。

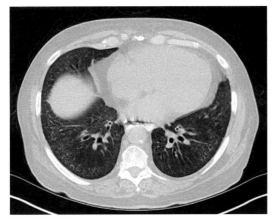

**图1-1** 胸部CT显示符合NSIP表现的磨玻璃影

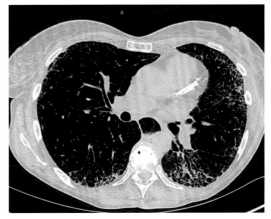

**图1-2** 胸部CT显示UIP影像特征并伴有食管扩张

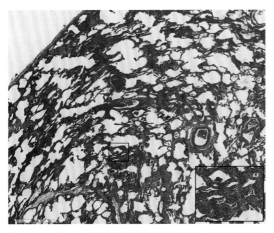

**图1-3** NSIP，肺实质弥漫性均匀浸润，保留肺结构［苏木精-伊红（hematoxylin-eosin，HE）染色，原始放大倍数×2]。嵌图：慢性弥漫性淋巴浆细胞浸润累及肺泡间质（HE染色，原始放大倍数×20）

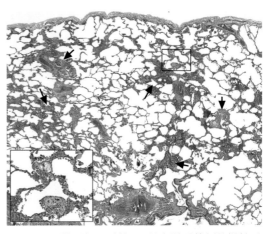

**图1-4** 显微照相显示的SSc具有误吸特征的慢性毛细支气管炎，可见小叶中心慢性炎症（箭头）（HE染色，原始放大倍数×3）。嵌图：显示局灶植物性物质和透明变性的吸入物（HE染色，原始放大倍数×20）

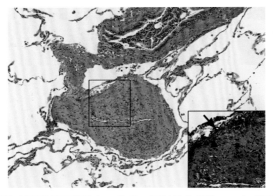

**图1-5** 患PH的SSc患者可见动脉壁明显增厚（HE染色，原始放大倍数×10）。嵌图：Movat五色染色突显内膜纤维增生（星号）和由内部（箭头）和外部（长箭）弹力层分割的被膜介质（Movat染色，原始放大倍数×20）

（3）间质性肺病的预测因素

ILD发生的危险因素见**表1-3**。与SSc-ILD相关的人口统计学特征包括男性、非裔美国人和dcSSc变体[19, 30, 31]。有甲襞毛细血管异常、指溃疡、超声心动图筛查有PH证据的患者，也应怀疑ILD[19, 20, 30, 31]。抗Scl-70抗体的存在增加了SSc-ILD发生的风险（高达60%～80%的患者），而抗着丝点抗体则具有保护作用[21]。

**表1-3　SSc相关间质性肺病的预测因素**

| | |
|---|---|
| 人口统计学特征 | 男性 |
| | 非裔美国人 |
| | 发病早 |
| 症状与体征 | 劳力性呼吸困难 |
| | 干咳 |
| | 爆裂音 |
| | dcSSc |
| | 　进行性皮肤纤维化 |
| | 关节炎 |
| | 异常甲襞微循环 |
| 生理学 | FVC减少 |
| | 　FVC减少＞10% |
| | TLC减少 |
| | 肺弥散功能减低 |
| | 　FVC减少5%～9%，伴DLCO降低＞15% |
| | 运动/6分钟步行试验时氧饱和度下降 |
| 影像学 | HRCT扫描肺部受累＞20% |
| | 　磨玻璃影 |
| | 　网格影 |
| 合并症 | 指溃疡 |
| | 肺动脉高压 |
| | 心脏纤维化 |
| 自身抗体 | Scl-70（抗拓扑异构酶Ⅰ） |
| 生物标志物 | 呼出气一氧化氮 |
| | 赖氨酸氧化酶 |
| | 几丁质酶1 |
| | 血清表面活性蛋白D |
| | 肌腱蛋白C |
| | 生长因子结合蛋白-15 |
| | 软骨寡聚基质蛋白 |
| | 涎液化糖链抗原-6 |
| | CXCL4 |
| | IL-6 |

一些生物标志物与SSc-ILD有关。早期SSc-ILD可见呼出气一氧化氮增加[32]，赖氨酸氧化酶、几丁质酶1、血清表面活性蛋白D、肌腱蛋白C、生长因子结合蛋白-15、软骨寡聚基质蛋白、涎液化糖链抗原-6、CXC趋化因子配体4（CXCL4）和IL-6的血清水平与实质病变相关[32, 33]。

研究最多的与疾病进展相关的指标是肺生理参数［用力肺活量（forced vital capacity，FVC）、肺总量（total lung capacity，TLC）和肺一氧化碳弥散量（diffusing capacity of lung for carbon monoxide，DLCO）］。这些指标的测量是各种慢性肺部疾病评估和随访的重要组成部分，且简便、快速，费用低。基线时FVC（%）减低和低DLCO（%）预示SSc-ILD患者预后较差[34]。

最初认为ILD的生物学特征是初始阶段的恶化，随后进入一段时间的稳定期，但之后的研究分析表明这并不准确，事实上，不同亚组的ILD患者发展轨迹也不同[35]。受累模式似乎是在疾病早期确定的，并不总能通过短期肺活量变化来预测[35]，因此对于长期变化的观察更为有用[34]。FVC（%）预计值下降超过10%，或FVC（%）预计值下降5%～9%伴DLCO（%）下降＞15%，表明死亡风险高[36]。

胸部CT上肺部受累的程度也是死亡的一个强有力的预测因素，受累面积达20%或30%可导致死亡率增加超过300%[37-39]。关于主要的组织学/影像学类型的预后意义存在一些争议，Takei团队[40]认为预后并不依赖于组织学/影像学类型，而Okamoto团队[27]研究发现，与更常见的NSIP相比，UIP患者的预后更差。

临床表现也可预测ILD的发展。例如，关节炎[41]、进行性皮肤纤维化[41]和（或）心肌纤维化[42]与进展较快的SSc-ILD相关。结合临床和实验室数据通常比单个测量或单个变量的连续测量更准确。在苏黎世、奥斯陆、巴黎和柏林大学进行的一项联合队列研究发现，将6分钟步行试验结束时的血氧饱和度与关节炎（arthritis，AR）结合起来的一个简单模型（SPAR模型），能够预测在未来12个月内患者的ILD有无进展[41]。另一个预测模型是SADL模型，基于加利福尼亚大学旧金山分校和梅奥医学中心的队列研究，它结合了3个变量：既往吸烟史（S）、年龄（A）和DLCO（预测%），可较好地预测SSc-ILD患者1年、2年和3年全因死亡率[43]。SSc-ILD常用的另一种分期系统包括HRCT和FVC[38]。HRCT累及比例小于20%的患者被归类为"局限的"SSc-ILD，大于20%的患者被归类为"广泛的"SSc-ILD。而"中间的"患者（HRCT累及比例在10%～30%，且FVC≥70%），也可以被归类为"局限的"SSc-ILD。

（4）治疗

1）环磷酰胺和吗替麦考酚酯：硬皮病肺研究Ⅰ（Scleroderma Lung Study Ⅰ，SLS Ⅰ）和硬皮病肺研究Ⅱ（SLS Ⅱ）是两项具有里程碑意义的研究，探讨了免疫抑制在SSc-ILD治疗中的应用。

在SLS Ⅰ中，口服环磷酰胺，剂量为2mg/kg，连续服用1年，与安慰剂相比，调整后12个月FVC（%）改善的平均绝对差值虽小（2.5%），但有统计学意义。呼吸困难、皮肤增厚、功能能力及健康调查量表36（SF-36）（活力和健康转变）中一些与健康相关的生活质量指标的改善表明了这一研究的临床重要性[44]。纤维化越广泛，从药物中获益的可能性就越大[44]，基于这一信息，EULAR 建议"应考虑使用环磷酰胺治疗 SSc-ILD，特别是对伴有进展性 ILD 的 SSc 患者"[45]。尽管如此，SLS Ⅰ 研究的随行社论指出"环磷酰胺仍然是目前用于治疗自身免疫性疾病毒性最大的免疫抑制剂"[46]，且数据显示获益在停用环磷酰胺 12 个月后消失[47]。

认识到需要更安全的长期治疗方案，SLS 的研究者在 SLS Ⅱ 中比较了口服环磷酰胺（高达 2mg/kg）12 个月后改为安慰剂 12 个月与吗替麦考酚酯（每天最大剂量 3g）治疗 24 个月的治疗效果，两组 FVC（%）均有改善，两组间无优越性差异[48]。但是，吗替麦考酚酯的耐受性更好，更多的患者因不良事件、个人要求、死亡或治疗失败而停用环磷酰胺。有趣的是，分配到环磷酰胺组的患者在停用环磷酰胺 1 年后并没有像 SLS Ⅰ 中那样出现症状倒退现象。虽然两组患者的 DLCO（%）和 DLCO 与肺泡通气量（VA）比值（DLCO/VA）（%）均有所下降，但接受吗替麦考酚酯治疗的患者下降幅度较小，这表明它可能有助于预防导致 PH 的血管重构[48]。最近，一项对参加 SLS Ⅱ 试验并进行连续影像学检查的患者的后续亚组分析显示，两种治疗方法的纤维化评分都取得了具有统计学意义的轻微改善，但同样没有证据表明二者中哪一种更优越[49]。与 SLS Ⅰ 中结果类似，纤维化越严重，治疗效果就越明显[49]。

2）利妥昔单抗：鉴于 B 细胞在 SSc 发病机制中的重要作用，使用单克隆抗体利妥昔单抗消除 B 细胞是一种合理的治疗方法。在一项纳入 14 例 SSc-ILD 患者的随机对照试验中，利妥昔单抗治疗（每周注射 1 次，注射 4 次，然后在 24 周后再每周注射 1 次，注射 4 次）1 年后 FVC（%）和 DLCO（%）均有显著改善[50]。抗 B 细胞治疗的病例对照研究显示，与基线相比，接受利妥昔单抗治疗患者的肺活量测量值稳定或改善，而未接受利妥昔单抗治疗的患者则相反，进一步证实了利妥昔单抗治疗的有效性[51-53]。有研究表明，为维持获益需要持续治疗，即使长期用药，似乎也有较好的耐受性[52]。然而，最近的一项前瞻性队列研究显示，254 名接受利妥昔单抗治疗的患者与 9575 名倾向评分匹配的患者相比，尽管他们在皮肤纤维化方面似乎有改善，但 FVC 或 DLCO 的下降率没有显著性差异[54]。因此，需要更多的研究来充分评估利妥昔单抗治疗 SSc-ILD 的疗效。目前，有 2 项利妥昔单抗治疗结缔组织病相关 ILD 患者的临床试验正在招募患者（clinicaltrials.gov：NCT02990286、NCT01862926）。

3）托珠单抗：IL-6 在 SSc 发病机制中的核心作用引导了针对托珠单抗作为一种治疗选择的研究。在 faSScinate Ⅱ 期临床试验中，少数使用托珠单抗的患者在研究初期阶段 FVC（%）值下降[55]。此外，在 48 周的开放标签研究期间，没有 1 例使用托珠单抗的患者 FVC（%）预计值下降超过 10%[56]。这与 FocuSSced Ⅲ 期研究的结果相似，该研究旨在研究托珠单抗对皮肤纤维化的影响。虽然没有达到主要终点，但从基线到第 48 周的 FVC（%）累积变化显示托珠单抗优于安慰剂（–3.9 vs –0.6，$P$=0.0015）[56]。值得注意的是，这两项研究都没有在入组时对患者进行 ILD 筛查，因此研究人群中肺部疾病的患病率尚不清楚[56]。

4）吡非尼酮：是一种抗纤维化药物，已证实能有效治疗特发性肺纤维化（idiopathic

pulmonary fibrosis，IPF）[57]。它可通过抑制 TGF-β 活性和包括肿瘤坏死因子在内的其他炎症细胞因子来发挥临床疗效[58, 59]。LOTUSS 试验中，剂量高达 2403mg/d 的吡非尼酮在 SSc-ILD 患者中具有良好的安全性和耐受性，但是，近 60% 的患者需要中断用药或调整到较低的剂量[60]，虽然研究持续时间仅 16 周，但 FVC（%）、DLCO（%）或呼吸困难评分均未显示肺功能下降。此外，与吗替麦考酚酯联合给药似乎并没有导致副作用增加，但可能需要比用于 IPF 治疗时更长的滴定时间[60]。关于疗效，我们期待硬皮病肺研究Ⅲ的结果，该研究比较了初始吡非尼酮联合吗替麦考酚酯与安慰剂联合吗替麦考酚酯治疗新诊断的 SSc-ILD 患者 18 个月的疗效（clinicaltrials.gov：NCT03221257）。

5）尼达尼布：是一种小分子物质，可以抑制多种酪氨酸激酶相关通路，包括血小板源性生长因子受体、成纤维细胞生长因子受体、VEGF 受体和 Src[61]，已被批准用于 IPF 的治疗，研究表明与安慰剂相比，它可以降低 FVC 下降的速度[62]。SSc 的临床前研究显示，它可以减少 SSc 患者和健康对照组的皮肤成纤维细胞增殖、肌成纤维细胞分化和胶原释放[63]。尼达尼布可以改善几种 SSc 动物模型的纤维化程度[63, 64]。此外，在 SSc-ILD 小鼠模型中，尼达尼布被证实通过抑制肺血管平滑肌细胞的增殖，防止血管壁增厚和动脉闭塞，同时抑制微血管内皮细胞的凋亡，预防 PH 的发生[64]。SENSCIS 试验（REF）是一项多国参与的随机、双盲、安慰剂对照Ⅲ期临床试验，在 580 例 SSc-ILD 患者中探索了尼达尼布治疗的疗效和安全性。患者被随机分配接受尼达尼布 150mg，每日 2 次，或接受安慰剂，约 50% 的患者有 dcSSc，约 50% 的患者伴随稳定剂量的吗替麦考酚酯治疗。结果显示调整后的 FVC 变化率显著降低（尼达尼布组为每年 –52.4ml，安慰剂组为每年 –93.3ml；差值：每年 41.0ml，$P$=0.04），而改良的 Rodnan 皮肤评分或 St. George 呼吸问卷评估无明显变化。这些数据表明了抗纤维化治疗有效[65]。

6）自体干细胞移植（autologous stem cell transplantation，ASCT）：已成为难治性 SSc 的一种新的治疗选择[66]。最初的研究表明该手术有较高的死亡率，但其安全性已改善，目前美国血液和骨髓移植协会认为它是一种"护理标准"的治疗方式[67]。这项建议主要基于 3 项随机对照试验的结果，即 ASSIST、SCOT 和 ASTIS 研究[68-70]。在 ASSIST 和 ASTIS 研究中，绝大部分参与者根据肺活量测定和 HRCT 证实有 ILD，而前者基线肺部受累程度更为严重［平均 FVC（%）为 62% vs 81%］；与环磷酰胺组相比，2 组在随访中 TLC 和 FVC（%）均有中度改善，而 DLCO（%）无改善[68, 69]。在 ASSIST 研究中所看到的获益最大，这表明 ILD 范围更广的患者可能从 ASCT 中获益更大。即使在 ASTIS 研究中，观察到的 FVC（%）改善也接近 10%，这是"具有显著临床意义的"。ASCT 治疗在肺功能方面的获益在 5 年随访中似乎保持不变[71]。

SCOT 研究将病程在 5 年或以下的疾病活动且伴有肺或肾脏受累的 SSc 患者随机分配到伴有骨髓抑制的 ASCT 治疗组和环磷酰胺治疗组，被随机分配到移植组的受试者在 54 个月时有较好的无事件生存，但是以增加预期毒性为代价[70]。移植相关死亡率在 54 个月时为 3%，72 个月时为 6%，低于 ASTIS 和 ASSIST 研究报道的数据。这可能是由于排除了有心脏受累或动脉型肺动脉高压病史的参与者。此外，在 SCOT 队列中，很少患者既往有吸烟史[69]。基线时胸部 CT 上磨玻璃影的存在和蜂窝的缺失似乎可以预测干细胞移植的肺活量改变[72]，并且肺活量改变伴随着CT上实质病变范围的减少[68]。

基于这些数据，EULAR建议："对于具有器官衰竭风险的快速进展型SSc患者，应考虑造血干细胞移植（HSCT）治疗。鉴于治疗相关副作用和早期治疗相关死亡的高风险，谨慎选择进行此类治疗的SSc患者及医疗团队的经验至关重要。"[45]

### 4. 肺动脉高压

SSc伴有PH的患者较无PH的患者预后更差[73]，SSc-PH是致残和死亡的主要原因，在某些登记系统中甚至超过了ILD[74]。所有类型的PH在SSc中均可发生，甚至可能共存，总体患病率高达18%[75-78]。大多数SSc患者PH是与ILD相关的第3类，其次为第1类动脉型肺动脉高压（pulmonary arterial hypertension，PAH），再次是归因于左心疾病的第2类，主要是舒张功能障碍[75, 76]。然而，如PHAROS队列中连续行右心导管检查的患者所示，在SSc病程中似乎存在向第2类PH转变的倾向[79]。慢性血栓栓塞性疾病导致的肺静脉闭塞性疾病（pulmonary veno-occlusive disease，PVOD）伴PH（第4类）也可能发生。

2006年，多伦多大学的Johnson团队[80]首次注意到PVOD与SSc之间的联系，该团队报道了4例SSc合并PH患者中存在PVOD。此后，Overbeek团队[81]进行了一项研究，证明PVOD样模式在lcSSc相关PH患者中非常常见。11%～50%的SSc-PVOD患者有典型的PVOD影像学特征，并与病理类型密切相关。影像学特征包括淋巴结肿大、小叶中心磨玻璃样改变、胸腔积液和间隔线[82, 83]，这些特征与启动血管扩张剂治疗后的肺水肿发生有关。

特定的疾病特征可以预测SSc-PH的存在。人口学和临床特征包括高龄、非裔美国人、毛细血管扩张症的存在、甲襞微循环异常、病程长、发病晚[16, 84-87]。抗着丝点抗体、抗pol Ⅰ抗体、抗磷脂抗体阳性及抗Scl-70抗体阴性也与SSc-PAH相关[75, 88]。PAH可能见于轻度ILD[16, 77]、DLCO低于50%预计值和（或）FVC（%）/DLCO（%）值超过1.6（提示存在肺血管疾病）的患者[89, 90]。PAH存在的危险因素见**表1-4**。

表1-4　SSc相关性肺动脉高压的预测因素

| | |
|---|---|
| 人口统计学特征 | 男性 |
| | 非裔美国人 |
| | 高龄 |
| | 病程长 |
| | 老年发病 |
| 症状及体征 | 劳力性呼吸困难 |
| | lcSSc |
| | 毛细血管扩张症 |
| | 甲襞微循环异常 |
| 肺功能检查 | 弥散功能＜50%预计值 |
| | FVC（%）/DLCO（%）＞1.6 |

| | |
|---|---|
| 超声心动图特征 | 三尖瓣口反流速度≥2.8m/s |
| | 右心室增大 |
| | 　右心室与左心室基底直径比值＞1.0 |
| | 室间隔变平 |
| | 　左心室偏心指数＞1.1 |
| | 右心室流出道加速时间＜105ms和（或）收缩中期切迹 |
| | 舒张早期肺动脉瓣反流速度＞2.2m/s |
| | 下腔静脉直径＞21mm伴吸气时塌陷减少（用力吸气时＜50%或平静吸气时＜20%） |
| | 右心房面积（收缩末期）＞18cm$^2$ |
| | TAPSE＞1.7cm |
| 心电图 | 电轴右偏 |
| 右心导管插入术 | mPAP＞20mmHg |
| | PVR＞3Wood（译者注：1Wood=80 dynes·s/cm$^5$） |
| 影像学表现 | 右心房增大 |
| | 右心室增大 |
| | 肺动脉增宽 |
| | 末梢变短：PVOD的HRCT表现 |
| | 淋巴结肿大 |
| | 小叶中心磨玻璃影 |
| | 胸腔积液 |
| | 间隔线 |
| 合并症 | 间质性肺病 |
| | 肺动脉高压 |
| | 心脏纤维化 |
| 自身抗体 | 抗着丝点抗体 |
| | RNA聚合酶Ⅰ抗体 |
| | 抗磷脂抗体 |
| 生物标志物 | NT-proBNP |

注：DLCO（%），肺一氧化碳弥散量（%）；FVC（%），用力肺活量（%）；HRCT，高分辨率计算机断层扫描；mPAP，平均肺动脉压；NT-proBNP，N端脑钠肽前体；PVOD，静脉闭塞性疾病；PVR，肺血管阻力；TAPSE，三尖瓣环收缩期偏移。

鉴于SSc患者中PH的高患病率，建议每年进行筛查。不同的优化算法被提出，包括超声心动图表现、存在的症状、肺活量测定及实验室检查[91-93]，已被证实使用时可改善生存情况[94]。欧洲心脏病学会和欧洲呼吸学会建议SSc患者每年进行超声心动图检查，如果发现三尖瓣反流速度增加或其他提示PH的超声心动图表现，则进行右心导管检查[91, 95]。DETECT算法有2步，第一步利用PAH的危险因素确定是否需要行超声心动图检查，第二步利用超声心动图特征确定是否需要行右心导管检查[93]。澳大利亚算法筛选兴趣组建议，如果患者N端脑钠肽前体（NT-proBNP）大于210pg/ml，或者DLCO小于70%预计值伴有 FVC（%）/DLCO（%）≥1.8，则需要进行右心导管检查[96]。这 3 种算法具有相似的敏感度和特异度。

尽管在治疗方面取得了进展，但SSc-PAH的中位生存期仅为3～4年，远低于特发性PAH[77, 84]。在 PHAROS 登记研究中，确诊时男性、年龄大于 60 岁、纽约心脏协会心功能分级Ⅳ级、DLCO 小于 39% 预计值是患者死亡的独立危险因素[97]。其他危险因素包括三尖瓣环收缩期偏移减少[98]、6 分钟步行试验后心率恢复减慢[99]、存在 ILD、平均肺动脉压（mean pulmonary artery pressure，mPAP）升高、指溃疡和肾功能不全[77, 100]。毫无疑问，SSc 的非肺部病变因素削弱了 6 分钟步行试验评估肺功能变化的能力，尽管在治疗反应中它的变化是敏感的，但防止 6 分钟步行距离减少似乎比达到目标阈值更有意义[77]。

目前指南仅支持对 PAH 患者使用除利奥西呱外的扩血管治疗，这也可用于继发于慢性血栓栓塞性疾病的 PH。对于 SSc-PAH 患者使用口服和肠外药物治疗已有相当多的经验[78]。在第一个针对 SSc-PAH 的试验中，前列环素使 6 分钟步行距离增加了 46m，在第 12 周时，与安慰剂组相比相差 108m（$P < 0.001$）[101]。血流动力学、功能分级和呼吸困难得到改善，雷诺现象、指溃疡也有减轻的趋势[101]。随着使用致残率和死亡率为终点指标的临床试验新时代的到来，SSc-PAH 患者也显示出与特发性 PAH 患者相似的获益[78]。例如，GRIPHON 研究共纳入 170 例 SSc-PAH 患者，与安慰剂相比，司来帕格治疗 SSc-PAH 患者的综合致残/死亡风险降低了 40%[102]。同样，在 AMBITION 试验的亚组分析中，与任一药物单药治疗相比，安立生坦联合他达拉非治疗 SSc-PAH 患者的临床失败风险降低了 55%[103]。此外，在澳大利亚队列中，PAH 特异性治疗的应用与死亡率降低有关[77]。有临床试验探讨了利奥西呱[104]和有抗凝作用的阿哌沙班[105]治疗 SSc-PAH 的疗效。CATALYST 研究是探索一种抗氧化炎症调节剂甲基巴多索隆作为治疗 SSc-PAH 新方法的Ⅲ期临床试验，我们还在等待研究结果（clinicalTrials.gov：NCT0265735）。

## 5. 肺移植

SSc-ILD 和（或）SSc-PH 是肺移植的少见原因，仅占 2016 年国际心肺移植学会注册登记病例的 1.1%[106]，这与该人群合并多种并发症可能增加围手术期致残、致死风险有关[107]。食管运动障碍存在于高达 55% 的局限性和弥漫性 SSc 患者中，尤其值得关注，因为它与慢性排斥反应的发生有关，慢性排斥反应是肺移植后第一年死亡的主要原因[108, 109]。肠道运动障碍会影响营养状况和吸收药物的能力，肌肉无力和关节挛缩的存在可能会损害患者在移植前后的康复能力，并且在某些情况下需要撤除呼吸机[107, 110]。使用血管升压类药物的情况下，皮肤纤维化、溃疡和血液循环不良可能会危及四肢的完整性[110]。

尽管存在这些障碍，但对于谨慎选择接受肺移植的 SSc 患者，短期和长期结局是可以接受的。原发性移植物功能障碍的发生率与其他 PH 组相比似乎并没有增加，长期存活率与其他 ILD 患者相当[111]。但是，女性患者和有潜在 PH 的患者预后稍差[111]。为了优化肺移植的效果，需要对食管动力和误吸风险进行细致评估，并注重强化康复。许多中心通过使用幽门后肠内喂养管改善术前和术后营养状态来控制误吸风险[110]。由于 SSc 有发生肾危象的风险，类固醇类药物应维持在最小剂量[110]。

## 6. 呼吸道胸膜受累的其他表现

胸腔积液在SSc中相当罕见，加拿大前瞻性和回顾性联合队列研究报道，58例SSc患者中仅有4例存在胸腔积液[112]。有趣的是，肺超声检查经常发现胸膜不规则，并与ILD的存在和范围相关[113]。同样，SSc的病程中也很少并发自发性气胸[114]，气胸被认为是由潜在ILD患者的胸膜下囊肿破裂引起的，肺复张的速度可能比预期的慢，已经有死亡病例报告[115]。

（1）误吸

食管下括约肌异常及食管运动障碍导致SSc患者经常发生误吸。一项针对宾夕法尼亚大学SSc住院患者的回顾性分析显示，误吸是住院死亡的最强预测因素，死亡率的比值比（OR）约为30。值得注意的是，这些事件大多发生在住院期间，没有患者存在并发误吸的其他共同风险因素（如中枢神经系统或癫痫发作）[116]。从2012～2013年美国全国住院患者样本的分析中也得出了类似的结论，在该样本中，误吸是继急性肾衰竭后SSc患者死亡的第二强预测因子[117]。

（2）小气道疾病

虽然气道受累不是SSc的典型表现，但已有证据表明SSc患者痰中炎症细胞增加，同时呼出的一氧化氮水平升高[118]。此外，Silva及其同事[119]在巴西的SSc患者中发现高达30%的患者存在小气道功能障碍（闭合容积与肺活量比值增加）。目前尚不清楚气道疾病对SSc患者呼吸系统疾病致残率和致死率的影响程度，以及吸入糖皮质激素治疗是否有效。有趣的是，全身免疫抑制治疗与诱导痰的炎症减少有关[118]。

（3）恶性肿瘤

一些研究报道，SSc患者中恶性肿瘤的发病率增加[120-123]。抗体被证实可预测肿瘤发生风险，抗pol Ⅲ抗体阳性可增加弥漫性SSc患者肿瘤发生风险，而抗拓扑异构酶、抗pol或抗着丝点抗体阴性与局限性SSc患者肿瘤发生风险增高有关[123, 124]。

非小细胞肺癌是最常见的恶性肿瘤，在前瞻性多国EUSTAR数据库中约占死亡人数的5%[121]，在密歇根硬皮病登记研究中占癌症死亡患者的22%[120]。意大利回顾性队列中也得到类似的数据，肺癌使大约5%的SSc患者病程复杂化，其中大部分患者最终死于肺癌[123]。一般来说，与普通人群相比，SSc患者的肺癌患病率似乎显著增加[125]。腺癌及其变异型是最常见的组织学亚型，其次是鳞癌，再次是小细胞肺癌，这可能反映了组织学类型在大多数女性SSc患者中的分布[120, 123, 126]。

吸烟是导致肺癌发生最重要的危险因素，这与在普通人群中观察到的情况一致[126]。一项意大利队列研究显示，FVC低于75%预计值也是一个非常强的危险因素[123]。但是，两项大型回顾性队列研究显示，肺纤维化的存在与肺癌无关[124, 126]。目前还缺乏关于SSc患者肺癌预后的大型研究，但似乎早期发现并不能改善患者的生存情况[127]。

（4）睡眠呼吸障碍

SSc患者普遍存在精力不济和疲劳。Prado及其同事[128]为连续纳入的27例SSc患者进行多导睡眠图监测，结果表明SSc与睡眠效率降低和快速眼动睡眠有关。最近一项对大部分存在轻度ILD的SSc患者的研究也得到相似结果[129]。尽管如此，睡眠呼吸暂停的影响很小，大多数患者显示结果正常或仅为轻微表现[128, 129]。相比之下，SSc患者不宁腿综合征的患病率是普通人群的3～4倍[128]。

# 二、混合性结缔组织病

45年前，混合性结缔组织病（MCTD）最初被认为是系统性红斑狼疮、SSc和多发性肌炎之间的重叠[130]，其特征是存在显著的雷诺现象和高滴度抗U1-核糖核蛋白（ribonucleoprotein，RNP）抗体[131]。由于狼疮、SSc和肌病的重叠特征可能会依次发展，导致确诊延迟。不同的诊断标准增加了诊断困难性（**表1-5**）[131]。

表1-5　混合性结缔组织病诊断标准

| Sharp标准 | | Kahn标准 | Alacron-Segovia标准 |
|---|---|---|---|
| **主要标准** | **次要标准** | **A.血清学标准** | **A.血清学标准** |
| 肌炎 | 脱发 | 斑点型ANA滴度≥1：1200且抗U1-RNP抗体阳性 | 抗U1-RNP抗体滴度≥1：1600 |
| 肺部疾病 | 白细胞减少 | **B.临床标准** | **B.临床标准** |
| 雷诺现象 | 贫血 | 手指肿胀 | 手肿胀 |
| 食管运动功能障碍 | 胸膜炎 | 滑膜炎 | 滑膜炎 |
| 手肿胀或指端硬化 | 心包炎 | 肌炎 | 肌炎 |
| 高滴度抗U1-RNP抗体且抗Sm抗体阴性 | 关节炎 | 雷诺现象 | 雷诺现象 |
| | 三叉神经痛 | | 指端硬化 |
| | 颧部红斑 | | |
| | 血小板减少 | | |
| | 肌炎 | | |
| | 手肿胀史 | | |
| **诊断要求** | | | |
| 确诊：4条主要标准+血清学标准 | 可能：3条主要标准或2条主要标准+2条次要标准+血清学标准 | 标准A+雷诺现象+≥2条剩余标准 | 标准A+≥3条临床标准 |

注：ANA，抗核抗体；RNP，核糖核蛋白。

肺受累是MCTD的一个显著特征。根据筛查的方法，多达85%的患者存在肺部异常[132]，但估计50%～70%可能更接近临床事实[133-136]。然而，大多数患者仍然无症状[132]。

在显著的影像学特征方面存在一些争议，一些研究显示磨玻璃影发生率较高[136, 137]，另一些研究显示纤维化的发生率更高，包括蜂窝影[133, 134]和牵拉性支气管扩张[137]。有肌炎和ILD的患者往往并发症发生率高[137]。不同的病程、患者群体及MCTD-"特色"（SSc vs 肌炎）也许可以解释这些不同。组织学上，纤维化的NSIP是MCTD-ILD主要类型，特别是在肌炎-MCTD患者中，而SSc患者通常表现为不可分类的纤维化[137]。

ILD在有吞咽困难、食管运动障碍、雷诺现象、抗Ro52抗体和抗Sm抗体阳性的患者中更为常见[135, 138, 139]，关节炎和（或）类风湿因子阳性似乎是相对的保护因素[135]。在确诊的ILD患者中，男性、抗U1-RNP抗体滴度升高、抗Ro52抗体阳性和无关节炎与疾病进展相关[140]。胸部CT上有更广泛纤维化的患者也存在早期死亡的风险[134, 140]。

吗替麦考酚酯和硫唑嘌呤均已用于MCTD-ILD的治疗，效果尚可，但尚无针对MCTD-ILD设计良好的临床试验[141]。利妥昔单抗治疗使一小部分进展性ILD患者肺功能维持稳定[142]。非硬皮病结缔组织病患者肺移植的最常见原因是MCTD[143]，在存活、急性排斥反应、慢性排斥反应和同种异体免疫方面，结果并不比IPF患者差[143]。

PAH是MCTD患者另一种重要且常见的肺部共病，患病率尚不清楚，早期报道估计患病率高达29%[132, 144]，并且似乎随着时间的推移而增加。PAH被认为是该患病群体疾病特异性致残和死亡最常见的原因[144, 145]。MCTD-PAH的治疗遵循结缔组织病相关PAH模式，该疾病似乎对血管扩张剂治疗有反应[131, 146]。小部分具有明显狼疮特征的MCTD-PAH患者可能会随着免疫抑制治疗而得到改善，但需要严密跟踪随访[147]。建议所有MCTD患者每年进行心脏超声检查，以确定是否存在PH，在出现可疑征象时进行右心导管检查[95]。

## 三、总　结

SSc和MCTD的肺部并发症是致残和致死的主要原因。虽然大部分肺部表现在SSc和MCTD中已有报道，但PH和ILD是最常见的2种并发症。早期发现ILD和PH可能改善预后。ILD治疗的基础是抑制免疫炎症，包括吗替麦考酚酯和环磷酰胺的应用，利妥昔单抗治疗可考虑用于快速进展或耐药的患者。然而，越来越多的数据表明抗纤维化治疗有效。血管扩张剂治疗能够改善SSc-PAH患者的运动耐量、功能分级、血流动力学和生存情况。肺移植可用于难治性患者，为确保良好预后，选择合适的患者、食管疾病管理和术前营养优化是必要的。

（陈晓梅　武丽君　译）

**参 考 文 献**

1. Suliman S, Al Harash A, Roberts WN, et al. Scleroderma-related interstitial lung disease. Respir Med Case Rep 2017; 22: 109-12.

2. Villaverde-Hueso A, Sánchez-Valle E, Alvarez E, et al. Estimating the burden of scleroderma disease in Spain. J Rheumatol 2007; 34(11): 2236-42.

3. Denton CP, Khanna D. Systemic sclerosis. Lancet 2017; 390(10103): 1685-99.

4. Generini S, Fiori G, Moggi Pignone A, et al. Systemic sclerosis. A clinical overview. Adv Exp Med Biol 1999; 455: 73-83.

5. Steen VD, Medsger TA. Changes in causes of death in systemic sclerosis, 1972-2002. Ann Rheum Dis 2007; 66(7): 940-4.

6. Cottin V, Brown KK. Interstitial lung disease associated with systemic sclerosis (SSc-ILD). Respir Res 2019; 20(1): 13.

7. van den Hoogen F, Khanna D, Fransen J, et al. 2013 classification criteria for systemic sclerosis: an American College of Rheumatology/European League Against Rheumatism collaborative initiative. Arthritis Rheum 2013; 65(11): 2737-47.

8. Sakkas L. Spotlight on tocilizumab and its potential in the treatment of systemic sclerosis. Drug Des Devel Ther 2016; 10: 2723-8.

9. Hua-Huy T, Dinh-Xuan AT. Cellular and molecular mechanisms in the pathophysiology of systemic sclerosis. Pathol Biol 2015; 63(2): 61-8.

10. Volkmann ER, Tashkin DP. Treatment of systemic sclerosis-related interstitial lung disease: a review of existing and emerging therapies. Ann Am Thorac Soc 2016; 13(11): 2045-56.

11. Eckes B, Moinzadeh P, Sengle G, et al. Molecular and cellular basis of scleroderma. J Mol Med (Berl) 2014; 92(9): 913-24.

12. Sato S, Hasegawa M, Takehara K. Serum levels of interleukin-6 and interleukin-10 correlate with total skin thickness score in patients with systemic sclerosis. J Dermatol Sci 2001; 27(2): 140-6.

13. De Lauretis A, Sestini P, Pantelidis P, et al. Serum interleukin 6 is predictive of early functional decline and mortality in interstitial lung disease associated with systemic sclerosis. J Rheumatol 2013; 40(4): 435-46.

14. Khan K, Xu S, Nihtyanova S, et al. Clinical and pathological significance of interleukin 6 overexpression in systemic sclerosis. Ann Rheum Dis 2012; 71(7): 1235-42.

15. Mauer J, Denson JL, Brüning JC. Versatile functions for IL-6 in metabolism and cancer. Trends Immunol 2015; 36(2): 92-101.

16. Young A, Vummidi D, Visovatti S, et al. Prevalence, treatment and outcomes of coexistent pulmonary hypertension and interstitial lung disease in systemic sclerosis. Arthritis Rheumatol 2019. https://doi.org/10.1002/art.40862.

17. Suliman YA, Dobrota R, Huscher D, et al. Brief report: pulmonary function tests: high rate of false-negative results in the early detection and screening of scleroderma-related interstitial lung disease. Arthritis Rheumatol 2015; 67(12): 3256-61.

18. Molberg Ø, Hoffmann-Vold AM. Interstitial lung disease in systemic sclerosis. Curr Opin Rheumatol 2016; 28(6): 613-8.

19. Wangkaew S, Euathrongchit J, Wattanawittawas P, et al. Incidence and predictors of interstitial lung disease (ILD) in Thai patients with early systemic sclerosis: inception cohort study. Mod Rheumatol 2016; 26(4): 588-93.

20. Solomon JJ, Olson AL, Fischer A, et al. Scleroderma lung disease. Eur Respir Rev 2013; 22(127): 6-19.

21. Jung E, Suh CH, Kim HA, et al. Clinical characteristics of systemic sclerosis with interstitial lung disease. Arch Rheumatol 2018; 33(3): 322-7.

22. Altman RD, Medsger TA, Bloch DA, et al. Predictors of survival in systemic sclerosis (scleroderma). Arthritis Rheum 1991; 34(4): 403-13.

23. Schoenfeld SR, Castelino FV. Evaluation and management approaches for scleroderma lung disease. Ther Adv Respir Dis 2017; 11(8): 327-40.

24. Hoffmann-Vold AM, Aaløkken TM, Lund MB, et al. Predictive value of serial high-resolution computed tomography analyses and concurrent lung function tests in systemic sclerosis. Arthritis Rheumatol 2015; 67(8): 2205-12.

25. Daimon T, Johkoh T, Honda O, et al. Nonspecific interstitial pneumonia associated with collagen vascular disease: analysis of CT features to distinguish the various types. Intern Med 2009; 48(10): 753-61.

26. Desai SR, Veeraraghavan S, Hansell DM, et al. CT features of lung disease in patients with systemic sclerosis: comparison with idiopathic pulmonary fibrosis and nonspecific interstitial pneumonia. Radiology 2004; 232(2): 560-7.

27. Okamoto M, Fujimoto K, Sadohara J, et al. A retrospective cohort study of outcome in systemic sclerosis-associated interstitial lung disease. Respir Investig 2016; 54(6): 445-53.

28. Fischer A, Swigris JJ, Groshong SD, et al. Clinically significant interstitial lung disease in limited scleroderma: histopathology, clinical features, and survival. Chest 2008; 134(3): 601-5.

29. Kim DS, Yoo B, Lee JS, et al. The major histopathologic pattern of pulmonary fibrosis in scleroderma is nonspecific interstitial pneumonia. Sarcoidosis Vasc Diffuse Lung Dis 2002; 19(2): 121-7.

30. Steen VD. The lung in systemic sclerosis. J Clin Rheumatol 2005; 11(1): 40-6.

31. Mayes MD, Lacey JV, Beebe-Dimmer J, et al. Prevalence, incidence, survival, and disease characteristics of systemic sclerosis in a large US population. Arthritis Rheum 2003; 48(8): 2246-55.

32. Benfante A, Messina R, PaternòA, et al. Serum surfactant protein D and exhaled nitric oxide as biomarkers of early lung damage in systemic sclerosis. Minerva Med 2018; 109(2): 71-8.

33. Fan MH, Feghali-Bostwick CA, Silver RM. Update on scleroderma-associated interstitial lung disease. Curr Opin Rheumatol 2014; 26(6): 630-6.

34. Volkmann ER, Tashkin DP, Sim M, et al. Short-term progression of interstitial lung disease in systemic sclerosis predicts long-term survival in two independent clinical trial cohorts. Ann Rheum Dis 2019; 78(1): 122-30.

35. Guler SA, Winstone TA, Murphy D, et al. Does systemic sclerosis-associated interstitial lung disease burn out? Specific phenotypes of disease progression. Ann Am Thorac Soc 2018; 15(12): 1427-33.

36. Goh NS, Hoyles RK, Denton CP, et al. Short-term pulmonary function trends are predictive of mortality in interstitial lung disease associated with systemic sclerosis. Arthritis Rheumatol 2017; 69(8): 1670-8.

37. Winstone TA, Assayag D, Wilcox PG, et al. Predictors of mortality and progression in scleroderma-associated interstitial lung disease: a systematic review. Chest 2014; 146(2): 422-36.

38. Goh NSL, Desai SR, Veeraraghavan S, et al. Interstitial lung disease in systemic sclerosis: a simple staging system. Am J Respir Crit Care Med 2008; 177(11): 1248-54.

39. Moore OA, Goh N, Corte T, et al. Extent of disease on high-resolution computed tomography lung is a predictor of decline and mortality in systemic sclerosis-related interstitial lung disease. Rheumatology 2013; 52(1): 155-60.

40. Takei R, Arita M, Kumagai S, et al. Radiographic fibrosis score predicts survival in systemic sclerosis-associated interstitial lung disease. Respirology 2018; 23(4): 385-91.

41. Wu W, Jordan S, Becker MO, et al. Prediction of progression of interstitial lung disease in patients with systemic sclerosis: the SPAR model. Ann Rheum Dis 2018; 77(9): 1326-32.

42. Steen VD, Conte C, Owens GR, et al. Severe restrictive lung disease in systemic sclerosis. Arthritis Rheum 1994; 37(9): 1283-9.

43. Morisset J, Vittinghoff E, Elicker BM, et al. Mortality risk prediction in scleroderma-related interstitial lung disease: the SADL model. Chest 2017; 152(5): 999-1007.

44. Tashkin DP, Elashoff R, Clements PJ, et al. Cyclophosphamide versus placebo in scleroderma lung disease. N Engl J Med 2006; 354(25): 2655-66.

45. Kowal-Bielecka O, Fransen J, Avouac J, et al. Update of EULAR recommendations for the treatment of systemic sclerosis. Ann Rheum Dis 2017; 76(8): 1327-39.

46. Martinez FJ, McCune WJ. Cyclophosphamide for scleroderma lung disease. N Engl J Med 2006; 354(25): 2707-9.

47. Tashkin DP, Elashoff R, Clements PJ, et al. Effects of 1-year treatment with cyclophosphamide on outcomes at 2 years in scleroderma lung disease. Am J Respir Crit Care Med 2007; 176(10): 1026-34.

48. Tashkin DP, Roth MD, Clements PJ, et al. Mycophenolate mofetil versus oral cyclophosphamide in scleroderma-related interstitial lung disease (SLS Ⅱ): a randomised controlled, double-blind, parallel group trial. Lancet Respir Med 2016; 4(9): 708-19.

49. Goldin JG, Kim GHJ, Tseng CH, et al. Longitudinal changes in quantitative interstitial lung disease on computed tomography after immunosuppression in the scleroderma lung study Ⅱ. Ann Am Thorac Soc 2018; 15(11): 1286-95.

50. Daoussis D, Liossis SNC, Tsamandas AC, et al. Experience with rituximab in scleroderma: results from a 1-year, proof-of-principle study. Rheumatology 2010; 49(2): 271-80.

51. Jordan S, Distler JHW, Maurer B, et al. Effects and safety of rituximab in systemic sclerosis: an analysis from the European Scleroderma Trial and Research (EUSTAR) group. Ann Rheum Dis 2015; 74(6): 1188-94.

52. Daoussis D, Melissaropoulos K, Sakellaropoulos G, et al. A multicenter, open-label, comparative study of B-cell depletion therapy with rituximab for systemic sclerosis-associated interstitial lung disease. Semin Arthritis Rheum 2017; 46(5): 625-31.

53. Sari A, Guven D, Armagan B, et al. Rituximab experience in patients with long-standing systemic sclerosis-associated interstitial lung disease: a series of 14 patients. J Clin Rheumatol 2017; 23(8): 411-5.

54. Elhai M, Boubaya M, Distler O, et al. Outcomes of patients with systemic sclerosis treated with rituximab in contemporary practice: a prospective cohort study. Ann Rheum Dis 2019. https: //doi. org/10.1136/annrheumdis-2018-214816.

55. Khanna D, Denton CP, Jahreis A, et al. Safety and efficacy of subcutaneous tocilizumab in adults with systemic sclerosis (faSScinate): a phase 2, randomised, controlled trial. Lancet 2016; 387(10038): 2630-40.

56. Khanna D, Denton CP, Lin CJF, et al. Safety and efficacy of subcutaneous tocilizumab in systemic sclerosis: results from the open-label period of a phase Ⅱ randomised controlled trial (faSScinate). Ann Rheum Dis 2018; 77(2): 212-20.

57. Hanta I, Cilli A, Sevinc C. The effectiveness, safety, and tolerability of pirfenidone in idiopathic pulmonary fibrosis: a retrospective study. Adv Ther 2019. https: //doi.org/10.1007/s12325-019-00928-3.

58. Schaefer CJ, Ruhrmund DW, Pan L, et al. Antifibrotic activities of pirfenidone in animal models. Eur Respir Rev 2011; 20(120): 85-97.

59. Nakazato H, Oku H, Yamane S, et al. A novel anti-fibrotic agent pirfenidone suppresses tumor necrosis factor-alpha at the translational level. Eur J Pharmacol 2002; 446(1-3): 177-85.

60. Khanna D, Albera C, Fischer A, et al. An open-label, phase Ⅱ study of the safety and tolerability of pirfenidone in patients with scleroderma-associated interstitial lung disease: the LOTUSS trial. J Rheumatol 2016; 43(9): 1672-9.

61. Keating GM. Nintedanib: a review of its use in patients with idiopathic pulmonary fibrosis. Drugs 2015; 75(10): 1131-40.

62. Bendstrup E, Wuyts W, Alfaro T, et al. Nintedanib in idiopathic pulmonary fibrosis: practical management

recommendations for potential adverse events. Respiration 2019; 97(2): 173-84.

63. Huang J, Beyer C, Palumbo-Zerr K, et al. Nintedanib inhibits fibroblast activation and ameliorates fibrosis in preclinical models of systemic sclerosis. Ann Rheum Dis 2016; 75(5): 883-90.

64. Huang J, Maier C, Zhang Y, et al. Nintedanib inhibits macrophage activation and ameliorates vascular and fibrotic manifestations in the Fra2 mouse model of systemic sclerosis. Ann Rheum Dis 2017; 76(11): 1941-8.

65. Distler O, Highland KB, Gahlemann M, et al. Nintedanib for systemic sclerosis associated interstitial lung disease. New Eng J Med 2019. ［Epub ahead of print］.

66. Host L, Nikpour M, Calderone A, et al. Autologous stem cell transplantation in systemic sclerosis: a systematic review. Clin Exp Rheumatol 2017; 35 Suppl 106(4): 198-207.

67. Sullivan KM, Majhail NS, Bredeson C, et al. Systemic sclerosis as an indication for autologous hematopoietic cell transplantation: position statement from the American Society for Blood and Marrow Transplantation. Biol Blood Marrow Transplant 2018; 24(10): 1961-4.

68. Burt RK, Shah SJ, Dill K, et al. Autologous non-myeloablative haemopoietic stem-cell transplantation compared with pulse cyclophosphamide once per month for systemic sclerosis (ASSIST): an openlabel, randomised phase 2 trial. Lancet 2011; 378(9790): 498-506.

69. van Laar JM, Farge D, Sont JK, et al. Autologous hematopoietic stem cell transplantation vs intravenous pulse cyclophosphamide in diffuse cutaneous systemic sclerosis. JAMA 2014; 311(24): 2490.

70. Sullivan KM, Goldmuntz EA, Keyes-Elstein L, et al. Myeloablative autologous stem-cell transplantation for severe scleroderma. N Engl J Med 2018; 378(1): 35-47.

71. Del Papa N, Onida F, Zaccara E, et al. Autologous hematopoietic stem cell transplantation has better outcomes than conventional therapies in patients with rapidly progressive systemic sclerosis. Bone Marrow Transplant 2017; 52(1): 53-8.

72. Yabuuchi H, Matsuo Y, Tsukamoto H, et al. Correlation between pretreatment or follow-up CT findings and therapeutic effect of autologous peripheral blood stem cell transplantation for interstitial pneumonia associated with systemic sclerosis. Eur J Radiol 2011; 79(2): e74-9.

73. Pokeerbux MR, Giovannelli J, Dauchet L, et al. Survival and prognosis factors in systemic sclerosis: data of a French multicenter cohort, systematic review, and meta-analysis of the literature. Arthritis Res Ther 2019; 21(1): 86.

74. Simeón-Aznar CP, Fonollosa-Plá V, Tolosa-Vilella C, et al. Registry of the Spanish network for systemic sclerosis. Medicine (Baltimore) 2015; 94(43): e1728.

75. Garćia-Hernández FJ, Castillo-Palma MJ, Tolosa-Vilella C, et al. Pulmonary hypertension in Spanish patients with systemic sclerosis. Data from the RESCLE registry. Clin Rheumatol 2019; 38(4): 1117-24.

76. Niklas K, Niklas A, Mularek-Kubzdela T, et al. Prevalence of pulmonary hypertension in patients with systemic sclerosis and mixed connective tissue disease. Medicine (Baltimore) 2018; 97(28): e11437.

77. Morrisroe K, Stevens W, Huq M, et al. Survival and quality of life in incident systemic sclerosis-related pulmonary arterial hypertension. Arthritis Res Ther 2017; 19(1): 122.

78. Sundaram SM, Chung L. An update on systemic sclerosis-associated pulmonary arterial hypertension: a review of the current literature. Curr Rheumatol Rep 2018; 20(2): 10.

79. Lammi MR, Saketkoo LA, Gordon JK, et al. Changes in hemodynamic classification over time are common in systemic sclerosis-associated pulmonary hypertension: insights from the PHAROS cohort. Pulm Circ 2018; 8(2). 2045893218757404.

80. Johnson SR, Patsios D, Hwang DM, et al. Pulmonary veno-occlusive disease and scleroderma associated pulmonary hypertension. J Rheumatol 2006; 33(11): 2347-50.

81. Overbeek MJ, Vonk MC, Boonstra A, et al. Pulmonary arterial hypertension in limited cutaneous systemic sclerosis: a distinctive vasculopathy. Eur Respir J 2009; 34(2): 371-9.

82. Günther S, Jaïs X, Maitre S, et al. Computed tomography findings of pulmonary venoocclusive disease in scleroderma patients presenting with precapillary pulmonary hypertension. Arthritis Rheum 2012; 64(9): 2995-3005.

83. Connolly MJ, Abdullah S, Ridout DA, et al. Prognostic significance of computed tomography criteria for pulmonary veno-occlusive disease in systemic sclerosis-pulmonary arterial hypertension. Rheumatology (Oxford) 2017; 56(12): 2197-203.

84. Ramjug S, Hussain N, Hurdman J, et al. Idiopathic and systemic sclerosis-associated pulmonary arterial hypertension: a comparison of demographic, hemodynamic, and MRI characteristics and outcomes. Chest 2017; 152(1): 92-102.

85. Hurabielle C, Avouac J, Lepri G, et al. Skin telangiectasia and the identification of a subset of systemic sclerosis patients with severe vascular disease. Arthritis Care Res (Hoboken) 2016; 68(7): 1021-7.

86. Chung L, Liu J, Parsons L, et al. Characterization of connective tissue disease-associated pulmonary arterial hypertension from REVEAL. Chest 2010; 138(6): 1383-94.

87. Nunes JPL, Cunha AC, Meirinhos T, et al. Prevalence of auto-antibodies associated to pulmonary arterial hypertension in scleroderma-a review. Autoimmun Rev 2018; 17(12): 1186-201.

88. Liaskos C, Marou E, Simopoulou T, et al. Disease-related autoantibody profile in patients with systemic sclerosis. Autoimmunity 2017; 50(7): 414-21.

89. Steen VD, Graham G, Conte C, et al. Isolated diffusing capacity reduction in systemic sclerosis. Arthritis Rheum 1992; 35(7): 765-70.

90. Steen V, Medsger TA. Predictors of isolated pulmonary hypertension in patients with systemic sclerosis and limited cutaneous involvement. Arthritis Rheum 2003; 48(2): 516-22.

91. GalièN, Humbert M, Vachiery JL, et al. 2015 ESC/ ERS Guidelines for the diagnosis and treatment of pulmonary hypertension. Eur Respir J 2015; 46(4): 903-75.

92. Thakkar V, Stevens WM, Prior D, et al. N-terminal probrain natriuretic peptide in a novel screening algorithm for pulmonary arterial hypertension in systemic sclerosis: a case-control study. Arthritis Res Ther 2012; 14(3): R143.

93. Coghlan JG, Denton CP, Gruünig E, et al. Evidence-based detection of pulmonary arterial hypertension in systemic sclerosis: the DETECT study. Ann Rheum Dis 2014; 73(7): 1340-9.

94. Humbert M, Yaici A, de Groote P, et al. Screening for pulmonary arterial hypertension in patients with systemic sclerosis: clinical characteristics at diagnosis and long-term survival. Arthritis Rheum 2011; 63(11): 3522-30.

95. Khanna D, Gladue H, Channick R, et al. Recommendations for screening and detection of connective tissue disease-associated pulmonary arterial hypertension. Arthritis Rheum 2013; 65(12): 3194-201.

96. Hao Y, Thakkar V, Stevens W, et al. A comparison of the predictive accuracy of three screening models for pulmonary arterial hypertension in systemic sclerosis. Arthritis Res Ther 2015; 17(1): 7.

97. Chung L, Farber HW, Benza R, et al. Unique predictors of mortality in patients with pulmonary arterial hypertension associated with systemic sclerosis in the REVEAL registry. Chest 2014; 146(6): 1494-504.

98. Mathai SC, Sibley CT, Forfia PR, et al. Tricuspid annular plane systolic excursion is a robust outcome measure in systemic sclerosis-associated pulmonary arterial hypertension. J Rheumatol 2011; 38(11): 2410-8.

99. Minai OA, Nguyen Q, Mummadi S, et al. Heart rate recovery is an important predictor of outcomes in

patients with connective tissue disease-associated pulmonary hypertension. Pulm Circ 2015; 5(3): 565-76.

100. Campo A, Mathai SC, Le Pavec J, et al. Hemodynamic predictors of survival in scleroderma-related pulmonary arterial hypertension. Am J Respir Crit Care Med 2010; 182(2): 252-60.

101. Badesch DB, Tapson VF, McGoon MD, et al. Continuous intravenous epoprostenol for pulmonary hypertension due to the scleroderma spectrum of disease. A randomized, controlled trial. Ann Intern Med 2000; 132(6): 425-34.

102. Gaine S, Chin K, Coghlan G, et al. Selexipag for the treatment of connective tissue disease-associated pulmonary arterial hypertension. Eur Respir J 2017; 50(2): 1602493.

103. Coghlan JG, Galié N, Barberà JA, et al. Initial combination therapy with ambrisentan and tadalafil in connective tissue disease-associated pulmonary arterial hypertension (CTD-PAH): subgroup analysis from the AMBITION trial. Ann Rheum Dis 2017; 76(7): 1219-27.

104. Distler O, Pope J, Denton C, et al. RISE-SSc: riociguat in diffuse cutaneous systemic sclerosis. Respir Med 2017; 122: S14-7.

105. Calderone A, Stevens W, Prior D, et al. Multicentre randomised placebo-controlled trial of oral anticoagulation with apixaban in systemic sclerosis-related pulmonary arterial hypertension: the SPHInX study protocol. BMJ Open 2016; 6(12): e011028.

106. Yusen RD, Edwards LB, Dipchand AI, et al. The registry of the International Society for Heart and Lung Transplantation: thirty-third adult lung and heart-lung transplant report—2016; focus theme: primary diagnostic indications for transplant. J Hear Lung Transplant 2016; 35(10): 1170-84.

107. Jablonski R, Dematte J, Bhorade S. Lung transplantation in scleroderma: recent advances and lessons. Curr Opin Rheumatol 2018; 30(6): 562-9.

108. Crowell MD, Umar SB, Griffing WL, et al. Esophageal motor abnormalities in patients with scleroderma: heterogeneity, risk factors, and effects on quality of life. Clin Gastroenterol Hepatol 2017; 15(2): 207-13.e1.

109. Hathorn KE, Chan WW, Lo WK. Role of gastroesophageal reflux disease in lung transplantation. World J Transplant 2017; 7(2): 103.

110. Shah RJ, Boin F. Lung transplantation in patients with systemic sclerosis. Curr Rheumatol Rep 2017; 19(5): 23.

111. Pradére P, Tudorache I, Magnusson J, et al. Lung transplantation for scleroderma lung disease: an international, multicenter, observational cohort study. J Hear Lung Transplant 2018; 37(7): 903-11.

112. Thompson AE, Pope JE. A study of the frequency of pericardial and pleural effusions in scleroderma. Br J Rheumatol 1998; 37(12): 1320-3.

113. Pinal-Fernandez I, Pallisa-Nuñez E, Selva-O'Callaghan A, et al. Pleural irregularity, a new ultrasound sign for the study of interstitial lung disease in systemic sclerosis and antisynthetase syndrome. Clin Exp Rheumatol 2015; 33(4 Suppl 91): S136-41.

114. Yoon J, Finger DR, Pina JS. Spontaneous pneumothorax in scleroderma. J Clin Rheumatol 2004; 10(4): 207-9.

115. Ng SC, Tan WC. Bilateral spontaneous pneumothorax in systemic sclerosis-report of two cases. J Rheumatol 1990; 17(5): 689-91.

116. Sehra ST, Kelly A, Baker JF, et al. Predictors of inpatient mortality in patients with systemic sclerosis: a case control study. Clin Rheumatol 2016; 35(6): 1631-5.

117. Poudel DR, Jayakumar D, Danve A, et al. Determinants of mortality in systemic sclerosis: a focused review. Rheumatol Int 2018; 38(10): 1847-58.

118. Damjanov N, Ostojic P, Kaloudi O, et al. Induced sputum in systemic sclerosis interstitial lung disease:

comparison to healthy controls and bronchoalveolar lavage. Respiration 2009; 78(1): 56-62.

119. Silva BRA, Rufino R, Costa CH, et al. Ventilation distribution and small airway function in patients with systemic sclerosis. Rev Port Pneumol (2006) 2017; 23(3): 132-8.

120. Chatterjee S, Dombi GW, Severson RK, et al. Risk of malignancy in scleroderma: a population-based cohort study. Arthritis Rheum 2005; 52(8): 2415-24.

121. Tyndall AJ, Bannert B, Vonk M, et al. Causes and risk factors for death in systemic sclerosis: a study from the EULAR Scleroderma Trials and Research (EUSTAR) database. Ann Rheum Dis 2010; 69(10): 1809-15.

122. Olesen AB, Svaerke C, Farkas DK, et al. Systemic sclerosis and the risk of cancer: a nationwide population-based cohort study. Br J Dermatol 2010; 163(4): 800-6.

123. Colaci M, Giuggioli D, Sebastiani M, et al. Lung cancer in scleroderma: results from an Italian rheumatologic center and review of the literature. Autoimmun Rev 2013; 12(3): 374-9.

124. Igusa T, Hummers LK, Visvanathan K, et al. Autoantibodies and scleroderma phenotype define subgroups at high-risk and low-risk for cancer. Ann Rheum Dis 2018; 77(8): 1179-86.

125. Bonifazi M, Tramacere I, Pomponio G, et al. Systemic sclerosis (scleroderma) and cancer risk: systematic review and meta-analysis of observational studies. Rheumatology (Oxford) 2013; 52(1): 143-54.

126. Pontifex EK, Hill CL, Roberts-Thomson P. Risk factors for lung cancer in patients with scleroderma: a nested case-control study. Ann Rheum Dis 2007; 66(4): 551-3.

127. Katzen JB, Raparia K, Agrawal R, et al. Early stage lung cancer detection in systemic sclerosis does not portend survival benefit: a cross sectional study. PLoS One 2015; 10(2): e0117829.

128. Prado GF, Allen RP, Trevisani VMF, et al. Sleep disruption in systemic sclerosis (scleroderma) patients: clinical and polysomnographic findings. Sleep Med 2002; 3(4): 341-5.

129. Pihtili A, Bingol Z, Kiyan E, et al. Obstructive sleep apnea is common in patients with interstitial lung disease. Sleep Breath 2013; 17(4): 1281-8.

130. Sharp GC, Irvin WS, Tan EM, et al. Mixed connective tissue disease-an apparently distinct rheumatic disease syndrome associated with a specific antibody to an extractable nuclear antigen (ENA). Am J Med 1972; 52(2): 148-59.

131. Gunnarsson R, Hetlevik SO, Lilleby V, et al. Mixed connective tissue disease. Best Pract Res Clin Rheumatol 2016; 30(1): 95-111.

132. Sullivan WD, Hurst DJ, Harmon CE, et al. A prospective evaluation emphasizing pulmonary involvement in patients with mixed connective tissue disease. Medicine (Baltimore) 1984; 63(2): 92-107.

133. Saito Y, Terada M, Takada T, et al. Pulmonary involvement in mixed connective tissue disease: comparison with other collagen vascular diseases using high resolution CT. J Comput Assist Tomogr 2002; 26(3): 349-57.

134. Gunnarsson R, Aaløkken TM, Molberg Ø, et al. Prevalence and severity of interstitial lung disease in mixed connective tissue disease: a nationwide, cross-sectional study. Ann Rheum Dis 2012; 71(12): 1966-72.

135. Narula N, Narula T, Mira-Avendano I, et al. Interstitial lung disease in patients with mixed connective tissue disease: pilot study on predictors of lung involvement. Clin Exp Rheumatol 2018; 36(4): 648-51.

136. Bodolay E, Szekanecz Z, Devenyi K, et al. Evaluation of interstitial lung disease in mixed connective tissue disease (MCTD). Rheumatology 2005; 44(5): 656-61.

137. Yamanaka Y, Baba T, Hagiwara E, et al. Radiological images of interstitial pneumonia in mixed connective tissue disease compared with scleroderma and polymyositis/dermatomyositis. Eur J Radiol 2018; 107: 26-32.

138. Gunnarsson R, El-Hage F, Aaløkken TM, et al. Associations between anti-Ro52 antibodies and lung fibrosis in mixed connective tissue disease. Rheumatology 2016; 55(1): 103-8.

139. Fagundes MN, Caleiro MTC, Navarro-Rodriguez T, et al. Esophageal involvement and interstitial lung

disease in mixed connective tissue disease. Respir Med 2009; 103(6): 854-60.

140. Reiseter S, Gunnarsson R, Mogens Aaløkken T, et al. Progression and mortality of interstitial lung disease in mixed connective tissue disease: a long-term observational nationwide cohort study. Rheumatology 2018; 57(2): 255-62.

141. Oldham JM, Lee C, Valenzi E, et al. Azathioprine response in patients with fibrotic connective tissue disease-associated interstitial lung disease. Respir Med 2016; 121: 117-22.

142. Lepri G, Avouac J, Airò P, et al. Effects of rituximab in connective tissue disorders related interstitial lung disease. Clin Exp Rheumatol 2016; 34 Suppl 100(5): 181-5.

143. Courtwright AM, El-Chemaly S, Dellaripa PF, et al. Survival and outcomes after lung transplantation for non-scleroderma connective tissue-related interstitial lung disease. J Heart Lung Transplant 2017; 36(7): 763-9.

144. Burdt MA, Hoffman RW, Deutscher SL, et al. Long-term outcome in mixed connective tissue disease: longitudinal clinical and serologic findings. Arthritis Rheum 1999; 42(5): 899-909.

145. Hajas A, Szodoray P, Nakken B, et al. Clinical course, prognosis, and causes of death in mixed connective tissue disease. J Rheumatol 2013; 40(7): 1134-42.

146. Yasuoka H, Shirai Y, Tamura Y, et al. Predictors of favorable responses to immunosuppressive treatment in pulmonary arterial hypertension associated with connective tissue disease. Circ J 2018; 82(2): 546-54.

147. Sanchez O, Sitbon O, Jaïs X, et al. Immunosuppressive therapy in connective tissue diseases-associated pulmonary arterial hypertension. Chest 2006; 130(1): 182-9.

# 第二章
# 系统性红斑狼疮与抗磷脂抗体综合征

Maria Kokosi，MD[a, b, *]，Boris Lams，MD[b]，Sangita Agarwal，MD[b, c]

**关键词：**

系统性红斑狼疮；抗磷脂综合征；间质性肺病；肺动脉高压；气道；胸膜炎；肺泡出血；肺栓塞

**关键点：**

- 多达50%的系统性红斑狼疮（systemic lupus erythematosus，SLE）患者病程中会出现肺部受累。
- 狼疮胸膜炎是SLE最常见的表现，但呼吸系统的任何部分都可能累及。
- SLE肺部疾病的治疗基于经验、小样本病例系列和来自其他结缔组织病的对照数据。
- 抗磷脂抗体综合征（antiphospholipid antibody syndrome，APS）主要与肺血管系统受累有关，以急性和慢性血栓栓塞性疾病及肺动脉高压为表现。
- 基于目前的治疗，抗磷脂抗体综合征患者的发病率和死亡率仍然很高。

## 一、引　　言

系统性红斑狼疮（SLE）和抗磷脂抗体综合征（APS）是多系统自身免疫性疾病，可累及肺系统的不同部位，包括胸膜、气道、间质和血管系统。本章回顾了近期SLE和APS有关肺部表现及其患病率、危险因素、诊断和治疗的文献。

a Interstitial Lung Disease Unit，Royal Brompton Hospital & Harefield NHS Foundation Trust，Sydney Street，London SW3 6NP，UK.

b Interstitial Lung Disease Unit，Guy's and St Thomas' Hospital NHS Foundation Trust，Great Maze Pond，London SE1 9RT，UK.

c Rheumatology Department，Guy's and St Thomas' Hospital NHS Foun dation Trust，Great Maze Pond，London SE1 9RT，UK.

* Corresponding author. Interstitial Lung Disease Unit，Royal Brompton Hospital & Harefield NHS Foundation Trust，Sydney Street，London SW3 6NP，UK.

E-mail address: m.kokosi@rbht.nhs.uk

# 二、系统性红斑狼疮

SLE是一种多器官受累、典型病程为加重和缓解的自身免疫性疾病。它的特点是产生多种自身抗体和包括肺部受累的可变临床表现，尽管更常见的早期表现是关节炎、光敏性皮疹、肾小球肾炎和血细胞减少症[1]。SLE的临床症状和表现是截然不同的。早期诊断可能很困难，主要是由于非特异性全身症状（如疲劳和低热）隐匿性起病，常常会延误诊断。

SLE通常被认为是发生于育龄妇女的一种疾病，尽管任何年龄的男性或女性都可能受其影响。SLE诊断时的典型年龄在15～45岁。SLE发病男女比例是1∶10。与白种人相比，非裔美国人和西班牙裔美国人SLE发病率增加了3倍，发生SLE的年龄更早，并且发病率和死亡率更高[2]。

尽管SLE有可能影响任何器官，但在病程后期通常会累及肺部。SLE最常见的肺部表现是胸膜受累，其次是肺实质疾病、肺血管疾病、膈肌功能障碍和气道受累。肺部感染的高发病率使SLE肺部受累的真实患病率变得复杂。多达50%的SLE患者在病程中会出现肺部表现[3]。尸检时80%的SLE患者出现肺部受累，从过去的图表回顾报告看，肺部受累主要是感染的结果，而不是直接由SLE诱发。一项对90名SLE患者的尸检研究发现，97.8%的患者有肺部受累，其中最常见的是胸膜炎（77.8%）、细菌感染（57.8%）、原发性和继发性肺泡出血（25.6%），其次是小气道受累（21.1%）、机会性感染（14.4%）和肺血栓栓塞（7.8%）[4]。

SLE具有遗传易感性，并且病例存在家族聚集性。SLE患者的一级亲属5%～12%会在其一生中患上这种疾病。多种环境因素被认为是潜在的诱因[5]。

来自多中心拉丁美洲SLE队列（Grupo Latino Americano de Estudio del Lupus）的数据表明，非缺血性心脏病、狼疮疾病严重程度指数超过1及诊断时或病程早期抗La抗体阳性，可能预示之后会有肺部表现。然而，之前研究中描述的抗心磷脂（anticardiolipin，aCL）、抗核糖核蛋白（ribonucleoprotein，RNP）、抗Ro和抗Sm抗体与肺部表现之间的关联尚未得到证实[6]。

## 1. 胸膜受累

伴或不伴胸腔积液的胸膜炎是SLE患者的常见表现，发生率高于其他结缔组织病。高达60%的SLE患者在病程中会出现有症状的胸膜炎症[7]。在5%～10%的患者中，胸膜炎是SLE的初始表现。SLE的胸腔积液往往是双侧的，但积液量很小，在胸部平片上可能不明显[8]。SLE的胸腔积液是渗出性的，含淋巴细胞性或中性粒细胞，葡萄糖浓度低（但不像类风湿关节炎渗出液那样低）和补体水平低[5]。胸腔积液血清学检测显示补体水平低和抗核抗体（antinuclear antibody，ANA）阳性；然而，这些检测对于确定诊断不够敏感。胸腔积液细胞学检查偶尔可发现红斑狼疮细胞[9]。鉴别胸腔积液的原因很重要，应始终考虑心力衰竭和感染相关因素[10]。活检很少进行。在极少数情况下，胸膜纤维化和肺萎陷可能是胸膜炎的长期并发症。

存在以下任何因素时，胸膜炎的风险几乎增加2倍：病程较长、SLE诊断时年龄较大（50岁后）、更大的累积损伤及血清抗RNP和抗Sm抗体阳性[11]。对霍普金斯狼疮队列（the Hopkins Lupus Cohort）中2390例SLE患者的回顾性研究发现，发热、雷诺现象和抗DNA抗体阳性是心包炎和胸膜炎的预测因素[12]。

SLE的胸膜疾病通常对非甾体抗炎药或低剂量糖皮质激素反应良好，少量无症状积液通常无须治疗即可自行消退，偶尔需要中到高剂量糖皮质激素来治疗胸膜炎症，很少需要其他免疫抑制剂来治疗难治性或复发性胸膜炎。在少数病例中，四环素或滑石粉胸膜固定术已成功用于复发性大量积液的治疗。

## 2. 肺实质疾病

### （1）急性狼疮性肺炎

急性狼疮性肺炎很少见，发生在1%～4%的SLE患者中，但它是SLE最严重的并发症之一。患者通常表现为发热、咳嗽、胸膜炎、呼吸困难、缺氧，有时还有咯血。急性狼疮性肺炎通常发生在SLE恶化期间，并伴有多系统受累，如肾炎、浆膜炎和关节炎。大多数狼疮性肺炎患者的抗dsDNA抗体呈阳性[13]。胸部影像学显示弥漫性双侧肺泡浸润。很难区分急性狼疮性肺炎和弥漫性肺泡出血。较早的研究表明，急性狼疮性肺炎患者的预后较差，短期死亡率为50%，产后狼疮性肺炎的预后更差[5]。这种情况的真实死亡率仍然未知，长期病态包括持续性肺功能异常和限制性肺病。

支气管肺泡灌洗（bronchoalveolar lavage，BAL）有助于发现急性恶化的其他原因，如肺泡出血或感染。据报道，与淋巴细胞灌洗液相比，嗜酸性粒细胞或中性粒细胞灌洗液可预测预后更差[13]。

目前没有关于治疗的对照数据，数据基于无对照的经验和病例报告。鉴于其对预后的影响，可使用静脉脉冲糖皮质激素（每天1g甲泼尼龙，连续3天）治疗，然后口服泼尼松龙。在其他中心，首选口服糖皮质激素［泼尼松龙1～2mg/（kg·d）］作为初始治疗，如果无反应则使用静脉治疗。此外，应考虑免疫抑制剂如环磷酰胺或利妥昔单抗。吗替麦考酚酯或硫唑嘌呤用作节制激素药物（steroid-sparing agents）[7]。静脉注射免疫球蛋白和血浆置换术已用于难治性病例[14]。

### （2）慢性间质性肺病

慢性间质性肺病（interstitial lung disease，ILD）见于1%～15%的SLE患者[15]，主要见于长病程（＞10年）患者[16]。通常SLE患者抗SSA抗体阳性率为38%，一个病例系列报道显示狼疮性肺炎患者抗SSA抗体阳性率为81%。由于ILD可发生于其他狼疮重叠综合征患者中，因此关于SLE中慢性ILD的真实患病率仍存在争议。ILD常常隐匿发病，表现为逐渐加重的劳力性干咳和呼吸困难。肺功能检查显示肺容量减少和肺一氧化碳弥散量（diffusing capacity of lung for carbon monoxide，DLCO）降低的限制性模式[5]。

非特异性间质性肺炎（nonspecific interstitial pneumonia，NSIP）（细胞性和纤维

化性)(**图2-1**)似乎是SLE-ILD中最常见的类型,但普通型间质性肺炎(usual interstitial pneumonia,UIP)(**图2-2**)、机化性肺炎(**图2-3**)、淋巴细胞性间质性肺炎(lymphocytic interstitial pneumonia,LIP)、滤泡性细支气管炎和淋巴样增生也有报道[15,17]。

尚无针对SLE慢性ILD的对照治疗试验。口服糖皮质激素是有症状患者的一线治疗。一项开放标签试验发现,14例SLE相关ILD患者使用泼尼松(60mg/d,至少4周),所有患者的呼吸道症状都有改善。在平均7.3年的随访中,3例患者死亡,其中2例患者死于肺纤维化,1例患者死于细菌性肺炎,但大多数幸存者的DLCO有所改善[18]。除了

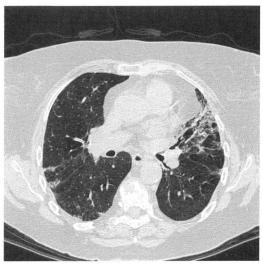

**图2-1** SLE患者NSIP的HRCT表现以网状和牵引性支气管扩张为特征

糖皮质激素之外,根据SSc-ILD治疗经验指导免疫抑制剂治疗选择[19, 20]。SLE相关ILD的最佳选择尚不确定,但环磷酰胺、硫唑嘌呤和吗替麦考酚酯都已尝试过。

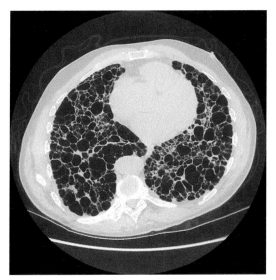

**图2-2** SLE患者的HRCT表现。典型的UIP显示晚期纤维化有广泛蜂窝状影像

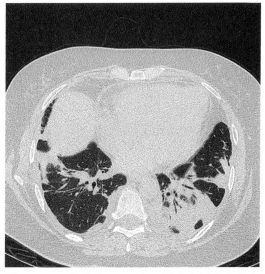

**图2-3** SLE患者的HRCT和双侧基底部致密实变提示机化性肺炎

SLE慢性ILD预后通常优于特发性间质性肺炎(idiopathic interstitial pneumonias,IIP),患者往往呈慢性病程,对治疗反应良好。

(3)肺萎缩综合征

肺萎缩综合征(shrinking lung syndrome,SLS)已被报道出现在SLE患者中,这些患者出现不明原因的呼吸困难、膈肌抬高(通常为双侧)和肺容量减少而没有ILD的证据。

肺功能检查结果显示限制性缺陷伴DLCO正常。据报道，患病率在0.5%～10%[21, 22]。SLS的潜在病因尚有争议，但可能包括以下几方面。

1）不能产生表面活性剂，导致微小肺不张。

2）膈肌无力或功能障碍伴跨膈肌压力降低。

3）使用糖皮质激素引起膈肌肌病。

4）膈神经病。

5）胸膜炎症导致吸气受损，肺容积减少[6, 22-25]。

与SLS相关的因素包括更长的病程、抗RNP抗体阳性和胸膜炎病史[11]。SLS可以是SLE当前的表现，也可以在病程后期出现[22]。患者表现为进行性呼吸困难，仰卧位时更趋严重。65%的SLS患者伴有胸膜炎性胸痛[26]。

肺功能测试显示进行性限制性通气缺陷。从坐位到仰卧位用力肺活量（forced vital capacity，FVC）的降低有助于诊断[27]。HRCT通常显示单侧横膈膜抬高、肺容积减小和基底肺不张；此外，大约20%的患者有胸膜增厚或少量胸腔积液。HRCT在SLS中的主要作用是排除肺实质、间质或血管性疾病[21, 26]。膈肌强度评估显示最大吸气压和最大呼气压降低，表明整体呼吸肌无力。已使用不同诊断方式：肌电图膈神经传导研究、超声检查和透视、嗅探测试及动态对比增强肺磁共振成像（MRI）[26, 28]。

只有病例系列研究报道了免疫抑制的使用，如糖皮质激素、吗替麦考酚酯、硫唑嘌呤、甲氨蝶呤、环磷酰胺和利妥昔单抗[7, 26, 29, 30]。夜间无创正压通气也可能是有益的[27]。一些残余膈肌无力的患者可能对外科膈肌手术有反应。总体预后良好，大多数病例都有所改善[11]。

（4）弥漫性肺泡出血

弥漫性肺泡出血（diffuse alveolar hemorrhage，DAH）是SLE的一种罕见且可能致命的并发症，影响约2%的患者[7]。DAH患者表现为急性起病，常伴有呼吸困难、咳嗽和咯血。典型的DAH出现在已确诊的SLE患者中，常出现在活动性狼疮性肾炎或其他活动性器官受累的情况下。活动性DAH患者的血红蛋白水平通常会迅速下降[31]。如果进行了肺功能检查，DLCO显著升高可能提示肺出血。胸部影像学显示双侧肺泡浸润。BAL有助于排除感染。持续血性液体伴有含铁血黄素巨噬细胞的存在能证实DAH[31]。寻找其他形式的肺血管炎也很重要，如抗中性粒细胞胞质抗体（antineutrophil cytoplasmic antibody，ANCA）相关的血管炎，筛查凝血病和血栓性血小板减少性紫癜作为评估的一部分。已观察到两种组织学模式：毛细血管炎伴免疫复合物沉积（14%的DAH病例），更常见的是温和的出血（72%的DAH病例）[32]。

由于疾病的严重性，大剂量糖皮质激素积极治疗应尽早开始（甲泼尼龙1g，连续3天），继以另一种免疫抑制剂（通常是环磷酰胺或利妥昔单抗）。过去单独使用大剂量糖皮质激素与高死亡率相关。一旦病情成功缓解，可考虑加用硫唑嘌呤或吗替麦考酚酯维持治疗[33]。重组因子7已被成功用于标准治疗难治的肺出血[33]。血浆置换术也已被使用，尽管不是特别成功。干细胞移植也有报道[32]。在最近的研究中，DAH死亡率为30%～40%[32, 34, 35]。

（5）血管受累

1）肺动脉高压：SLE是继系统性硬化症（SSc）之后CTD相关肺动脉高压（pulmonary hypertension，PH）的第二大常见原因。SLE患者可有动脉型肺动脉高压（pulmonary arterial hypertension，PAH），或继发于左心疾病的高血压（即由于收缩和舒张功能障碍及左心瓣膜疾病），或罕见继发于重度ILD，或继发于慢性血栓栓塞性PH（chronic thromboembolic pulmonary hypertension，CTEPH），最后继发于血管炎的高血压已经在SLE患者中观察到[36]。

31项研究的荟萃分析显示，抗磷脂（APL）抗体阳性SLE患者的PAH患病率（12.3%）高于APL抗体阴性SLE患者（7.3%）。PAH的风险在狼疮抗凝物阳性和免疫球蛋白G（IgG）型aCL抗体阳性的患者中最高[37]。这些抗体的存在会产生血栓前状态，导致发生深静脉血栓形成和肺栓塞的风险增加4～5倍，继而增加CTEPH的风险。PH的患病率取决于所使用的诊断方式。在使用超声心动图诊断PH的SLE病例系列中，报道的患病率为2.2%～14%[38-40]。使用右心导管诊断PH的研究报道患病率低于4%[39, 41]。

进行性呼吸困难、胸痛、外周水肿和偶尔晕厥是最常见的症状。有学者建议，抗U1-RNP抗体可能是SLE-PAH患者生存的保护因素，而抗SSA/SSB抗体的存在可能是PAH的危险因素[39]。12项研究的荟萃分析将抗RNP和抗Sm抗体确定为SLE相关PAH的危险因素[7]，发现慢性高尿酸血症可预测基线时肺动脉收缩压（pulmonary artery systolic pressure，PASP）正常的SLE患者PH的发展[42]。

诊断的金标准仍然是右心导管术（right heart catheterization，RHC），但超声心动图在PH诊断中的作用已被广泛研究。对随访超过6年的SLE患者队列进行的事后分析表明，基于超声心动图的PH定义有助于预测SLE患者的6年死亡率[43]。日本SLE患者队列5年的随访结果表明6分钟步行负荷超声心动图能够检测到早期PH[44]。

SLE-PH的治疗具有挑战性。联合免疫抑制治疗与血管扩张剂［磷酸二酯酶-5（PDE-5）抑制剂、可溶性鸟苷酸环化酶刺激剂、内皮素受体拮抗剂（endothelin receptor antagonist，ERA）、前列环素类似物和前列环素受体激动剂］已经得到应用。一项用血管扩张剂治疗CTD-PAH的9项临床试验的荟萃分析报告称，患者6分钟步行距离得到了改善[41]。

越来越多的证据支持在SLE-PAH中使用免疫抑制治疗，并且一些病例系列报道了血流动力学和运动能力的改善。大多数患者使用环磷酰胺治疗3～6个月，使用或不使用皮质类固醇和血管扩张剂。对免疫抑制治疗有反应的患者往往病情较轻，这一点可以通过更好的功能能力、更高的心脏指数和（或）更低的肺血管阻力（PVR）指数来判断[45, 46]。SLE-PAH患者生存率倾向于比SSc相关PAH患者更高[47]。法国PH注册的结果显示，SLE-PAH患者的总体3年和5年生存率分别为89.4%和83.9%，抗U1-RNP抗体与较高的生存率相关[39]。

2）血栓栓塞性疾病：由于炎症或APL抗体的存在，SLE患者静脉血栓栓塞的风险增加[48, 49]。IgG和IgM型APL抗体的存在将血栓栓塞事件的风险从约9%增加到35%～42%，它们可能与多种临床表现有关，包括肺栓塞（pulmonary embolism，PE）、肺梗死、PH、肺动脉血栓形成、肺微血栓形成、急性呼吸窘迫综合征（acute respiratory distress syndrome，ARDS）、肺泡出血和产后溶血尿毒症综合征[5]。单独的免疫抑制治疗很少有效，大多数患者接受慢性抗凝治疗。每天使用阿司匹林预防性治疗通常用于具有APL抗体但无血栓病史的SLE患者。有血栓病史的患者应接受抗凝治疗，短期使用肝素，长期使用华法林。

在住院的SLE患者中已经描述了由动脉血气引起的急性可逆性低氧血症，但没有明显的肺实质疾病。在一个病例系列的22名住院患者中，6名患者有低氧血症和（或）低碳酸血症发作。开始糖皮质激素治疗后72小时内气体交换得到改善。虽然病因尚不清楚，但血浆C3a水平显著升高，表明肺白细胞聚集和肺毛细血管内补体激活是这种现象的发病机制。大多数已发表的病例报告显示患者对糖皮质激素反应良好，无论是单独使用还是与阿司匹林联合使用[5,35]。

（6）气道疾病

SLE可累及上呼吸道，但发生率低于其他结缔组织病，从喉部黏膜炎症、黏膜溃疡和环杓关节炎，到伴有气道阻塞的危及生命的坏死性血管炎。相关症状还包括咳嗽、声音嘶哑、呼吸困难，以及更少见的气道阻塞。糖皮质激素是一线治疗药物，患者反应良好[50,51]。在一项研究中，34例SLE患者中有21%观察到支气管壁增厚和支气管扩张[52]。在不同的病例系列中有类似发现，70例不吸烟的SLE患者中24%有小气道疾病特征[53]。

（7）感染性并发症

由于疾病活动、终末器官受累和免疫抑制剂治疗，SLE患者发生感染的风险增加。对于肺部受累的SLE患者，必须始终考虑感染因素。狼疮性肺炎的症状可能与感染无法区分，表现为弥漫性肺病的SLE患者需要进行支气管镜检查以评估感染或肺泡出血。在一项研究中，43例SLE患者肺炎事件是由普通细菌（75%的患者）、分枝杆菌（12%的患者）、真菌（7%的患者）和病毒（5%的患者）感染引起的[54]。影像学检查可能会有所帮助。患者及时更新接种流感和肺炎球菌疫苗非常重要。

# 三、抗磷脂抗体综合征

抗磷脂抗体综合征（APS）是一种自身免疫性疾病，其中针对某些磷脂结合血浆蛋白的自身抗体与血栓形成（静脉和动脉）和流产的风险增加有关[55]。其他可能与APL抗体有关的临床表现如网状青斑、心脏瓣膜病、肾病、血小板减少症、Coombs阳性溶血性贫血、神经系统表现和视网膜血管血栓形成[56]。

原发性APS发生时一般不存在其他自身免疫性疾病。继发性APS发生于SLE或其他自身免疫性疾病患者。APS通常出现在成年早期；发病的中位年龄为31岁。这是一种罕见的疾病，通常报道影响大约1%的普通人群[57]。最常见的肺部表现是肺血栓栓塞和PH。

### 1. 急性肺栓塞

静脉血栓栓塞（venous thromboembolism，VTE）是该综合征中绝大多数并发症的原因。大约40%的APS患者在病程中发展为PE，高达55%的患者记录有四肢深静脉血栓形成（deep venous thrombosis，DVT）[58]。PE通常是APS的初始临床表现。

大多数血栓前风险与APL抗体三抗体阳性有关：狼疮抗凝物（lupus anticoagulant，LA）、aCL抗体 IgG/IgM和抗β2糖蛋白（anti-β2GPI）IgG/IgM[59]。当有2种抗体阳性时，血栓形成的风险仍然显著[60]，但单个APL抗体的重要性尚有争论[60, 61]。另外，在所有发生DVT的患者中，估计有20%在血栓事件中患者具有中至高水平的APL抗体。APS是10%～20%其他原因不明的复发性流产的原因[62]。一项前瞻性研究统计了多中心队列1000名APS患者并发症的发生率，发现在5年研究中2.1%的患者发生PE[63]。

APS急性PE患者的临床表现、病程和治疗与普通人群PE患者没有明显差异。通气–灌注（V/Q）扫描、CT肺动脉造影（CT pulmonary angiography，CTPA）是最常选择的诊断方式，肺血管造影用于临床高度怀疑但V/Q扫描或CT血管造影结果模棱两可的情况[64]。下肢多普勒和D-二聚体研究作为辅助工具，对APS患者急性PE诊断同样有用[65]。

对患有VTE的APS患者的管理与用于一般人群的治疗方法没有区别。尽管在APS患者中进行PE溶栓治疗的经验有限，但溶栓或肺栓子清除术应该是血流动力学不稳定患者的首选治疗[66]。治疗包括使用胃肠外药物抗凝，如普通肝素、低分子量肝素（low-molecular-weight heparin，LMWH）或磺达肝素。胃肠外药物作为维生素K拮抗剂（vitamin K antagonist，VKA）长期抗凝的桥梁，因为华法林需要5～7天才能达到治疗效果[67]。首选的国际标准化比值（international normalized ratio，INR）为2.0～3.0，但一些中心更倾向目标INR为3.0～4.0，尤其是在具有高风险APL抗体谱的患者中[67]。APS患者中有血栓病史者应接受无限期抗凝治疗，因为复发风险高。接受抗凝治疗的APS患者复发性VT的风险很高，估计为每年10%～29%[68]，停止抗凝治疗后复发性VT的风险估计为2年50%和8年78%[69]。尽管利伐沙班、阿哌沙班、达比加群和依度沙班等直接口服抗凝剂（direct oral anticoagulant，DOAC）被广泛用于普通人群VTE的二级预防[70, 71]，但它们在APS中的作用尚未得到充分研究[67, 72-74]。现有数据表明，DOAC应保留用于对肝素有不良反应或有其他禁忌证的患者[67]。

在充分抗凝后仍复发的情况下，替代策略是将INR增加到3.0～4.0，改用长期LMWH，或加用静脉注射免疫球蛋白（intravenous immunoglobulin，IVIG）[67]。除抗凝外，羟氯喹（hydroxychloroquine，HCQ）[75]、他汀类药物和维生素D补充剂已显示出潜在的抗血栓形成作用，并已在个别病例中使用[67]。

### 2. 肺动脉高压

据报道，APS中PH的患病率为1.8%～3.5%[76, 77]。在已发表的最大规模（1000名APS患者）病例系列中，PH的发病率为2.2%[55]。据报道，原发APS-PH患病率为3.5%，高于继发APS患病率（1.8%）[78]。

APS患者可在PE后发展为PH，或者可能发展为与SSc、SLE或其他CTD相关的PAH，抑或可能会发展为与瓣膜疾病相关的静脉型肺动脉高压（PVH），如Libman-Sacks心内膜炎[77]。APS患者的PH可能由多种原因引起，潜在的血栓形成机制是最常见的病因[77]。

0.5%～2%的急性肺栓塞患者会发生永久性肺血管变化和慢性血栓栓塞性PH（CTEPH）[79]。CTEPH发生的确切机制尚不清楚，但被认为是由急性肺栓塞沉积的急性凝块和内皮损害不完全消散所致，可引发一系列血管重塑事件，包括原位微血栓形成。CTEPH中APL抗体阳性率为10%～63.6%。最近的一项荟萃分析估计CTEPH患者的APL抗体阳性率为12.06%[80]。36.4%的CTEPH患者的抗β2糖蛋白抗体呈阳性[81]。然而，CTEPH患者的肺外易栓症患病率并不高。

CTEPH的表现与任何病因引起的PH的表现相同，其中进行性劳力性呼吸困难很常见，随着右心衰竭的进展，可能会出现下肢水肿、腹腔积液、头晕和晕厥；也可能出现胸痛和心悸，但不太常见。没有急性PE病史记录并不能排除CTEPH的存在。三尖瓣反流血流增加和超声心动图右心室和（或）右心房容积或压力超负荷的迹象通常是存在PH的第一个线索。PH必须通过右心导管确认。这对于区分PAH和PVH至关重要，因为可以确定PVR。PAH右心导管的平均肺动脉压（mean pulmonary artery pressure，mPAP）为25mmHg或更高，肺毛细血管楔压（pulmonary capillary wedge pressure，PCWP）为15mmHg或更低，且PVR为3.0Wood或更高。激发试验如吸入一氧化氮、运动挑战或全身血管扩张剂也有助于评估血管反应性并区分PAH和PVH。

所有PH患者都应进行V/Q扫描以筛查慢性血栓栓塞，如果发现有显著的V/Q不匹配，则应进行正式的肺血管造影。肺血管造影很重要，因为它能确定疾病的范围（大血管、节段或亚节段肺动脉分支）并提供有关肺动脉内膜血栓切除术（pulmonary thromboendarterectomy，PTE）可行性信息。

PTE是CTEPH可选择的治疗方法，在有经验的中心患者死亡率低。通常可以观察到肺血流动力学的显著改善，因为去除慢性凝块会降低PVR。20%～40%的CTEPH患者由于病变的远端性质或合并症而无法手术。高达35%的患者描述了PTE后持续存在或复发的情况[82]。CTEPH的治疗包括应用利尿剂，以及在心力衰竭或低氧血症情况下的氧疗[83]。患有PAH或CTEPH的APS患者，包括那些接受PTE的患者，应该开始终身抗凝治疗。

尽管有多种血管扩张剂可用于治疗PAH，但没有一种药物对CTEPH的治疗总是有效。患者接受利奥西呱治疗可有显著改善[84]。有研究对波生坦在157名无法手术的CTEPH或PTE后持续/复发的PH患者中的疗效进行了16周评估，结果未达到PVR降低和6分钟步行距离增加的主要终点[85,86]。在APS患者出现严重CTEPH的情况下，已使用泵持续静脉输注前列腺素[87,88]。有研究尝试将环磷酰胺用于治疗APL抗体相关的PH，并在个别病例中取得成功[89]。APS背景下的PAH应与其他CTD同等对待（已在SLE部分讨论过）。对于瓣膜病引起的PVH，患者发生严重心力衰竭时可考虑瓣膜置换术。

### 3. 灾难性抗磷脂综合征

灾难性抗磷脂综合征（catastrophic antiphospholipid syndrome，CAPS）是APS的罕见

但暴发性表现。它的特点是快速进展的多器官衰竭、组织活检发现多发小血管闭塞和循环APL抗体。这种综合征仅发生在约1%的APS患者中，但其死亡率为50%[90]；70%的病例为女性。主要的肺部并发症是ARDS，PE和肺泡出血不常见。细胞因子活化会产生促炎状态，临床上很像全身炎症反应综合征。实验室检查提示微血管病。血小板减少和外周血涂片常见破碎细胞，尽管破碎细胞少于血栓性血小板减少性紫癜[91, 92]。CAPS可能与aCL抗体IgG/IgM有关。一旦正确识别，CAPS的治疗包括肝素抗凝、糖皮质激素及其他免疫抑制剂（如环磷酰胺[93]和利妥昔单抗[94]）、血浆置换和静脉注射免疫球蛋白治疗[91]。

# 四、总　　结

肺部受累可能使SLE和APS复杂化，并且是致残和致死的重要原因。肺部疾病的早期检测很重要，因为治疗范围从狼疮性肺炎的积极免疫抑制治疗，到APS的抗凝治疗，再到在病因是感染的情况下减轻免疫抑制和抗菌治疗。SLE肺部疾病的治疗策略基于有限的数据（主要是小规模、非对照系列和病例报告）和其他CTD的相关经验。

（汪国生　译）

## 参 考 文 献

1. Stojan G, Petri M. Epidemiology of systemic lupus erythematosus: an update. Curr Opin Rheumatol 2018; 30(2): 144-50.

2. Tsokos GC. Systemic lupus erythematosus. N Engl J Med 2011; 365(22): 2110-21.

3. Pines A, Kaplinsky N, Olchovsky D, et al. Pleuro-pulmonary manifestations of systemic lupus erythematosus: clinical features of its subgroups. Prognostic and therapeutic implications. Chest 1985; 88(1): 129-35.

4. Quadrelli SA, Alvarez C, Arce SC, et al. Pulmonary involvement of systemic lupus erythematosus: analysis of 90 necropsies. Lupus 2009; 18(12): 1053-60.

5. Kamen DL, Strange C. Pulmonary manifestations of systemic lupus erythematosus. Clin Chest Med 2010; 31(3): 479-88.

6. Haye Salinas MJ, Caeiro F, Saurit V, et al. Pleuropulmonary involvement in patients with systemic lupus erythematosus from a Latin American inception cohort (GLADEL). Lupus 2017; 26(13): 1368-77.

7. Lopez Velazquez M, Highland KB. Pulmonary manifestations of systemic lupus erythematosus and Sjogren's syndrome. Curr Opin Rheumatol 2018; 30(5): 449-64.

8. Bouros D, Pneumatikos I, Tzouvelekis A. Pleural involvement in systemic autoimmune disorders. Respiration 2008; 75(4): 361-71.

9. Small P, Frank H, Kreisman H, et al. An immunological evaluation of pleural effusions in systemic lupus erythematosus. Ann Allergy 1982; 49(2): 101-3.

10. Palavutitotai N, Buppajarntham T, Katchamart W. Etiologies and outcomes of pleural effusions in patients with systemic lupus erythematosus. J Clin Rheumatol 2014; 20(8): 418-21.

11. Mittoo S, Fell CD. Pulmonary manifestations of systemic lupus erythematosus. Semin Respir Crit Care Med 2014; 35(2): 249-54.

12. Ryu S, Fu W, Petri MA. Associates and predictors of pleurisy or pericarditis in SLE. Lupus Sci Med 2017; 4(1): e000221.

13. Witt C, Dorner T, Hiepe F, et al. Diagnosis of alveolitis in interstitial lung manifestation in connective tissue diseases: importance of late inspiratory crackles, 67 gallium scan and bronchoalveolar lavage. Lupus 1996; 5(6): 606-12.

14. Mulhearn B, Bruce IN. Indications for IVIG in rheumatic diseases. Rheumatology (Oxford) 2015; 54(3): 383-91.

15. Mathai SC, Danoff SK. Management of interstitial lung disease associated with connective tissue disease. BMJ 2016; 352: h6819.

16. Memet B, Ginzler EM. Pulmonary manifestations of systemic lupus erythematosus. Semin Respir Crit Care Med 2007; 28(4): 441-50.

17. Vivero M, Padera RF. Histopathology of lung disease in the connective tissue diseases. Rheum Dis Clin North Am 2015; 41(2): 197-211.

18. Weinrib L, Sharma OP, Quismorio FP Jr. A long-term study of interstitial lung disease in systemic lupus erythematosus. Semin Arthritis Rheum 1990; 20(1): 48-56.

19. Tashkin DP, Roth MD, Clements PJ, et al. Mycophenolate mofetil versus oral cyclophosphamide in scleroderma-related interstitial lung disease (SLS II): a randomised controlled, double-blind, parallel group trial. Lancet Respir Med 2016; 4(9): 708-19.

20. Tashkin DP, Elashoff R, Clements PJ, et al. Cyclophosphamide versus placebo in scleroderma lung disease. N Engl J Med 2006; 354(25): 2655-66.

21. Deeb M, Tselios K, Gladman DD, et al. Shrinking lung syndrome in systemic lupus erythematosus: a single-centre experience. Lupus 2018; 27(3): 365-71.

22. Borrell H, Narvaez J, Alegre JJ, et al. Shrinking lung syndrome in systemic lupus erythematosus: a case series and review of the literature. Medicine (Baltimore) 2016; 95(33): e4626.

23. Hardy K, Herry I, Attali V, et al. Bilateral phrenic paralysis in a patient with systemic lupus erythematosus. Chest 2001; 119(4): 1274-7.

24. Martens J, Demedts M, Vanmeenen MT, et al. Respiratory muscle dysfunction in systemic lupus erythematosus. Chest 1983; 84(2): 170-5.

25. Laroche CM, Mulvey DA, Hawkins PN, et al. Diaphragm strength in the shrinking lung syndrome of systemic lupus erythematosus. Q J Med 1989; 71(265): 429-39.

26. Duron L, Cohen-Aubart F, Diot E, et al. Shrinking lung syndrome associated with systemic lupus erythematosus: a multicenter collaborative study of 15 new cases and a review of the 155 cases in the literature focusing on treatment response and long-term outcomes. Autoimmun Rev 2016; 15(10): 994-1000.

27. Panchabhai TS, Bandyopadhyay D, Highland KB, et al. A 26-year-old woman with systemic lupus erythematosus presenting with orthopnea and restrictive lung impairment. Chest 2016; 149(1): e29-33.

28. Nemec M, Pradella M, Jahn K, et al. Magnetic resonance imaging-confirmed pleuritis in systemic lupus erythematosus-associated shrinking lung syndrome. Arthritis Rheumatol 2015; 67(7): 1880.

29. Goswami RP, Mondal S, Lahiri D, et al. Shrinking lung syndrome in systemic lupus erythematosus successfully treated with rituximab. QJM 2016; 109(9): 617-8.

30. Langenskiold E, Bonetti A, Fitting JW, et al. Shrinking lung syndrome successfully treated with rituximab and cyclophosphamide. Respiration 2012; 84(2): 144-9.

31. Martinez-Martinez MU, Abud-Mendoza C. Diffuse alveolar hemorrhage in patients with systemic lupus erythematosus. Clinical manifestations, treatment, and prognosis. Reumatol Clin 2014; 10(4): 248-53.

32. Ednalino C, Yip J, Carsons SE. Systematic review of diffuse alveolar hemorrhage in systemic lupus

erythematosus: focus on outcome and therapy. J Clin Rheumatol 2015; 21(6): 305-10.

33. Alabed IB. Treatment of diffuse alveolar hemorrhage in systemic lupus erythematosus patient with local pulmonary administration of factor Ⅶa (rFⅦa): a case report. Medicine (Baltimore) 2014; 93(14): e72.

34. Andrade C, Mendonca T, Farinha F, et al. Alveolar hemorrhage in systemic lupus erythematosus: a cohort review. Lupus 2016; 25(1): 75-80.

35. Abramson SB, Dobro J, Eberle MA, et al. Acute reversible hypoxemia in systemic lupus erythematosus. Ann Intern Med 1991; 114(11): 941-7.

36. Simonneau G, Gatzoulis MA, Adatia I, et al. Updated clinical classification of pulmonary hypertension. J Am Coll Cardiol 2013; 62(25 Suppl): D34-41.

37. Zuily S, Domingues V, Suty-Selton C, et al. Antiphospholipid antibodies can identify lupus patients at risk of pulmonary hypertension: a systematic review and meta-analysis. Autoimmun Rev 2017; 16(6): 576-86.

38. Elalouf O, Fireman E, Levartovsky D, et al. Decreased diffusion capacity on lung function testing in asymptomatic patients with systemic lupus erythematosus does not predict future lung disease. Lupus 2015; 24(9): 973-9.

39. Hachulla E, Jais X, Cinquetti G, et al. Pulmonary arterial hypertension associated with systemic lupus erythematosus: results from the French pulmonary hypertension registry. Chest 2018; 153(1): 143-51.

40. Thakkar V, Lau EM. Connective tissue disease-related pulmonary arterial hypertension. Best Pract Res Clin Rheumatol 2016; 30(1): 22-38.

41. Schreiber BE, Connolly MJ, Coghlan JG. Pulmonary hypertension in systemic lupus erythematosus. Best Pract Res Clin Rheumatol 2013; 27(3): 425-34.

42. Castillo-Martinez D, Marroquin-Fabian E, Lozada-Navarro AC, et al. Levels of uric acid may predict the future development of pulmonary hypertension in systemic lupus erythematosus: a seven-year follow-up study. Lupus 2016; 25(1): 61-6.

43. Hubbe-Tena C, Gallegos-Nava S, Marquez-Velasco R, et al. Pulmonary hypertension in systemic lupus erythematosus: echocardiography-based definitions predict 6-year survival. Rheumatology (Ox-ford) 2014; 53(7): 1256-63.

44. Kusunose K, Yamada H, Hotchi J, et al. Prediction of future overt pulmonary hypertension by 6-min walk stress echocardiography in patients with connective tissue disease. J Am Coll Cardiol 2015; 66(4): 376-84.

45. Kommireddy S, Bhyravavajhala S, Kurimeti K, et al. Pulmonary arterial hypertension in systemic lupus erythematosus may benefit by addition of immunosuppression to vasodilator therapy: an observational study. Rheumatology (Oxford) 2015; 54(9): 1673-9.

46. Qian J, Wang Y, Huang C, et al. Survival and prognostic factors of systemic lupus erythematosus-associated pulmonary arterial hypertension: a PRISMA-compliant systematic review and meta-analysis. Autoimmun Rev 2016; 15(3): 250-7.

47. Bazan IS, Mensah KA, Rudkovskaia AA, et al. Pulmonary arterial hypertension in the setting of sclero-derma is different than in the setting of lupus: a review. Respir Med 2018; 134: 42-6.

48. Yusuf HR, Hooper WC, Grosse SD, et al. Risk of venous thromboembolism occurrence among adults with selected autoimmune diseases: a study among a U.S. cohort of commercial insurance enrollees. Thromb Res 2015; 135(1): 50-7.

49. Ahlehoff O, Wu JJ, Raunso J, et al. Cutaneous lupus erythematosus and the risk of deep venous thrombosis and pulmonary embolism: a Danish nationwide cohort study. Lupus 2017; 26(13): 1435-9.

50. Teitel AD, MacKenzie CR, Stern R, et al. Laryngeal involvement in systemic lupus erythematosus. Semin Arthritis Rheum 1992; 22(3): 203-14.

51. Langford CA, Van Waes C. Upper airway obstruction in the rheumatic diseases. Rheum Dis Clin North Am 1997; 23(2): 345-63.

52. Fenlon HM, Doran M, Sant SM, et al. High-resolution chest CT in systemic lupus erythematosus. AJR Am J Roentgenol 1996; 166(2): 301-7.

53. Keane MP, Lynch JP 3rd. Pleuropulmonary manifestations of systemic lupus erythematosus. Thorax 2000; 55(2): 159-66.

54. Kinder BW, Freemer MM, King TE Jr, et al. Clinical and genetic risk factors for pneumonia in systemic lupus erythematosus. Arthritis Rheum 2007; 56(8): 2679-86.

55. Miyakis S, Lockshin MD, Atsumi T, et al. International consensus statement on an update of the classification criteria for definite antiphospholipid syndrome (APS). J Thromb Haemost 2006; 4(2): 295-306.

56. Meroni PL, Chighizola CB, Rovelli F, et al. Antiphospholipid syndrome in 2014: more clinical manifestations, novel pathogenic players and emerging biomarkers. Arthritis Res Ther 2014; 16(2): 209.

57. Cervera R, Piette JC, Font J, et al. Antiphospholipid syndrome: clinical and immunologic manifestations and patterns of disease expression in a cohort of 1,000 patients. Arthritis Rheum 2002; 46(4): 1019-27.

58. Ford HJ, Roubey RA. Pulmonary manifestations of the antiphospholipid antibody syndrome. Clin Chest Med 2010; 31(3): 537-45.

59. Ginsburg KS, Liang MH, Newcomer L, et al. Anticardiolipin antibodies and the risk for ischemic stroke and venous thrombosis. Ann Intern Med 1992; 117(12): 997-1002.

60. Galli M, Borrelli G, Jacobsen EM, et al. Clinical significance of different antiphospholipid antibodies in the WAPS (warfarin in the antiphospholipid syndrome) study. Blood 2007; 110(4): 1178-83.

61. Pengo V, Biasiolo A, Pegoraro C, et al. Antibody profiles for the diagnosis of antiphospholipid syndrome. Thromb Haemost 2005; 93(6): 1147-52.

62. Branch DW, Khamashta MA. Antiphospholipid syndrome: obstetric diagnosis, management, and controversies. Obstet Gynecol 2003; 101(6): 1333-44.

63. Cervera R, Khamashta MA, Shoenfeld Y, et al. Morbidity and mortality in the antiphospholipid syndrome during a 5-year period: a multicentre prospective study of 1000 patients. Ann Rheum Dis 2009; 68(9): 1428-32.

64. Lim W, Le Gal G, Bates SM, et al. American Society of Hematology 2018 guidelines for management of venous thromboembolism: diagnosis of venous thromboembolism. Blood Adv 2018; 2(22): 3226-56.

65. Tritschler T, Kraaijpoel N, Le Gal G, et al. Venous thromboembolism: advances in diagnosis and treatment. JAMA 2018; 320(15): 1583-94.

66. Prashanth P, Mukhaini MK. Primary antiphospholipid syndrome with recurrent coronary thrombosis, acute pulmonary thromboembolism and intracerebral hematoma. J Invasive Cardiol 2009; 21(12): E254-8.

67. Chighizola CB, Andreoli L, Gerosa M, et al. The treatment of anti-phospholipid syndrome: a comprehensive clinical approach. J Autoimmun 2018; 90: 1-27.

68. Galli M, Luciani D, Bertolini G, et al. Lupus anticoagulants are stronger risk factors for thrombosis than anticardiolipin antibodies in the antiphospholipid syndrome: a systematic review of the literature. Blood 2003; 101(5): 1827-32.

69. Derksen RH, de Groot PG, Kater L, et al. Patients with antiphospholipid antibodies and venous thrombosis should receive long term anticoagulant treatment. Ann Rheum Dis 1993; 52(9): 689-92.

70. Investigators E, Bauersachs R, Berkowitz SD, et al. Oral rivaroxaban for symptomatic venous thromboembolism. N Engl J Med 2010; 363(26): 2499-510.

71. Agnelli G, Buller HR, Cohen A, et al. Oral apixaban for the treatment of acute venous thromboembolism. N Engl J Med 2013; 369(9): 799-808.

72. Cohen H, Hunt BJ, Efthymiou M, et al. Rivaroxaban versus warfarin to treat patients with thrombotic anti-phospholipid syndrome, with or without systemic lupus erythematosus (RAPS): a randomised, controlled, open-label, phase 2/3, non-inferiority trial. Lancet Haematol 2016; 3(9): e426-36.

73. Pengo V, Denas G, Zoppellaro G, et al. Rivaroxaban vs warfarin in high-risk patients with antiphospholipid syndrome. Blood 2018; 132(13): 1365-71.

74. Woller SC, Stevens SM, Kaplan DA, et al. Apixaban for the secondary prevention of thrombosis among patients with antiphospholipid syndrome: study rationale and design (ASTRO-APS). Clin Appl Thromb Hemost 2016; 22(3): 239-47.

75. Schmidt-Tanguy A, Voswinkel J, Henrion D, et al. Antithrombotic effects of hydroxychloroquine in primary antiphospholipid syndrome patients. J Thromb Haemost 2013; 11(10): 1927-9.

76. Espinosa G, Cervera R, Font J, et al. The lung in the antiphospholipid syndrome. Ann Rheum Dis 2002; 61(3): 195-8.

77. Kanakis MA, Kapsimali V, Vaiopoulos AG, et al. The lung in the spectrum of antiphospholipid syndrome. Clin Exp Rheumatol 2013; 31(3): 452-7.

78. Vianna JL, Khamashta MA, Ordi-Ros J, et al. Comparison of the primary and secondary antiphospholipid syndrome: a European Multicenter Study of 114 patients. Am J Med 1994; 96(1): 3-9.

79. Maioli G, Calabrese G, Capsoni F, et al. Lung disease in antiphospholipid syndrome. Semin Respir Crit Care Med 2019; 40(2): 278-94.

80. Cheng CY, Zhang YX, Denas G, et al. Prevalence of antiphospholipid (aPL) antibodies among patients with chronic thromboembolic pulmonary hypertension: a systematic review and meta-analysis. Intern Emerg Med 2019; 14(4): 521-7.

81. Martinuzzo ME, Pombo G, Forastiero RR, et al. Lupus anticoagulant, high levels of anticardiolipin, and anti-beta2-glycoprotein I antibodies are associated with chronic thromboembolic pulmonary hypertension. J Rheumatol 1998; 25(7): 1313-9.

82. Smith ZR, Makowski CT, Awdish RL. Treatment of patients with chronic thrombo embolic pulmonary hypertension: focus on riociguat. Ther Clin Risk Manag 2016; 12: 957-64.

83. Galie N, Humbert M, Vachiery JL, et al. 2015 ESC/ ERS guidelines for the diagnosis and treatment of pulmonary hypertension. Rev Esp Cardiol (Engl Ed) 2016; 69(2): 177.

84. Ghofrani HA, D'Armini AM, Grimminger F, et al. Riociguat for the treatment of chronic thromboembolic pulmonary hypertension. N Engl J Med 2013; 369(4): 319-29.

85. Naclerio C, D'Angelo S, Baldi S, et al. Efficacy of bosentan in the treatment of a patient with mixed connective tissue disease complicated by pulmonary arterial hypertension. Clin Rheumatol 2010; 29(6): 687-90.

86. Jais X, D'Armini AM, Jansa P, et al. Bosentan for treatment of inoperable chronic thromboembolic pulmonary hypertension: BENEFiT (Bosentan Effects in iNopErable Forms of chronIc Thromboembolic pulmonary hypertension), a randomized, placebo-controlled trial. J Am Coll Cardiol 2008; 52(25): 2127-34.

87. de la Mata J, Gomez-Sanchez MA, Aranzana M, et al. Long-term iloprost infusion therapy for severe pulmonary hypertension in patients with connective tissue diseases. Arthritis Rheum 1994; 37(10): 1528-33.

88. Humbert M, Sanchez O, Fartoukh M, et al. Treatment of severe pulmonary hypertension secondary to connective tissue diseases with continuous IV epoprostenol (prostacyclin). Chest 1998; 114(1 Suppl): 80S-2S.

89. Tam LS, Li EK. Successful treatment with immunosuppression, anticoagulation and vasodilator therapy of pulmonary hypertension in SLE associated with secondary antiphospholipid syndrome. Lupus 1998; 7(7): 495-7.

90. Asherson RA, Cervera R, Piette JC, et al. Catastrophic antiphospholipid syndrome: clues to the pathogenesis

from a series of 80 patients. Medicine (Baltimore) 2001; 80(6): 355-77.

91. Bucciarelli S, Espinosa G, Cervera R, et al. Mortality in the catastrophic antiphospholipid syndrome: causes of death and prognostic factors in a series of 250 patients. Arthritis Rheum 2006; 54(8): 2568-76.

92. Espinosa G, Bucciarelli S, Cervera R, et al. Thrombotic microangiopathic haemolytic anaemia and antiphospholipid antibodies. Ann Rheum Dis 2004; 63(6): 730-6.

93. Bayraktar UD, Erkan D, Bucciarelli S, et al, Catastrophic Antiphospholipid Syndrome Project Group. The clinical spectrum of catastrophic antiphospholipid syndrome in the absence and presence of lupus. J Rheumatol 2007; 34(2): 346-52.

94. Berman H, Rodriguez-Pinto I, Cervera R, et al. Rituximab use in the catastrophic antiphospholipid syndrome: descriptive analysis of the CAPS registry patients receiving rituximab. Autoimmun Rev 2013; 12(11): 1085-90.

# 第三章
# 干燥综合征的肺部表现

Jake G. Natalini，MD[a]，Chadwick Johr，MD[b]，Maryl Kreider，MD，MSCE[a,*]

> **关键词：**
> 　干燥综合征；自身免疫；肺；气道
> **关键点：**
> * 干燥综合征易累及呼吸系统。
> * 干燥综合征可引起从气道疾病到间质性肺病再到淋巴瘤和假性淋巴瘤的多种表现。症状具有常见性和非特异性。
> * 因此干燥综合征患者应定期进行有无呼吸道受累的检查。

## 一、引　言

　　干燥综合征（Sjögren syndrome，SS）是一种由泪腺和唾液腺的慢性淋巴细胞浸润引起的自身免疫性疾病，主要表现为眼和口腔干燥。除了具有干燥的表现外，其他典型特征包括慢性疲劳、关节痛和通常称为脑雾的认知功能障碍。SS腺外表现可累及皮肤、关节、肌肉、血液、肾脏、周围神经、脑、胃肠道和呼吸系统。

　　SS是仅次于类风湿关节炎的第二大常见的自身免疫性结缔组织病，总体患病率为0.2%～1.4%[1]。与系统性红斑狼疮（systemic lupus erythematosus，SLE）一样，SS更常见于女性，男女比例约为1∶9。然而，与SLE不同，SS患者通常在30～60岁被诊断。虽然大多数SS患者的寿命如常，但生活质量却因难以控制的慢性症状而严重下降[2,3]。SS最严重的并发症是非霍奇金淋巴瘤，发病率在5%～10%，该病是SS死亡率增加的主要原因[4-6]。

　　由于SS症状具有非特异性，诊断复杂，通常需要多学科专家协同获得该病真正的客

披露声明：

Dr. Natalini is supported on NIH grant T32HL007891.

a Division of Pulmonary，Allergy and Critical Care，Perelman School of Medicine，University of Pennsylvania，3400 Spruce Street，836 W. Gates Building，Philadelphia，PA 19104，USA.

b Division of Rheumatology，Perelman School of Medicine，University of Pennsylvania，3737 Market Street，8th floor，Philadelphia，PA 19104，USA.

\* Corresponding author. E-mail address：maryl.kreider@uphs.upenn.edu.

观证据。如同大多数风湿性疾病，专家意见是该病诊断的金标准，并有分类标准可供指导[7-9]。目前诊断分为三个主要部分，疑似SS患者拥有任意两个即可诊断：客观检测结果显示泪腺或唾液腺功能障碍、自身免疫血清学异常和唾液腺活检阳性（因为样本取自下唇内侧而通常称为唇腺活检）。

泪腺或唾液腺功能障碍的客观检测包括以下任意一项：非麻醉下希尔默（Schirmer）试验示泪液分泌减少；非刺激全口唾液流量减少示唾液生成减少；眼染色评分示眼表面损伤；唾液闪烁扫描示唾液腺摄取或排泄异常。重要的自身免疫血清学检测包括以下任意一项：抗Ro SSA抗体阳性；抗核抗体（ANA）阳性且滴度为1∶320或更高并伴有类风湿因子（rheumatoid factor，RF）阳性。

小唾液腺活检具有侵入性，因此通常用于既没有泪腺或唾液腺功能障碍的客观测量结果，又没有显著的自身免疫血清学检测异常的疑似SS患者。小唾液腺活检是一种小的门诊手术，类似补牙，过程通常包括局部麻醉、小切口和几条缝线。这个手术最令人困扰的并发症是持续性下唇麻木。尽管只有最多6%的活检患者会出现这种情况，但当使用微创技术时，该并发症比例可降至1%以下[10]。唾液腺活检阳性结果为每4mm²腺体组织中至少有1簇50个单核淋巴细胞的聚集灶（与病灶评分1分或更高相关）。

## 二、干燥综合征患者肺部疾病的患病率和影响

SS腺体外受累常见且表现多样，特别是几种已被描述的肺部异常（**表3-1**）。多项研究对SS患者肺部受累患病率进行分析，估计患病率为9%～75%[11-18]。一般而言，肺部受累被定义为存在呼吸系统症状和X线或肺功能检查（pulmonary function test，PFT）异常，以此标准其患病率估计为9%～22%[11, 14-17]。

表3-1　干燥综合征的肺部表现

| 呼吸道症状 | 间质性肺病 |
|---|---|
| 咳嗽 | 非特异性间质性肺炎 |
| 呼吸困难 | 普通型间质性肺炎 |
| 鼻干燥 | 淋巴细胞性间质性肺炎 |
| 鼻出血 | 机化性肺炎 |
| 嗅觉和味觉障碍 | 囊性肺病 |
| 吞咽困难 | **淋巴瘤** |
| **气道疾病** | **假淋巴瘤** |
| 干燥性鼻炎 | **肺淀粉样变性** |
| 口干 | **静脉血栓栓塞** |
| 气管干燥 | **肺动脉高压** |
| 干燥性支气管炎 | **胸膜炎** |
| 支气管扩张 | **肺萎缩综合征** |
| 滤泡性细支气管炎 | **结节病** |
| 慢性细支气管炎 | **肺癌** |
| 闭塞性细支气管炎 | |

肺部受累对SS患者有严重影响。先前研究表明肺部受累导致健康相关生活质量（health-related quality of life，HRQL）评分下降和死亡率显著升高[17, 19]。在一项对110例原发性SS（primary SS，pSS）患者的研究中，在健康调查量表36（36-Item Short Form Health Survey，SF-36）的多个身体和情感领域中，肺部受累患者的HRQL评分明显低于无肺部受累患者[19]。同样，挪威系统性结缔组织病和血管炎注册处（the Norwegian Systemic Connective Tissue Disease and Vasculitis Registry）登记的pSS患者的另一项研究指出，患有和不患有肺部疾病的pSS患者之间SF-36的生理功能域存在显著差异。肺部受累也会使发病后10年内的死亡率增加至约4倍（17% vs 4.5%）[17]。

如何识别有肺部受累风险的pSS患者仍然是一个挑战。Strimlan及其同事[11]首先描述了在有证据表明SS肺部受累患者中，高丙种球蛋白血症的发生率增加（73%）及ANA或RF滴度增加（74%）。但后续研究在ANA阳性意义上却得出相反的结果。

例如，只有2项研究表明肺部受累与ANA滴度升高之间存在关联[14, 20]，而另一项最新研究表明ANA阴性患者中胸膜肺疾病的发生率较高[21]。Yazisiz及其同事[16]也认为高丙种球蛋白血症和RF滴度增加有关，同时与淋巴细胞减少和抗Ro SSA及抗La SSB自身抗体相关。虽然结果具有高度特异性，但这些发现用于检测pSS相关的肺部疾病缺乏足够的敏感性。其他用抗SSA和抗SSB抗体进行预测的研究得出了相互矛盾的结果。例如，Davidson及其同事[22]发现，具有抗SSA抗体的患者更有可能出现肺部受累，而Ramos-Casals及其同事[15]未发现其与血清学相关。其他针对患者特征的研究表明，男性、年长、吸烟和疾病持续时间较长与肺部受累风险较高相关[15-17, 20, 23, 24]。

## 三、临 床 表 现

咳嗽和呼吸困难是SS患者的常见临床症状，有时甚至在明显病理异常前出现。咳嗽发生率在41%～50%[13, 25-27]，并对生活质量有明显影响[26]。有研究对36例连续筛查的pSS患者进行分析，发现28%的患者主诉为呼吸困难[13]。在最近进行的pSS患者队列中发现呼吸困难更为常见，患病率约为42%[27]。在一项纳入100例pSS患者的研究中发现43%的患者在诊断后6个月内进行评估时报告有呼吸道症状。诊断后4年有57%的患者出现症状，表明肺部受累在整个病程中可能变得越来越常见[28]。此外，鼻和口咽黏膜干燥可导致嗅觉和味觉障碍、鼻出血、鼻窦炎、吞咽困难，以及眼球症状、嘶哑和过度清喉[29, 30]。

## 四、X线和肺功能检查异常

虽然PFT和影像学检查结果并非完全相互关联，但在SS患者中常见X线和PFT异常。最常见的PFT损伤是肺一氧化碳弥散量（DLCO）降低[13, 17, 18, 22, 31, 32]。

尽管一些研究结果显示肺部受累表现为限制性通气功能障碍[32, 33]，但其他研究结果表明阻塞性通气功能障碍可能更为常见[12, 13, 18, 25]，其中小气道疾病尤为常见。有3项研究结果证实，患者25%肺活量时的最大呼气流量（maximal expiratory flow at 25%，MEF25）显著减少（预测值23%～44%）[12, 13, 33]。SS患者PFT异常通常是轻微的。

虽然胸部X线片（chest radiograph，CXR）异常多见，但其缺乏特异性[11, 13]。高分辨率计算机断层扫描（HRCT）可提高检测肺部受累的敏感度。目前已发现SS患者中存在几种影像学异常，如气道相关改变、网状间质改变、囊性改变、磨玻璃样变、实变、肺结节或以上组合。一些研究尝试对影像学异常的患病率进行研究，但未获得一致性研究结果。这可能是因为不同研究人群的肺部表现存在潜在差异。**表3-2** 总结了多种研究报告的HRCT结果。

尽管HRCT检测肺部受累的敏感度有所提高，但影像学异常通常不能预测PFT中发现的生理损伤。例如，最近Chen及其同事[32]对44例pSS患者进行的研究表明，HRCT（使用专用评分系统测量）结果与DLCO呈负相关，但与其他PFT测量值［如用力肺活量（forced vital capacity，FVC）或第一秒用力呼气量（forced expiratory volume in first second，$FEV_1$）］不相关。然而，研究人员指出FVC和$FEV_1$的降低与死亡率的上升相关。同样，即使在校正PFT结果后，高HRCT评分也是死亡率的独立危险因素[32]。另一项对66例接受常规CXR筛查的SS患者的研究发现，43%的pSS患者和62%的继发性SS（secondary SS，sSS）患者出现主要位于下叶的弥漫性网状结节；然而，这些变化通常与PFT异常或呼吸道症状无关[33]。

表3-2　干燥综合征的HRCT研究

| 研究 | 正常（%） | 气道表现 | 间质性表现 | 其他 |
| --- | --- | --- | --- | --- |
| Gardiner等[18]，1993（n=16） | 47 | 7%支气管扩张 | 20%纤维化<br>13%网状结构 | 20%胸膜改变<br>14%囊性病变 |
| Franquet等[53]，1997（n=50） | 66 | 22%细支气管异常 | 22%网状结构<br>14%磨玻璃影<br>8%蜂窝状 | 2%气腔实变<br>64%细支气管改变的患者也有实质性改变 |
| Papiris等[25]，1999（n=61） | 69 | 22%气道增厚 | 6%间质性改变 | 9%囊性病变 |
| Franquet等[79]，1999（n=34） | NR | 32%细支气管异常 | — | — |
| Uffmann等[12]，2001（n=37） | 35 | — | 24%小叶间隔增厚<br>10%磨玻璃影、不透明 | 24%微小结节<br>14%囊性病变 |
| Taouli等[54]，2002（n=35） | 6 | 54%呼吸道疾病 | 20%肺纤维化<br>14% LIP | — |
| Matsuyama等[55]，2003（n=107） | 42 | 33%为pSS，16%为sSS | 50%为pSS，74%为sSS | 13%淋巴增生型（仅在pSS中）<br>5%BOOP型（仅在sSS中） |
| Lohrmann等[48]，2004（n=24） | 22 | 46%支气管扩张 | 38%磨玻璃影、不透明<br>29%小叶间隔增厚<br>25%蜂窝状 | 46%囊性病变<br>46%小结节 |

续表

| 研究 | 正常（%） | 气道表现 | 间质性表现 | 其他 |
|---|---|---|---|---|
| Watanabe 等[49]，2010（n=80） | 10 | 23% 支气管扩张 | 70% 小叶间隔增厚<br>14% 蜂窝状 | 38% 囊性病变 |
| Yazisiz 等[16]，2010（n=213） | NR | 50% 支气管扩张 | 64% 磨玻璃影、不透明<br>50% 网状结构<br>43% 蜂窝状 | 50% 淋巴结病<br>7% 囊性病变 |
| Mandl 等[50]，2012（n=41） | — | 44% 支气管扩张 | 54% 间质性改变<br>7% 磨玻璃影、不透明 | 7% 肺气肿 |
| Palm 等[17]，2013（n=117） | 50 | 22% 空气滞留 | 44% 网状结构 | 42% 囊性病变 |
| Dong 等[57]，2018（n=206） | NR | 12% 支气管扩张 | 36% 网状结构<br>34% 磨玻璃影、不透明<br>8% 蜂窝状 | 13% 气腔<br>10% 囊性病变<br>12% 结节 |

注：BOOP，闭塞性细支气管炎伴机化性肺炎；LIP，淋巴细胞性间质性肺炎；NR，未报告；pSS，原发性SS；sSS，继发性SS。

## 五、支气管肺泡灌洗术的应用

尽管研究一致显示SS患者支气管肺泡灌洗（BAL）液中淋巴细胞增多，但BAL在SS相关肺部疾病评估中的作用尚不清楚[18, 34, 35]。Dalavanga及其同事[35]对pSS患者进行的一项研究发现，BAL液中淋巴细胞增多与呼吸困难和咳嗽、PFT显示限制性障碍及提示pSS相关ILD的影像学表现相关。后来的相同患者队列研究报告显示，BAL液中淋巴细胞增多提示患者需要更多免疫治疗且其死亡风险更高[36]。然而，死亡率增加并不是由呼吸衰竭引起的，因此很难对这一观察到的现象做出相应解释。相反，虽然其他肺部疾病研究表明BAL液中出现中性粒细胞提示预后较差，但Salaffi及其同事[37]研究表明BAL液中淋巴细胞增多倾向于预后更好。

## 六、干燥综合征的气道疾病

上呼吸道炎症和干燥是SS的标志性特征，并且部分解释了如咳嗽和鼻刺激症状的原因。一般来说，气道内的病理改变与外分泌腺内的病理变化相似，都是淋巴细胞浸润增加，最终导致腺体功能障碍和气道黏膜干燥。即使在没有气道受累证据的患者中也经常检测到气管和支气管内的炎症。例如，Papiris及其同事[38]对10例SS患者进行肺叶支气管活检，并将其与10例健康志愿者的活检结果进行了比较。研究者发现在SS患者中支气管黏膜内CD4+T淋巴细胞增多。Gardiner及其同事[18]也得出类似结果，他们通过经支气管活检发现16例伴有症状性呼吸困难的SS患者中有5例患者存在支气管淋巴细胞变化。在长期炎症情况下，患者可能出现气管干燥（干性气管征）和大气道干燥（干燥性支气管炎），这反过来会损害黏液纤毛清除机制并导致慢性咳嗽[13, 25-27, 39]。

毛细支气管炎是另一种常见的累及气道的肺部表现。在14例接受外科肺活检的pSS患者中，有29%的患者组织病理学变化与滤泡性毛细支气管炎一致。有21%的患者组织病理学变化与慢性毛细支气管炎一致，另有7%的患者病理学变化与闭塞性毛细支气管炎一致[40]。许多患者活检显示伴随间质改变。相反，Nakanishi及其同事[41]发现慢性毛细支气管炎比滤泡性毛细支气管炎更常见。另一项对33例患者（31例外科肺活检和2例尸检）病理标本的研究显示，12%的患者存在毛细支气管炎[34]。在某些情况下，毛细支气管炎的发展可能早于干燥症状出现。例如，在一项对11例pSS和闭塞性细支气管炎患者的回顾性研究中发现，36%的病例pSS的主要表现为闭塞性细支气管炎。患者通常对免疫抑制治疗反应不佳[42]。

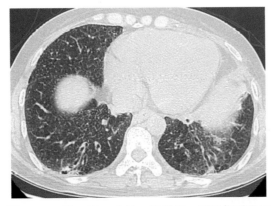

**图3-1** 一例32岁SS女性，不吸烟，干咳伴呼吸困难病史5年。HRCT显示小叶中心结节合并（偶有）树芽征、斑片状实变、磨玻璃样阴影、胸膜下囊性病变和双下肺叶支气管扩张。外科肺活检证实诊断为滤泡性毛细支气管炎

引自Lu J, Ma M, Zhao Q, et al. The clinical characteristics and outcomes of follicular bronchiolitis in Chinese adult patients. Sci Rep 2018; 8: 7300

滤泡性细支气管炎与某些结缔组织病，如SS和类风湿关节炎（**图3-1**）有关。其特征是增生的淋巴滤泡生发中心沿支气管血管束分布[43, 44]。患者通常表现为咳嗽和呼吸困难。PFT检查结果可能是正常的或为限制性或阻塞性障碍。影像学方面，HRCT表现为网状或网状结节[45]。在对梅奥医学中心9年来12例患者的回顾研究中，只有1例患者被认为患有与SS相关的滤泡性细支气管炎[23]。大多数患者病程稳定，对免疫抑制治疗表现出部分反应，主要表现为症状、PFT和（或）影像学检查结果改善[23]。

虽然大多数报道认为与SS相关的毛细支气管炎症状轻微，但2011年的一篇病例报道描述了5例患有严重慢性毛细支气管炎的pSS患者。5例患者中有4例在吸入糖皮质激素、吸入长效β受体激动剂和低剂量红霉素的联合治疗下症状有所改善[46]。总体来说，指导SS毛细支气管炎治疗的数据很少。在梅奥医学中心关于滤泡性细支气管炎的病例系列中，pSS相关滤泡性细支气管炎患者对皮质类固醇的反应良好[23]。在11例闭塞性细支气管炎患者的回顾性研究中，2例患者在应用羟氯喹和吗替麦考酚酯（mycophenolate mofetil, MMF）联合治疗后病情稳定或改善，另一例患者单独使用甲泼尼龙治疗后症状改善[42]。利妥昔单抗已至少一次被成功应用于SS相关毛细支气管炎[47]。

此外，23%～54%的SS患者影像学检查可见明显的支气管扩张[16, 48-50]。在2010年对507例pSS患者的研究中，8%的患者有pSS相关的支气管扩张症。这些患者在pSS诊断时年龄较大且发生食管裂孔疝的概率较高[51]。大多数支气管扩张症患者以柱状下叶疾病为主。此外，支气管扩张症患者呼吸道感染（56% vs 3%）和肺炎（29% vs 3%）的发生率较高[51]。

# 七、干燥综合征合并间质性肺病

间质性肺病（ILD）是SS的一种常见肺部表现，患病率为6%～79%[12, 16-18, 20, 48-50, 52-57]。高龄、吸烟、高滴度ANA或RF、C反应蛋白水平升高都是ILD发生的潜在危险因素[20, 24]。在另一项对315例pSS患者的回顾性研究中，抗SSA抗体阳性和低C3水平与ILD相关[58]，但没有其他研究得出类似的结果。最近对102例pSS-ILD患者的回顾性研究发现，与有干燥症状的pSS-ILD患者相比，无干燥症状的pSS-ILD患者较少出现高丙种球蛋白血症、RF滴度升高、抗SSA和抗SSB抗体阳性[59]。无干燥症状的患者肺部并发症往往更为严重。

尽管淋巴细胞性间质性肺炎（LIP）与SS相关[60]，但更多研究表明，ILD还有其他组织病理学类型，而且可能更常见，如非特异性间质性肺炎（NSIP）和普通型间质性肺炎（UIP）（**表3-3**）。例如，最近对527例中国pSS患者的回顾性分析表明，39%的病例存在pSS-ILD，其中42%为NSIP，11%为UIP，4%为LIP，4%为机化性肺炎（organizing pneumonia，OP）。另外25%的病例存在多种HRCT类型，其中NSIP是主要类型，剩下14%的多种HRCT类型中UIP、OP或LIP是主要类型[57]。在几乎所有病例中，患者均有双侧肺部受累（99%），89%的病例报告下叶受累[57]。在另一项对165例中国pSS-ILD患者的回顾性研究中，69例患者接受HRCT检查，NSIP是HRCT上的主要类型（39%），其次是不确定类型（19%）、LIP（17%）、UIP（16%）、NSIP和LIP混合（6%）、OP（1%）、呼吸道毛细支气管炎ILD型（1%）[24]。在201例新诊断pSS患者的前瞻性队列中，pSS-ILD的患病率为78.6%。NSIP是HRCT上最常见的类型，占46%[20]。

在一组接受外科肺活检的日本SS患者中，61%的患者为NSIP，12%为毛细支气管炎，12%有淋巴瘤，6%有淀粉样变性，3%有蜂窝状改变[34]。无UIP累及患者。同样，Shi及其同事[40]也发现NSIP是活检中最常见的组织病理类型，其次是OP。梅奥医学中心随访的第3组18例pSS患者中发现NSIP是最常见的组织病理学类型（28%），其次是OP（22%）、UIP（17%）、LIP（17%），淋巴瘤（11%）和淀粉样变性（6%）[61]。

表3-3　干燥综合征合并间质性肺病的发病率

| 研究 | 方法 | 主要类型 | | | | |
|---|---|---|---|---|---|---|
| | | NSIP | UIP | LIP | OP | 其他 |
| Ito等[34]，2005（*n*=31） | HRCT | 55% | 13% | 3% | — | 13% 细支气管炎<br>10% 囊性病变<br>6% 其他 |
| | 病理 | 61% | — | — | — | 13% 细支气管炎<br>10% 淋巴瘤<br>6% 淀粉样变性<br>6% 肺不张纤维化<br>3% 只有蜂窝状改变 |

续表

| 研究 | 方法 | 主要类型 | | | | |
|---|---|---|---|---|---|---|
| | | NSIP | UIP | LIP | OP | 其他 |
| Parambil等[61]，2006（n=18） | 病理 | 28% | 17% | 17% | 22% | 11% 淋巴瘤 6% 淀粉样变性 |
| Shi等[40]，2009（n=7） | 病理 | 57%（25%混合LIP、OP或毛细支气管炎） | — | — | — | 43% 细支气管炎（14%混合NSIP） |
| Dong等[57]，2018（n=206） | HRCT | 67%（25%混合UIP、LIP或OP） | 17%（6%混合NSIP、LIP或OP） | 6%（2%混合NSIP、UIP或OP） | 10%（6%混合NSIP或UIP） | — |
| Gao等[24]，2018（n=69） | HRCT | 45%（6%混合LIP） | 16% | 17% | 1% | 19% 不确定 1% RB-ILD |
| Wang等[20]，2018（n=201） | HRCT | 46% | 10% | 8% | 4% | 25% 未分类 |

注：RB-ILD，呼吸性细支气管炎相关ILD。

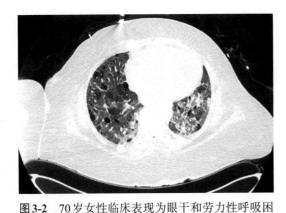

**图3-2** 70岁女性临床表现为眼干和劳力性呼吸困难。实验室检查提示抗SSA抗体阳性。HRCT显示双侧薄壁囊性变和边界不清的多灶性结节

引自Kim JY，Park SH，Kim SK，et al. Lymphocytic interstitial pneumonia in primary Sjogren's syndrome: a J Intern Med 2011；26：108-11

虽然LIP可能不是pSS-ILD中最常见的组织病理类型，但它是一种相当不寻常的类型且与pSS密切相关（**图3-2**）。早在1973年Liebow和Carrington[60]就报道了18例LIP病例，其中28%与SS有关。在最近的15例LIP患者中，53%患有SS[62]。典型的HRCT表现包括磨玻璃样阴影和边界不清的小叶中心结节，这些结节随时间推移会发生囊性变[63, 64]。尽管囊性变可能提示LIP，但仍有淋巴瘤和淀粉样变性病例表现为与LIP相似的影像学类型[34, 61, 65]，因此仅有影像学表现时应谨慎诊断LIP。

关于pSS-ILD的自然病史和治疗的数据有限。估计5年生存率为83%～89%[24, 34]；然而其他研究结果相反。例如，梅奥医学中心系列研究的结果显示，研究队列中有39%患者约在3年的中位随访期死亡，其中3例死亡归因于ILD的急性加重（acute exacerbation of ILD，AEILD）[61]。Suda及其同事[66]研究报道的AEILD的发病率较低（6%），但与特发性肺纤维化患者AEILD相比，结缔组织病相关ILD患者AEILD的死亡风险相当。

可以指导pSS-ILD治疗的研究有限。在梅奥医学中心系列研究中，18例患者中有15例接受皮质类固醇和其他药物治疗，如羟氯喹、硫唑嘌呤或环磷酰胺[61]。在纵向随访中，50%的患者FVC和（或）DLCO显著改善，而28%的患者FVC和（或）DLCO显著下降。

Deheinzelin及其同事[52]使用硫唑嘌呤治疗11例SS-ILD患者发现总体反应良好，其中7例患者FVC改善超过10%。2013年，Fischer及其同事[67]报道了他们使用MMF治疗结缔组织病相关ILD的经验。在接受MMF治疗的125例患者中，只有5例患者患有pSS-ILD。尽管如此，在开始治疗后第52周、104周和156周进行评估时发现MMF可显著改善FVC。在他们的亚组分析中，发现UIP型患者FVC和DLCO稳定，但没有明显改善，而NSIP型患者的反应更好。最近对21例pSS-ILD患者的回顾性研究中，所有患者均应用类固醇，1例应用环磷酰胺，4例应用硫唑嘌呤，1例应用利妥昔单抗。患者对治疗的反应不尽相同，其中16%的患者病情好转，47%的患者病情稳定，37%的患者病情恶化。年龄较大和合并食管疾病者预后较差[56]。2013年法国自身免疫和利妥昔单抗研究组报道了9例接受利妥昔单抗治疗的SS肺部受累患者[47]。9例患者中8例患有ILD，这8例患者中有6例在第1轮治疗后症状有所改善，不良事件少。Isaksen及其同事[68]总结了使用利妥昔单抗治疗SS的文献，表明在腺外受累患者中利妥昔单抗显示了良好的疗效和安全性。

此外，有两项独立的回顾性研究报道，即使在没有间质改变的情况下也可出现囊性肺病（cystic lung disease，CLD）。在对84例SS患者（包括pSS和sSS）的研究中发现，15.4%患者在CT或CXR上发现CLD。在接受CT检查的患者中，31%的患者被发现患有CLD，表明CXR经常无法发现囊性改变。6例患者只有囊性病变而无其他影像学表现[69]。另一项研究表明接受CT检查的患者有23%存在囊性病变。囊性病变以双侧为主（52%），多位于中长区（76%）。一小部分患者在没有其他影像学阳性表现的情况下再次出现囊性病变[70]。这两项研究均表明在几年的纵向随访中SS患者很少或没有CLD进展[69,70]。

## 八、淋巴瘤和假性淋巴瘤

SS患者发生非霍奇金淋巴瘤（non-Hodgkin lymphoma，NHL）的风险较高。随着时间推移，多克隆B细胞和T细胞的浸润可发展为淋巴瘤的单克隆B细胞增殖。NHL最常见的组织学亚型包括弥漫性大B细胞淋巴瘤和黏膜相关淋巴组织淋巴瘤[71-74]，滤泡性和淋巴浆细胞样淋巴瘤也有报道[75]。在676例pSS患者的大型队列研究中，NHL的标准化发病率为8.7[76]。在另一项根据欧美共识小组对pSS患者进行的研究中发现NHL的标准化发病率接近16。在该研究中，CD4+T细胞减少是淋巴瘤发生的一个重要危险因素[71]。其他危险因素包括重度SS的指标，如腮腺肿大、低补体血症、冷球蛋白血症和可触及的紫癜[71,74,77,78]。

原发性肺淋巴瘤在pSS患者中的患病率估计在1%～2%[79]，淋巴结、唾液腺和泪腺的淋巴瘤更常见[80]。肺部非霍奇金淋巴瘤的症状通常包括咳嗽、呼吸困难和传统的B细胞淋巴瘤症状，如发热、盗汗和体重减轻。影像学表现多种多样，表现为单发或多发结节、双侧肺泡浸润和不透明间质。纵隔淋巴结病和胸腔积液可伴有实质异常[75]。

假性淋巴瘤或肺结节性淋巴增生是一种良性病变，其特征是成熟的多克隆淋巴细胞和浆细胞浸润[81]，最常见于有单纯SS的患者[75]。患者通常无症状，也可出现咳嗽和呼吸困难。CT表现为单发结节或肿块；支气管造影也可以表现为肺实质实变甚至表现为多发结节。如果发现纵隔淋巴结病或胸腔积液，应考虑诊断为淋巴瘤[75]。关于假性淋巴瘤和结外边缘区B细胞淋巴瘤是否是不同的临床诊断仍存在争议，需要进行免疫组织化学和分子研究来区分假性淋巴瘤和其他淋巴增生性疾病[82]。假性淋巴瘤通常在皮质类固醇或免疫抑制治疗后消退，很少进展为淋巴瘤[83]。

# 九、干燥综合征的其他肺部表现

肺淀粉样变性是pSS的一种罕见并发症，几乎只发生在女性中。临床症状通常包括咳嗽、呼吸困难、疲劳、虚弱、咯血和胸膜炎[84]。其他相关异常包括特发性血小板减少性紫癜[85]、冷球蛋白血症[86, 87]、雷诺现象[88]、抗磷脂综合征[84]和淋巴瘤[85, 89, 90]。随机分布的不规则、边界光滑的大钙化结节可能是唯一的影像学异常，也可能与LIP中的多发性囊性病变、间隔增厚、小结节相关[84, 90]。外科肺活检可帮助诊断并排除淋巴瘤。pSS相关肺淀粉样变性的预后尚不清楚，也没有研究结果支持相关的治疗方案。

pSS患者静脉血栓栓塞（VTE）风险增加，可能与30%的患者存在抗磷脂抗体有关[91]。最近一项基于1175例pSS患者的研究显示，SS患者与非SS对照组相比肺栓塞、深静脉血栓形成和VTE的多变量风险比分别为4.1、2.8和2.9[92]。pSS诊断后的第一年内风险最高。

SS相关肺动脉高压（PH）的病因为动脉病变、肺静脉阻塞性疾病[93]、瓣膜性心脏病[94]或ILD[95]。高丙种球蛋白血症、ANA和RF滴度增加，以及抗SSA、抗SSB和抗RNP抗体均与PH的发生和进展有关[95]。pSS相关动脉型肺动脉高压（PAH）患者出现雷诺现象、皮肤血管炎和ILD的概率更高[95]。以上结果表明系统性血管病变、B细胞活化和自身免疫参与了pSS相关PAH的发病。尽管41%的pSS患者合并PH，但通常情况下pSS先于PH诊断[96]。尽管PH的确切患病率未知，但一项研究表明22%的pSS患者超声心动图提示PH[94]。已发表的病例报告大多描述异常出现在30～50岁的妇女及日裔中[95, 97, 98]。干燥的程度不能用于预测PH的严重程度[95, 99]。生存率在1年时降低至73%，3年时低至66%，生存率降低的部分原因可能是诊断延误。

pSS中很少出现淋巴细胞性胸膜炎伴或不伴胸腔积液和（或）胸膜增厚[18, 100]。胸腔积液是以淋巴细胞为主的渗出液，葡萄糖水平和pH正常。实验室结果显示血浆和胸腔积液中RF、抗SSA和抗SSB抗体水平升高及补体水平降低[101]。诊断必须排除合并其他自身免疫性疾病，如类风湿关节炎或SLE。

pSS还可以合并神经肌肉疾病，如肺萎缩综合征，虽然该病传统上被认为与SLE相关，但已有与SS相关的报道[102, 103]。肺萎缩综合征特征是肺体积小，膈肌抬高，肺功能限制但无实质损害。远端肾小管受累的低钾性周期性麻痹性酸中毒[104-106]或少见近端骨骼肌病[107-109]可导致呼吸肌无力伴或不伴呼吸衰竭。

结节病和SS有许多共同的致病性、免疫原性和临床特征，因此很难通过临床表现区分。迄今为止已报道70多例两种疾病同时存在的患者。据估计，pSS患者合并结节病的概率明显高于一般人群，为1%～2%[110, 111]。在一项59例疑似结节病和pSS并存的病例研究中，患者最初临床表现包括SS、腮腺肿大、呼吸道症状、皮肤受累、关节受累和疲劳。在首次诊断为pSS的患者中，肺门淋巴结增大、葡萄膜炎和高钙血症更容易合并结节病。自身抗体的存在也与结节病合并pSS密切相关[112]。

此外，一项对pSS患者的回顾性研究表明，其肺癌的发病率相对于普通人群可能更高。研究报道的癌症类型中腺癌占90%[113]。目前没有其他研究表明pSS与肺癌之间存在关联。

# 十、总　　结

SS的腺体外表现常累及呼吸道，已详述相关肺部疾病的分类。SS患者应常规筛查咳嗽和呼吸困难等呼吸道症状，并应考虑行进一步肺部检查。

（周滢波　译　厉小梅　审校）

## 参 考 文 献

1. Helmick CG, Felson DT, Lawrence RC, et al. Estimates of the prevalence of arthritis and other rheumatic conditions in the United States. Part Ⅰ. Arthritis Rheum 2008; 58: 15-25.

2. Segal B, Bowman SJ, Fox PC, et al. Primary Sjogren's syndrome: health experiences and predictors of health quality among patients in the United States. Health Qual Life Outcomes 2009; 7: 46.

3. Strombeck B, Ekdahl C, Manthorpe R, et al. Health-related quality of life in primary Sjogren's syndrome, rheumatoid arthritis and fibromyalgia compared to normal population data using SF-36. Scand J Rheumatol 2000; 29: 20-8.

4. Nocturne G, Mariette X. Sjogren syndrome-associated lymphomas: an update on pathogenesis and management. Br J Haematol 2015; 168: 317-27.

5. Nocturne G, Virone A, Ng WF, et al. Rheumatoid factor and disease activity are independent predictors of lymphoma in primary Sjogren's syndrome. Arthritis Rheumatol 2016; 68: 977-85.

6. Nishishinya MB, Pereda CA, Munoz-Fernandez S, et al. Identification of lymphoma predictors in patients with primary Sjogren's syndrome: a systematic literature review and meta-analysis. Rheumatol Int 2015; 35: 17-26.

7. Shiboski CH, Shiboski SC, Seror R, et al. 2016 American College of Rheumatology/European League against Rheumatism classification criteria for primary Sjogren's syndrome: a consensus and data-driven methodology involving three international patient cohorts. Ann Rheum Dis 2017; 76: 9-16.

8. Shiboski SC, Shiboski CH, Criswell L, et al. American College of Rheumatology classification criteria for Sjogren's syndrome: a data-driven, expert consensus approach in the Sjogren's International Collaborative Clinical Alliance cohort. Arthritis Care Res 2012; 64: 475-87.

9. Vitali C, Bombardieri S, Jonsson R, et al. Classification criteria for Sjogren's syndrome: a revised version of the European criteria proposed by the American-European Consensus Group. Ann Rheum Dis 2002; 61: 554-8.

10. Varela Centelles P, Sanchez-Sanchez M, Costa-Bouzas J, et al. Neurological adverse events related to lip

biopsy in patients suspicious for Sjogren's syndrome: a systematic review and prevalence meta-analysis. Rheumatology (Oxford) 2014; 53: 1208-14.

11. Strimlan CV, Rosenow EC 3rd, Divertie MB, et al. Pulmonary manifestations of Sjogren's syndrome. Chest 1976; 70: 354-61.

12. Uffmann M, Kiener HP, Bankier AA, et al. Lung manifestation in asymptomatic patients with primary Sjogren syndrome: assessment with high resolution CT and pulmonary function tests. J Thorac Imaging 2001; 16: 282-9.

13. Constantopoulos SH, Papadimitriou CS, Moutsopoulos HM. Respiratory manifestations in primary Sjogren's syndrome. A clinical, functional, and histologic study. Chest 1985; 88: 226-9.

14. Garcia-Carrasco M, Ramos-Casals M, Rosas J, et al. Primary Sjogren syndrome: clinical and immunologic disease patterns in a cohort of 400 patients. Medicine 2002; 81: 270-80.

15. Ramos-Casals M, Solans R, Rosas J, et al. Primary Sjogren syndrome in Spain: clinical and immunologic expression in 1010 patients. Medicine 2008; 87: 210-9.

16. Yazisiz V, Arslan G, Ozbudak IH, et al. Lung involvement in patients with primary Sjogren's syndrome: what are the predictors? Rheumatol Int 2010; 30: 1317-24.

17. Palm O, Garen T, Berge Enger T, et al. Clinical pulmonary involvement in primary Sjogren's syndrome: prevalence, quality of life and mortality-a retrospective study based on registry data. Rheumatology (Oxford) 2013; 52: 173-9.

18. Gardiner P, Ward C, Allison A, et al. Pleuropulmonary abnormalities in primary Sjogren's syndrome. J Rheumatol 1993; 20: 831-7.

19. Belenguer R, Ramos-Casals M, Brito-Zeron P, et al. Influence of clinical and immunological parameters on the health-related quality of life of patients with primary Sjogren's syndrome. Clin Exp Rheumatol 2005; 23: 351-6.

20. Wang Y, Hou Z, Qiu M, et al. Risk factors for primary Sjogren syndrome-associated interstitial lung disease. J Thorac Dis 2018; 10: 2108-17.

21. Ter Borg EJ, Kelder JC. Is extra-glandular organ damage in primary Sjogren's syndrome related to the presence of systemic autoantibodies and/or hypergammaglobulinemia? A long-term cohort study with 110 patients from The Netherlands. Int J Rheum Dis 2017; 20: 875-81.

22. Davidson BK, Kelly CA, Griffiths ID. Ten year follow up of pulmonary function in patients with primary Sjogren's syndrome. Ann Rheum Dis 2000; 59: 709-12.

23. Aerni MR, Vassallo R, Myers JL, et al. Follicular bronchiolitis in surgical lung biopsies: clinical implications in 12 patients. Respir Med 2008; 102: 307-12.

24. Gao H, Zhang XW, He J, et al. Prevalence, risk factors, and prognosis of interstitial lung disease in a large cohort of Chinese primary Sjogren syndrome patients: a case-control study. Medicine 2018; 97: e11003.

25. Papiris SA, Maniati M, Constantopoulos SH, et al. Lung involvement in primary Sjogren's syndrome is mainly related to the small airway disease. Ann Rheum Dis 1999; 58: 61-4.

26. Mialon P, Barthelemy L, Sebert P, et al. A longitudinal study of lung impairment in patients with primary Sjogren's syndrome. Clin Exp Rheumatol 1997; 15: 349-54.

27. Bellido-Casado J, Plaza V, Diaz C, et al. Bronchial inflammation, respiratory symptoms and lung function in Primary Sjogren's syndrome. Arch Bronconeumol 2011; 47: 330-4.

28. Kelly C, Gardiner P, Pal B, et al. Lung function in primary Sjogren's syndrome: a cross sectional and longitudinal study. Thorax 1991; 46: 180-3.

29. Freeman SR, Sheehan PZ, Thorpe MA, et al. Ear, nose, and throat manifestations of Sjogren's syndrome:

retrospective review of a multidisciplinary clinic. J Otolaryngol 2005; 34: 20-4.

30. Rasmussen N, Brofeldt S, Manthorpe R. Smell and nasal findings in patients with primary Sjogren's syndrome. Scand J Rheumatol Suppl 1986; 61: 142-5.

31. Oxholm P, Bundgaard A, Birk Madsen E, et al. Pulmonary function in patients with primary Sjogren's syndrome. Rheumatol Int 1982; 2: 179-81.

32. Chen MH, Chou HP, Lai CC, et al. Lung involvement in primary Sjogren's syndrome: correlation between high-resolution computed tomography score and mortality. J Chin Med Assoc 2014; 77: 75-82.

33. Papathanasiou MP, Constantopoulos SH, Tsampoulas C, et al. Reappraisal of respiratory abnormalities in primary and secondary Sjogren's syndrome. A controlled study. Chest 1986; 90: 370-4.

34. Ito I, Nagai S, Kitaichi M, et al. Pulmonary manifestations of primary Sjogren's syndrome: a clinical, radiologic, and pathologic study. Am J Respir Crit Care Med 2005; 171: 632-8.

35. Dalavanga YA, Constantopoulos SH, Galanopoulou V, et al. Alveolitis correlates with clinical pulmonary involvement in primary Sjogren's syndrome. Chest 1991; 99: 1394-7.

36. Dalavanga YA, Voulgari PV, Georgiadis AN, et al. Lymphocytic alveolitis: a surprising index of poor prognosis in patients with primary Sjogren's syndrome. Rheumatol Int 2006; 26: 799-804.

37. Salaffi F, Manganelli P, Carotti M, et al. A longitudinal study of pulmonary involvement in primary Sjogren's syndrome: relationship between alveolitis and subsequent lung changes on high-resolution computed tomography. Br J Rheumatol 1998; 37: 263-9.

38. Papiris SA, Saetta M, Turato G, et al. CD4-positive T-lymphocytes infiltrate the bronchial mucosa of patients with Sjogren's syndrome. Am J Respir Crit Care Med 1997; 156: 637-41.

39. Mathieu A, Cauli A, Pala R, et al. Tracheo-bronchial mucociliary clearance in patients with primary and secondary Sjogren's syndrome. Scand J Rheumatol 1995; 24: 300-4.

40. Shi JH, Liu HR, Xu WB, et al. Pulmonary manifestations of Sjogren's syndrome. Respiration 2009; 78: 377-86.

41. Nakanishi M, Fukuoka J, Tanaka T, et al. Small airway disease associated with Sjogren's syndrome: clinico-pathological correlations. Respir Med 2011; 105: 1931-8.

42. Wight EC, Baqir M, Ryu JH. Constrictive bronchiolitis in patients with primary Sjogren syndrome. J Clin Rheumatol 2019; 25(2): 74-7.

43. Ryu JH, Myers JL, Swensen SJ. Bronchiolar disorders. Am J Respir Crit Care Med 2003; 168: 1277-92.

44. Yousem SA, Colby TV, Carrington CB. Follicular bronchitis/bronchiolitis. Hum Pathol 1985; 16: 700-6.

45. Wells AU, du Bois RM. Bronchiolitis in association with connective tissue disorders. Clin Chest Med 1993; 14: 655-66.

46. Borie R, Schneider S, Debray MP, et al. Severe chronic bronchiolitis as the presenting feature of primary Sjogren's syndrome. Respir Med 2011; 105: 130-6.

47. Gottenberg JE, Cinquetti G, Larroche C, et al. Efficacy of rituximab in systemic manifestations of primary Sjogren's syndrome: results in 78 patients of the AutoImmune and Rituximab registry. Ann Rheum Dis 2013; 72: 1026-31.

48. Lohrmann C, Uhl M, Warnatz K, et al. High-resolution CT imaging of the lung for patients with primary Sjogren's syndrome. Eur J Radiol 2004; 52: 137-43.

49. Watanabe M, Naniwa T, Hara M, et al. Pulmonary manifestations in Sjogren's syndrome: correlation analysis between chest computed tomographic findings and clinical subsets with poor prognosis in 80 patients. J Rheumatol 2010; 37: 365-73.

50. Mandl T, Diaz S, Ekberg O, et al. Frequent development of chronic obstructive pulmonary disease in primary

SS-results of a longitudinal follow-up. Rheumatology (Oxford) 2012; 51: 941-6.

51. Soto-Cardenas MJ, Perez-De-Lis M, Bove A, et al. Bronchiectasis in primary Sjogren's syndrome: prevalence and clinical significance. Clin Exp Rheumatol 2010; 28: 647-53.

52. Deheinzelin D, Capelozzi VL, Kairalla RA, et al. Interstitial lung disease in primary Sjogren's syndrome. Clinical-pathological evaluation and response to treatment. Am J Respir Crit Care Med 1996; 154: 794-9.

53. Franquet T, Gimenez A, Monill JM, et al. Primary Sjogren's syndrome and associated lung disease: CT findings in 50 patients. AJR Am J Roentgenol 1997; 169: 655-8.

54. Taouli B, Brauner MW, Mourey I, et al. Thin-section chest CT findings of primary Sjogren's syndrome: correlation with pulmonary function. Eur Radiol 2002; 12: 1504-11.

55. Matsuyama N, Ashizawa K, Okimoto T, et al. Pulmonary lesions associated with Sjogren's syndrome: radiographic and CT findings. Br J Radiol 2003; 76: 880-4.

56. Roca F, Dominique S, Schmidt J, et al. Interstitial lung disease in primary Sjogren's syndrome. Autoimmun Rev 2017; 16: 48-54.

57. Dong X, Zhou J, Guo X, et al. A retrospective analysis of distinguishing features of chest HRCT and clinical manifestation in primary Sjogren's syndrome-related interstitial lung disease in a Chinese population. Clin Rheumatol 2018; 37: 2981-8.

58. Li X, Xu B, Ma Y, et al. Clinical and laboratory profiles of primary Sjogren's syndrome in a Chinese population: a retrospective analysis of 315 patients. Int J Rheum Dis 2015; 18: 439-46.

59. Gao H, Zou YD, Zhang XW, et al. Interstitial lung disease in non-sicca onset primary Sjogren's syndrome: a large-scale case-control study. Int J Rheum Dis 2018; 21: 1423-9.

60. Liebow AA, Carrington CB. Diffuse pulmonary lymphoreticular infiltrations associated with dysprotei-nemia. Med Clin North Am 1973; 57: 809-43.

61. Parambil JG, Myers JL, Lindell RM, et al. Interstitial lung disease in primary Sjogren syndrome. Chest 2006; 130: 1489-95.

62. Cha SI, Fessler MB, Cool CD, et al. Lymphoid interstitial pneumonia: clinical features, associations and prognosis. Eur Respir J 2006; 28: 364-9.

63. Johkoh T, Muller NL, Pickford HA, et al. Lymphocytic interstitial pneumonia: thin-section CT findings in 22 patients. Radiology 1999; 212: 567-72.

64. Johkoh T, Ichikado K, Akira M, et al. Lymphocytic interstitial pneumonia: follow-up CT findings in 14 patients. J Thorac Imaging 2000; 15: 162-7.

65. Watanabe Y, Koyama S, Miwa C, et al. Pulmonary mucosa-associated lymphoid tissue (MALT) lymphoma in Sjogren's syndrome showing only the LIP pattern radiologically. Intern Med 2012; 51: 491-5.

66. Suda T, Kaida Y, Nakamura Y, et al. Acute exacerbation of interstitial pneumonia associated with collagen vascular diseases. Respir Med 2009; 103: 846-53.

67. Fischer A, Brown KK, Du Bois RM, et al. Mycophenolate mofetil improves lung function in connective tissue disease-associated interstitial lung disease. J Rheumatol 2013; 40: 640-6.

68. Isaksen K, Jonsson R, Omdal R. Anti-CD20 treatment in primary Sjogren's syndrome. Scand J Immunol 2008; 68: 554-64.

69. Martinez-Balzano CD, Touray S, Kopec S. Cystic lung disease among patients with Sjogren syndrome: frequency, natural history, and associated risk factors. Chest 2016; 150: 631-9.

70. Lechtman S, Debray MP, Crestani B, et al. Cystic lung disease in Sjogren's syndrome: an observational study. Joint Bone Spine 2017; 84: 317-21.

71. Theander E, Henriksson G, Ljungberg O, et al. Lymphoma and other malignancies in primary Sjogren's

syndrome: a cohort study on cancer incidence and lymphoma predictors. Ann Rheum Dis 2006; 65: 796-803.

72. Tonami H, Matoba M, Kuginuki Y, et al. Clinical and imaging findings of lymphoma in patients with Sjogren syndrome. J Comput Assist Tomogr 2003; 27: 517-24.

73. Papiris SA, Kalomenidis I, Malagari K, et al. Extranodal marginal zone B-cell lymphoma of the lung in Sjogren's syndrome patients: reappraisal of clinical, radiological, and pathology findings. Respir Med 2007; 101: 84-92.

74. Voulgarelis M, Dafni UG, Isenberg DA, et al. Malignant lymphoma in primary Sjogren's syndrome: a multicenter, retrospective, clinical study by the European Concerted Action on Sjogren's Syndrome. Arthritis Rheum 1999; 42: 1765-72.

75. Kokosi M, Riemer EC, Highland KB. Pulmonary involvement in Sjogren syndrome. Clin Chest Med 2010; 31: 489-500.

76. Kauppi M, Pukkala E, Isomaki H. Elevated incidence of hematologic malignancies in patients with Sjogren's syndrome compared with patients with rheumatoid arthritis (Finland). Cancer Causes Control 1997; 8: 201-4.

77. Ioannidis JP, Vassiliou VA, Moutsopoulos HM. Long-term risk of mortality and lymphoproliferative disease and predictive classification of primary Sjogren's syndrome. Arthritis Rheum 2002; 46: 741-7.

78. Ramos-Casals M, Brito-Zeron P, Yague J, et al. Hypocomplementaemia as an immunological marker of morbidity and mortality in patients with primary Sjogren's syndrome. Rheumatology (Oxford) 2005; 44: 89-94.

79. Franquet T, Diaz C, Domingo P, et al. Air trapping in primary Sjogren syndrome: correlation of expiratory CT with pulmonary function tests. J Comput Assist Tomogr 1999; 23: 169-73.

80. Leandro MJ, Isenberg DA. Rheumatic diseases and malignancy-is there an association? Scand J Rheumatol 2001; 30: 185-8.

81. Kreider M, Highland K. Pulmonary involvement in Sjogren syndrome. Semin Respir Crit Care Med 2014; 35: 255-64.

82. Sunada K, Hasegawa Y, Kodama T, et al. Thymic and pulmonary mucosa-associated lymphoid tissue lymphomas in a patient with Sjogren's syndrome and literature review. Respirology 2007; 12: 144-7.

83. Song MK, Seol YM, Park YE, et al. Pulmonary nodular lymphoid hyperplasia associated with Sjogren's syndrome. Korean J Intern Med 2007; 22: 192-6.

84. Rajagopala S, Singh N, Gupta K, et al. Pulmonary amyloidosis in Sjogren's syndrome: a case report and systematic review of the literature. Respirology 2010; 15: 860-6.

85. Subcutaneous masses and adenopathy in a 77-year-old man with Sjogren's syndrome and amyloidosis. Am J Med 1989; 86: 585-90.

86. Anderson LG, Talal N. The spectrum of benign to malignant lymphoproliferation in Sjogren's syndrome. Clin Exp Immunol 1972; 10: 199-221.

87. Bonner H Jr, Ennis RS, Geelhoed GW, et al. Lymphoid infiltration and amyloidosis of lung in Sjogren's syndrome. Arch Pathol 1973; 95: 42-4.

88. Strimlan CV. Pulmonary involvement in Sjogren's syndrome. Chest 1986; 89: 901-2.

89. Desai SR, Nicholson AG, Stewart S, et al. Benign pulmonary lymphocytic infiltration and amyloidosis: computed tomographic and pathologic features in three cases. J Thorac Imaging 1997; 12: 215-20.

90. Jeong YJ, Lee KS, Chung MP, et al. Amyloidosis and lymphoproliferative disease in Sjogren syndrome: thin-section computed tomography findings and histopathologic comparisons. J Comput Assist Tomogr 2004; 28: 776-81.

91. Fauchais AL, Lambert M, Launay D, et al. Antiphospholipid antibodies in primary Sjogren's syndrome: prevalence and clinical significance in a series of 74 patients. Lupus 2004; 13: 245-8.

92. Avina-Zubieta JA, Jansz M, Sayre EC, et al. The risk of deep venous thrombosis and pulmonary embolism in primary Sjogren syndrome: a general population-based study. J Rheumatol 2017; 44: 1184-9.

93. Naniwa T, Takeda Y. Long-term remission of pulmonary veno-occlusive disease associated with primary Sjogren's syndrome following immunosuppressive therapy. Mod Rheumatol 2011; 21: 637-40.

94. Vassiliou VA, Moyssakis I, Boki KA, et al. Is the heart affected in primary Sjogren's syndrome? An echocardiographic study. Clin Exp Rheumatol 2008; 26: 109-12.

95. Launay D, Hachulla E, Hatron PY, et al. Pulmonary arterial hypertension: a rare complication of primary Sjogren syndrome: report of 9 new cases and review of the literature. Medicine 2007; 86: 299-315.

96. Yan S, Li M, Wang H, et al. Characteristics and risk factors of pulmonary arterial hypertension in patients with primary Sjogren's syndrome. Int J Rheum Dis 2018; 21: 1068-75.

97. Sato T, Matsubara O, Tanaka Y, et al. Association of Sjogren's syndrome with pulmonary hypertension: report of two cases and review of the literature. Hum Pathol 1993; 24: 199-205.

98. Bertoni M, Niccoli L, Porciello G, et al. Pulmonary hypertension in primary Sjogren's syndrome: report of a case and review of the literature. Clin Rheumatol 2005; 24: 431-4.

99. Hedgpeth MT, Boulware DW. Pulmonary hypertension in primary Sjogren's syndrome. Ann Rheum Dis 1988; 47: 251-3.

100. Teshigawara K, Kakizaki S, Horiya M, et al. Primary Sjogren's syndrome complicated by bilateral pleural effusion. Respirology 2008; 13: 155-8.

101. Kawamata K, Haraoka H, Hirohata S, et al. Pleurisy in primary Sjogren's syndrome: T cell receptor beta-chain variable region gene bias and local autoantibody production in the pleural effusion. Clin Exp Rheumatol 1997; 15: 193-6.

102. Langenskiold E, Bonetti A, Fitting JW, et al. Shrinking lung syndrome successfully treated with rituximab and cyclophosphamide. Respiration 2012; 84: 144-9.

103. Carmier D, Diot E, Diot P. Shrinking lung syndrome: recognition, pathophysiology and therapeutic strategy. Expert Rev Respir Med 2011; 5: 33-9.

104. Reddy KS, Jha V, Nada R, et al. Respiratory paralysis in Sjogren syndrome with normal renal function. Natl Med J India 2003; 16: 253-4.

105. Ohtani H, Imai H, Kodama T, et al. Severe hypokalaemia and respiratory arrest due to renal tubular acidosis in a patient with Sjogren syndrome. Nephrol Dial Transplant 1999; 14: 2201-3.

106. Poux JM, Peyronnet P, Le Meur Y, et al. Hypokalemic quadriplegia and respiratory arrest revealing primary Sjogren's syndrome. Clin Nephrol 1992; 37: 189-91.

107. Koga T, Kouhisa Y, Nakamura H, et al. A case of primary Sjogren's syndrome complicated with inflammatory myopathy and interstitial lung disease. Rheumatol Int 2012; 32: 3647-9.

108. Sorajja P, Poirier MK, Bundrick JB, et al. Autonomic failure and proximal skeletal myopathy in a patient with primary Sjogren syndrome. Mayo Clin Proc 1999; 74: 695-7.

109. Alexander EL. Neurologic disease in Sjogren's syndrome: mononuclear inflammatory vasculopathy affecting central/peripheral nervous system and muscle. A clinical review and update of immunopathogenesis. Rheum Dis Clin North Am 1993; 19: 869-908.

110. Gal I, Kovacs J, Zeher M. Case series: coexistence of Sjogren's syndrome and sarcoidosis. J Rheumatol 2000; 27: 2507-10.

111. Ramos-Casals M, Font J, Garcia-Carrasco M, et al. Primary Sjogren syndrome: hematologic patterns of

disease expression. Medicine 2002; 81: 281-92.

112. Ramos-Casals M, Brito-Zeron P, Garcia-Carrasco M, et al. Sarcoidosis or Sjogren syndrome? Clues to defining mimicry or coexistence in 59 cases. Medicine 2004; 83: 85-95.

113. Xu Y, Fei Y, Zhong W, et al. The prevalence and clinical characteristics of primary Sjogren's syndrome patients with lung cancer: an analysis of ten cases in China and literature review. Thorac Cancer 2015; 6: 475-9.

114. Lu J, Ma M, Zhao Q, et al. The clinical characteristics and outcomes of follicular bronchiolitis in Chinese Adult patients. Sci Rep 2018; 8: 7300.

115. Kim JY, Park SH, Kim SK, et al. Lymphocytic interstitial pneumonia in primary Sjogren's syndrome: a case report. Korean J Intern Med 2011; 26: 108-11.

# 第四章
# 类风湿关节炎的胸部表现

Anthony J. Esposito，MD[a]，Sarah G. Chu，MD[a]，Rachna Madan，MD[b]，Tracy J. Doyle，MD[a]，Paul F. Dellaripa，MD[c, *]

关键词：
  支气管扩张；细支气管炎；药物诱导性肺毒性；类风湿关节炎；类风湿关节炎相关间质性肺病；类风湿结节

关键点：
- 肺部疾病是类风湿关节炎及其相关治疗的常见关节外并发症，可累及胸部任何解剖部位。
- 类风湿关节炎相关肺部疾病筛查、诊断和治疗的最佳策略仍未确定，是目前研究的焦点。
- 临床医生应定期评估类风湿关节炎患者肺部疾病的体征和症状；相应在评估不明原因肺部疾病患者时，也应考虑类风湿关节炎和其他结缔组织病。

# 一、引　言

　　类风湿关节炎（rheumatoid arthritis，RA）是一种破坏性全身炎症性疾病，以进展性、对称性和侵蚀性小、运动关节受累为特征[1]。在发达国家，这种风湿性疾病发生在约1%的成年人群，并且与生活质量下降、功能状态差及死亡率增加有关[2]。RA位列全球残疾病因的第42位，估计每年造成美国医疗保健费用超额193亿美元[3, 4]。有证据显示，RA的发病率

披露声明：

　　P.F. Dellaripa participates in clinical trials for Genentech and Bristol-Myers Squibb without income support or fees paid. A.J. Esposito，S.G. Chu，R. Madan，and T.J. Doyle have nothing to disclose.

　　a Division of Pulmonary and Critical Care Medicine，Brigham and Women's Hospital，Harvard Medical School，75 Francis Street，Boston，MA 02115，USA.

　　b Department of Radiology，Brigham and Women's Hospital，Harvard Medical School，75 Francis Street，Boston，MA 02115，USA.

　　c Division of Rheumatology，Immunology and Allergy，Brigham and Women's Hospital，Harvard Medical School，60 Fenwood Road，Boston，MA 02115，USA.

　　* Corresponding author. E-mail address：pdellaripa@bwh.harvard.edu.

和患病率在过去20年间持续上升，进一步增加了疾病负担[5]。

虽然关节病变是主要表现，但RA还可伴有多种关节外受累，导致该病的高患病率和高死亡率[6]。虽然心脏病是RA相关死亡的主要原因，但肺部疾病也是主要因素之一，其死亡人数占所有死亡人数的10%～20%。60%～80%的RA患者出现肺部并发症，其中多数患者无症状[7-10]。RA可直接累及胸部的所有解剖部位，包括肺实质、大小气道、胸膜，偶可累及肺血管系统（表4-1）[11, 12]。此外，还可出现治疗RA的免疫抑制剂相关肺部感染和药物诱发的肺部疾病。

RA相关肺部病变通常发生在RA诊断后5年内；高达20%的患者肺部病变甚至可先于关节病变出现[13-16]。由慢性关节病变和全身炎症导致的患者不良功能状态可能掩盖了呼吸系统症状，进而导致诊断延迟[17]。因此，临床医生必须定期评估RA患者肺部的体征和症状；相应在评估病因不明的肺部疾病时，也应考虑包括RA在内的结缔组织病（CTD）。

表4-1　类风湿关节炎的肺部表现

| 实质 | 细支气管炎 |
|---|---|
| 间质性肺病 | 滤泡性细支气管炎 |
| 　普通型间质性肺炎 | 闭塞性细支气管炎 |
| 　非特异性间质性肺炎 | 全细支气管炎 |
| 　机化性肺炎 | **胸膜** |
| 　弥漫性肺泡损伤 | 胸腔积液 |
| 　淋巴细胞性间质性肺炎 | 胸膜炎 |
| 　脱屑性间质性肺炎 | 气胸 |
| 坏死性结节 | 支气管胸膜瘘 |
| Caplan综合征 | **血管** |
| 感染 | 肺动脉高压 |
| 药物性肺炎 | 肺血管炎 |
| **气道** | 静脉血栓栓塞 |
| 环杓关节炎 | 肺出血 |
| 支气管扩张 | |

# 二、间质性肺病

## 1. 流行病学

间质性肺病（interstitial lung disease，ILD）以肺间质纤维化和炎症为主要特征。它是RA相关肺病最常见的类型，RA患者发生ILD的风险约是一般人群的9倍[18]。然而，由于研究人群、诊断标准和用于建立诊断的影像学方法不同，研究之间存在广泛的异质性，因此很难估计其患病率。迄今为止，美国最可靠的群体研究显示，有临床意义的ILD在10年、15年及30年的累积发病率分别为5%[19]、6.3%[20]和6.8%[21]，终身风险为7.7%[22]。此外，如果不论患者是否存在呼吸症状，均接受高分辨率计算机断层扫描（HRCT）筛查，根据筛查人群的不同，发现肺部受累的比例从19%至67%不等[8,10,23,24]。在过去的25年中，尽管RA患者的死亡率有所下降，但RA-ILD的年龄校正死亡率却一直在增加[25,26]。一项研究显示，RA-ILD患者的中位生存期为诊断后2.6年，其死亡风险是未合并ILD的RA患者的3倍[22]。

HRCT在检测ILD方面比胸部X线片更为敏感，并可识别RA患者的亚临床病变[27]。在一项研究中，33%近期诊断为RA患者的HRCT显示了与ILD相符的异常，而通过胸部X线检查则仅为6%[28]。这些受试者中相当一部分有轻度亚临床间质性肺异常（interstitial lung abnormalities，ILA）。依此，在无肺部症状的RA患者中，有高达44%的受试者出现ILA[28-30]。在ILA患者中，在2年随访期间高达57%的患者出现疾病进展[29,31]。这些数据表明，尽管ILD已经被认为是RA的常见关节外表现，但其仍然未被充分认识。

### 2. 危险评估

可识别不良预后及高死亡风险的RA-ILD危险因素与已知的特发性肺纤维化（idiopathic pulmonary fibrosis，IPF）风险因素重叠。最有力的证据是描述RA患者人口统计特征的因素，包括RA严重程度、功能状态和烟草暴露。高龄及男性与RA-ILD的风险增加相关[32-34]，尤其是高龄与RA确诊时伴有ILD相关[22]。尽管RA在女性个体中更为常见[5]，但类似于以男性为主的IPF[35]，RA-ILD在男性中的发病率高4倍左右[22,32-34]。此外，RA疾病活动、功能状态下降及其他关节外表现是RA-ILD的危险因素[22,36]。吸烟不仅是RA公认的危险因素，也是RA-ILD发病的危险因素[24,37,38]。有吸烟史的RA患者ILD的发病率具有剂量–反应关系，在年累积吸烟25包的患者中发病率最高[24]。预测用力肺活量（FVC）或肺一氧化碳弥散量（DLCO）的基线百分比低，以及随访时肺功能显著下降（定义为FVC下降>10%或DLCO下降>15%）均与疾病进展和死亡率增加有关[31-33,39]。

自身抗体谱及遗传变异也与RA-ILD的发生相关。类风湿因子（rheumatoid factor，RF）或抗环瓜氨酸肽（anti-cyclic citrullinated peptide，anti-CCP）抗体阳性是RA发生ILD的重要预测因子[33,40,41]，有学者认为，高滴度抗CCP抗体与RA疾病程度相关[42]。近期证据还显示，高滴度抗CCP抗体也与内质网应激、端粒缩短和气道微生物防御有关的特定基因突变相关。靶向全外显子组测序中发现，101例RA-ILD患者的几种端粒维持相关基因和表面活性蛋白基因的突变频率较对照组增加[43]。此外，黏蛋白5B（mucin 5B，MUC5B）基因中的功能增强启动子变体与RA-ILD有关，尤其是与具有IPF典型组织病理学和放射学模式的普通型间质性肺炎（usual interstitial pneumonia，UIP）相关[44]。

### 3. 间质性肺病的亚型

HRCT是评估RA-ILD的首选成像方式。RA-ILD有多种放射学和组织病理学亚型，这些亚型与特发性间质性肺炎存在很多共同之处（**图4-1**）[45,46]。最常见的是UIP（**图4-1A**）和非特异性间质性肺炎（NSIP；**图4-1B**）模式[47-49]。其他较为少见的模式包括机化性肺炎（**图4-1C**）、弥漫性肺泡损伤、淋巴细胞性间质性肺炎（LIP；**图4-1D**）和脱屑性间质性肺炎。大部分临床症状明显的患者都有UIP模式，这将RA与其他更常合并NSIP模式的CTD

鉴别开来。HRCT 提示 UIP 模式时不再需要外科肺活检来确定诊断，因为大量研究表明，UIP 病理诊断的阳性预测值可高达 90%～100%[50-53]。越来越多的证据表明，与合并非 UIP 模式的 RA 患者相比，合并 UIP 的 RA 患者具有不同的表型、临床演变和预后。值得注意的是，UIP 模式在有吸烟史的老年男性 RA 患者中更常见，且预后较差，其生存率与 IPF 相似[48-50, 54, 55]。此外，据报道，呈 UIP 亚型的 RA-ILD 患者较其他 ILD 亚型，因呼吸相关问题住院的次数更多[56]。

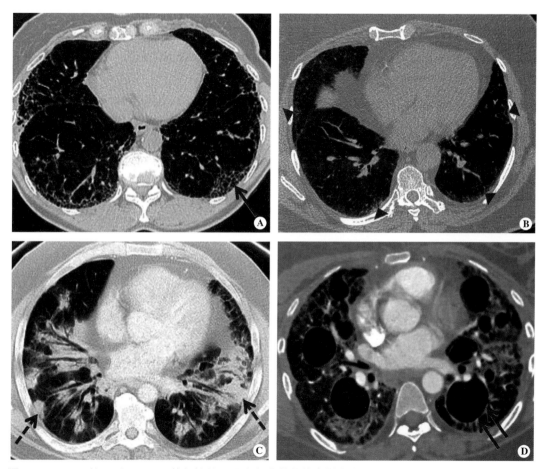

**图4-1** RA-ILD 的亚型。A. UIP 特征性的以基底部为著的蜂窝样病变（实线箭头）和胸膜下网格伴牵拉性支气管扩张。B. NSIP：相对对称的胸膜下磨玻璃影及相邻的胸膜下间隙（箭头）。C. 机化性肺炎：双侧中下肺，肺外带及沿支气管血管束分布的实变影（虚线箭头）。D. LIP：散在的薄壁囊腔（双箭头）和磨玻璃影

## 4. 临床表现

尽管 ILD 通常在 RA 发病早期诊断[14]，但它可以发生于 RA 病程的任何时期，既可在长病程的 RA 患者中出现，甚至也可以发生在关节症状出现之前[15, 16, 57, 58]。尽管功能受损可能掩盖症状，但 RA-ILD 患者常出现呼吸困难（最为常见）、运动受限和（或）干咳等非特异性症状[16, 17, 24, 59]。较少见的症状包括胸痛、喘息和咳痰[60]。肺功能检查（PFT）异常的患者

更有可能出现临床症状[60]。

如前所述，在无肺部症状的RA患者中，高达44%的患者可在HRCT上出现亚临床ILD或ILA[28-30]。这些患者与无ILA患者比，第1秒用力呼气量（$FEV_1$）和FVC占预计值的百分比更低[34]。有数据表明，ILA在一部分患者中随着时间的推移而进展[28, 29, 31]；然而，亚临床ILD在RA中的临床意义仍有待确定。

### 5. 评估和诊断

RA患者出现其他原因无法解释的呼吸道症状，或接受ILD评估的患者出现关节症状时，均应警惕RA-ILD的发生，尤其是存在危险因素时。对于确诊的RA患者，还应注意鉴别其他类型的RA肺病，以及药物毒性和机会性感染。

对疑诊RA-ILD患者的初始评估应包括完整的病史和体格检查、HRCT和PFT。患者可报告非特异性呼吸道症状，如呼吸困难、咳嗽、喘息或胸膜性胸痛[16, 24, 56, 59, 60]，体格检查可发现啰音、杵状指、喘息或右心衰竭的相关体征[23, 29]。HRCT对于评估放射学受累模式及其严重程度至关重要。在上述疾病模式中，最常见的影像学异常包括磨玻璃影、蜂窝和网格状[47, 61]。PFT可用于评估RA-ILD生理学的严重程度并有助于监测疾病活动。高达30%RA患者PFT异常，通常表现为限制性通气功能障碍和（或）DLCO降低[24, 34, 60]。

其他诊断性研究很少用于评估RA-ILD。支气管镜检查和支气管肺泡灌洗除了在临床怀疑时用于排除感染外几乎没有价值[62]。外科肺活检也很少有指征，因为组织病理学模式的鉴定目前不是诊断和治疗RA-ILD流程的一部分[17]。尽管如此，当肺部疾病病因不明时，需进行活检。目前尚未鉴定出对RA-ILD疾病活动或进展较敏感或特异的生物标志物；然而，除了已知的人口统计学和血清学变量包括MMP7、SP-D和PARC外，正在研究的新兴生物标志物也可能提高对RA-ILD发生和潜在进展的评估及预测能力[40]。

### 6. 治疗和疾病监测

RA治疗在过去的几十年中发生了巨大的变化，这是由于引入新的分类标准来识别疾病早期患者，并扩大了疾病管理的治疗选择。尽管报道了许多药物为RA-ILD的潜在治疗药物，但没有大规模的随机对照试验（randomized controlled trial，RCT）来辅助指导治疗。许多RA-ILD治疗的推荐意见是从其他CTD相关ILD的研究中推断而来的，如SSc-ILD。总体来说，RA-ILD的治疗包括支持措施和针对可能导致其炎症过程的抗炎治疗。对于病情较轻或有药物治疗禁忌证的患者，建议给予支持治疗。该策略包括应在每位RA-ILD患者的护理中实施非药物措施，包括戒烟、按指征氧疗、适龄的肺炎和流感疫苗接种、教育、运动康复和严重免疫抑制患者肺孢子菌肺炎的预防[63]。对于中或重度患者，尽管前瞻性试验证据尚缺乏，仍可以考虑谨慎加用免疫抑制治疗。可预测治疗反应的特征包括非UIP组织病理学模式、年龄较小、症状恶化、PFT或过去3～6个月的HRCT结果[63-65]。

当放射学或组织病理学模式更多地提示炎症过程，如NSIP、LIP或机化性肺炎时，糖皮质激素常被用作稳定和改善RA-ILD病程的一线治疗[63]。免疫抑制治疗UIP可能有弊端，因为它可能以剂量依赖性的方式增加患者对严重感染的敏感性[66, 67]。PANTHER试验证明了这一点，在该试验中，与安慰剂相比，用泼尼松、N-乙酰半胱氨酸和硫唑嘌呤联合治疗与IPF患者的死亡率、住院率和严重不良事件的增加相关[68]。尽管不可否认，这一试验并非针对CTD中的UIP，但该试验结果引起了对伴有UIP的RA患者使用这些药物的关注。

吗替麦考酚酯（MMF）已被用于治疗SSc和其他CTD相关ILD，大部分证据来自一项大规模前瞻性研究、小规模前瞻性病例系列和回顾性综述[69-71]。在一项MMF治疗CTD-ILD的研究中，纳入了18例RA-ILD患者，MMF与FVC和DLCO的中度改善及泼尼松剂量减少有关[71]；然而，值得注意的是，MMF对活动性关节病变无效，需要同时使用可能限制其耐受性的其他免疫抑制剂。环磷酰胺（cyclophosphamide，CYC）通常作为二线药物用于治疗对激素无反应的ILD，尽管尚无CYC治疗RA-ILD的RCT研究，但有证据显示，环磷酰胺治疗早期SSc-ILD可获中等收益；而此前的荟萃分析则得出环磷酰胺治疗12个月后患者肺功能并无改善的结论[72, 73]。因此，不建议轻/中度或稳定型RA-ILD使用。环孢素和其他钙调磷酸酶抑制剂治疗RA-ILD的经验有限，因其安全性较差且缺乏对关节病变的疗效证据，目前不推荐使用[74, 75]。

尽管有小样本病例系列/报告和一项利妥昔单抗治疗RA-ILD的前瞻性研究，但支持使用生物制剂治疗RA-ILD的数据仍然有限[76-78]。虽然利妥昔单抗可能在如NSIP或LIP等较重的炎症过程中发挥作用，但其在UIP相关疾病中的作用尚不清楚。早期临床证据表明，T细胞共刺激抑制剂阿巴西普可能是RA-ILD的有效治疗方法[79-81]。一项长达12个月随访的大样本回顾性研究显示，阿巴西普与患者的症状、PFT或HRCT结果稳定或改善有关[81]。尽管这些研究为治疗带来了希望，但无论疾病的严重程度或关节病变的活动性如何，目前的证据不支持所有RA-ILD患者常规采用生物制剂治疗。

尽管长期预后的数据有限，但终末期RA-ILD患者可以考虑肺移植，其1年的生存率与IPF肺移植的患者类似（分别为67%和69%）[82]。

RA-ILD筛查、管理和疗效监测指南的证据质量低或缺乏。许多诊疗模式是借鉴SSc-ILD或IPF的经验[83]。这里提供了一个在RA患者中识别高危ILD的建议流程（**图4-2**）。对于存在不能由感染或心脏病等其他原因解释的呼吸困难或咳嗽症状的RA患者，HRCT和PFT（包括动态血氧饱和度）评估潜在的RA-ILD是合理的。对所有RA患者基线期进行ILD筛查的建议是目前正在进行的前瞻性评估的主题。对于伴有已知ILD危险因素的RA患者，PFT的风险评估可能是一种明智且低风险的方法。有吸烟史的患者可能是低剂量CT的合适人选，在CT扫描中，肺癌的监测可以与ILA或ILD的评估相结合（**图4-2**）。有最高进展风险的患者（FVC下降>10%或DLCO下降>15%）应考虑接受治疗，并每3～6个月接受一次连续PFT监测[83]。

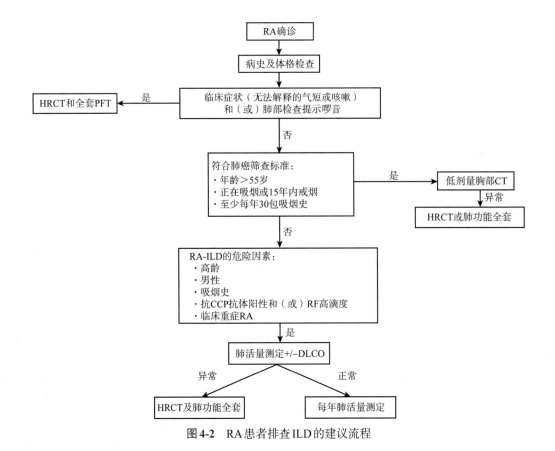

图4-2　RA患者排查ILD的建议流程

# 三、气 道 疾 病

RA以伴有或不伴有气流阻塞的多种形式累及上、下呼吸道,包括环杓关节炎、黏膜水肿、肌炎、血管炎和气道/声带类风湿结节或竹节样小结[84-86]。喉部受累常被低估,可累及超过30%的RA[87],并可能是该病的唯一表现[88]。在一项纳入32例RA患者的病例队列中,通过直接喉镜和HRCT可检测到高达70%受试者的环杓关节(cricoarytenoid joint, CJ)受累[89]。环杓关节炎是由于关节囊内的滑液积聚,发生软骨侵蚀和半脱位,最终可能发展至固定[86]。尽管喉部受累通常在临床上无症状,但患者也可出现癔球症、声音嘶哑、吞咽困难、发音疼痛或困难[86],可被误诊为喉咽反流、环境过敏或气道阻塞所引起的呼吸困难和喘鸣。局部或全身糖皮质激素及非甾体抗炎药已被用于症状较轻的病例,但可能需要手术切除喉结节或喉成形术进行固定。研究还描述了几个需要紧急气管切开术的急性气道阻塞的病例[90,91]。

在下气道中,RA与气道高反应性、小气道病变和支气管扩张有关。由于混杂因素,尤其是吸烟,RA的可归因风险难以确定。在50例不伴ILD的RA患者中,18%有气道阻塞,8%合并小气道病变(定义为肺容积的25%~75%时用力呼气流量减少),在PFT和HRCT检查中提示32%有气体潴留[92]。女性和吸烟者的患病率增加。尽管通常通过PFT诊断气流阻塞，但HRCT尤其是吸气/呼气影像的异常（图4-3）可能早于体检发现[92]。

　　据报道，细支气管病变的患病率差异很大，包括缩窄性闭塞性细支气管炎、滤泡性细支气管炎及少见的弥漫性全细支气管炎。在病理学上，无法区分RA相关细支气管炎与其他病因。在25例患有严重固定气流阻塞的非吸烟者中，支气管壁增厚是最常见的影像学表现，其次是小叶中央型肺气肿、磨玻璃影、马赛克衰减和支气管扩张（图4-3）。在这一研究中，8例患者取得肺活检组织，其中有6例为缩窄性细支气管炎，1例为滤泡性细支气管炎。尽管大多数患者接受口服糖皮质激素治疗，但约一半的患者出现症状进展和急性呼吸衰竭，总体结局不佳[93]。其他免疫调节剂，包括环磷酰胺、硫唑嘌呤、甲氨蝶呤和肿瘤坏死因子（tumor necrosis factor，TNF）-α拮抗剂的使用取得了不同程度的成功[93-95]。尽管疗效不明确，但许多临床医生会尝试用治疗阻塞性肺病的标准治疗方法，如吸入性和全身性糖皮质激素。研究已证实可减缓肺移植后闭塞性细支气管炎患者肺功能下降的阿奇霉素[96]或可改善RA相关细支气管炎症状的红霉素[97]等大环内酯类是细支气管病变治疗的合理选择。

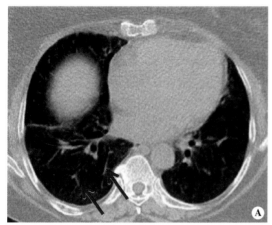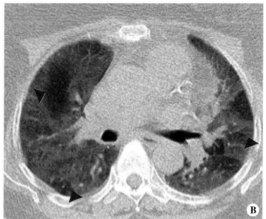

图4-3　RA相关的小气道病变。细支气管炎患者的吸气相（A）和呼气相（B）HRCT影像。实线箭头：支气管扩张。三角箭头：在呼气相上气体滞留和小气道病变的马赛克衰减特征更加显著

　　以支气管相关淋巴组织增生为特征的滤泡性细支气管炎与多种CTD包括RA、干燥综合征和系统性红斑狼疮及免疫缺陷病相关[98]。HRCT除了可显示小气道病变的特征外，还可显示小叶中心和支气管周围结节[99]。在病理上，它与其他淋巴组织增生性疾病（如LIP）有关，且免疫组织化学可以排除恶性肿瘤。当有证据表明气道中有大量淋巴细胞聚集时，治疗可能涉及应用糖皮质激素和某些情况下应用利妥昔单抗[97, 98]。滤泡性细支气管炎的预后通常好于缩窄性细支气管炎。

　　RA患者支气管扩张的发生率高于一般人群，在不伴ILD的RA患者中高达30%[92]；在一系列伴有RA相关性气道阻塞的患者中，40%患有支气管扩张症[93]。虽然无症状，但与特发性支气管扩张症患者相比，伴有支气管扩张症的RA患者支气管扩张的严重程度指数评分和死亡率升高[100, 101]。有趣的是，在一组存在弥漫性支气管扩张的RA患者中，15.4%

的患者 *CFTR* 基因 Δ F508 突变为杂合子[102]。在有症状的患者中，治疗通常由支气管扩张的标准治疗构成，包括支气管扩张剂、黏液清除剂和抗生素等手段。出现支气管扩张可能使增加呼吸道感染风险的 RA 抗炎治疗复杂化。

# 四、胸膜疾病

胸膜增厚和（或）胸腔积液的胸膜炎症状是 RA 的常见关节外表现（**图 4-4A**）。在尸检研究中，超过 70% 的患者存在胸膜受累，但不足 3%～5% 的患者出现症状[103-107]。早期研究中，24% 男性和 16% 女性患者的胸部 X 线片报告了胸膜增厚和（或）胸腔积液[108]。胸腔积液多为单侧，更常见于 35 岁以上出现类风湿结节的男性患者，且与 HLA-B8 相关[103, 109]。如果患者有症状，最常见的主诉是发热和胸膜性胸痛。除非存在实质疾病，否则咳嗽并不常见。

典型"类风湿性胸腔积液"的描述是低 pH（＜7.3）、低葡萄糖（＜60mg/dL）及高乳酸脱氢酶（＞700IU/L）的无菌性渗出液[103, 104]。在慢性胸膜炎时，由于积液中存在胆固醇结晶，可呈现"假乳糜状"，这与真正的乳糜胸存在很大不同，因为此类胸腔积液中并没有甘油三酯和（或）乳糜微粒[103]。RF 常呈阳性。白细胞总数及分类变异性较大，但更常见的是以淋巴细胞为主；然而，也有报道以中性粒细胞和嗜酸性粒细胞为主的细胞计数[110]。

对于卧位成像上出现超过 1cm 胸腔积液的患者，都应进行胸腔穿刺术。由于低 pH、低葡萄糖和乳酸脱氢酶升高也是脓胸的典型特征，因此必须注意排除感染、结核性和类似类风湿性积液的恶性积液。很少有胸膜活检的指征，但应在诊断不明时进行。

大多数积液随着 RA 的基础治疗而消退。如果积液很少且无症状，则不需要治疗；然而，长期的胸膜炎会导致肺生理功能受限[103, 111]。

# 五、肺部类风湿结节

类风湿结节主要发生在关节周围的皮下组织，但也可发生在上呼吸道、肺（**图 4-4B**）、心脏，极少数可发生在巩膜[84, 112-114]。病理学上，在栅栏状病灶内其由产生类似滑膜促炎性细胞因子的巨细胞坏死性病变构成[115, 116]。结节的出现与 RA 病情严重程度及血管炎、住院和死亡的风险升高相关[117-119]。尽管不同研究的患病率差异很大[120]，但在一项纳入 40 例 RA 患者的开胸肺活检研究中发现，32% 的患者有类风湿结节[113]。在肺内，类风湿结节常发生于胸膜下和叶间裂[121]，大小从几毫米到超过 7cm 不等[122]。需注意鉴别感染，尤其是真菌和分枝杆菌感染及恶性肿瘤。尽管大多数肺部类风湿结节无症状且不需要治疗，但较大的结节可能形成空洞并导致咯血、胸腔积液、自发性气胸（**图 4-4B**）或支气管胸膜瘘[121]。B 细胞疗法如利妥昔单抗可使肺类风湿结节减小及其数量减少[123]。包括甲氨蝶呤和 TNF-α 抑制剂在内的改善病情抗风湿药（disease-modifying antirheumatic drug，DMARD）与肺结节增多有关，但尚不清楚是否应因此停止这些治疗[124, 125]。

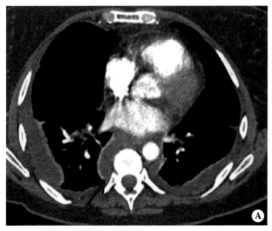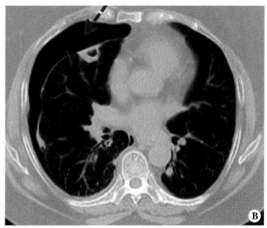

图4-4　RA相关胸膜病变。A. 双侧胸膜增厚和过度强化（实线箭头）伴包裹性胸腔积液，提示胸膜炎。B. 坏死性空洞结节（三角箭头）导致自发性气胸（虚线箭头）

1953年首次描述了在患有RA的煤矿工人的大样本队列中出现多发的以外周为主的肺结节，后来称之为Caplan综合征；此后这一概念扩展到包括暴露于其他无机粉尘，尤其是二氧化硅的患者，因此类风湿尘肺这一术语也在使用。有暴露史的受试者在关节炎发生前10年以上可检测到肺结节[126]。从放射学角度看，结节往往会迅速形成并持续多年，大约10%的患者会出现空洞或钙化[127]。RA和粉尘暴露之间的因果关系尚未确定，但有学者假设，暴露于外来粒子会导致慢性免疫活动，进一步促进自身抗体的形成。事实上，即使没有明确的自身免疫病的诊断，尘肺也与免疫复合物增加和RF阳性有关[127, 128]。

## 六、肺血管病变

RA可并发肺血管疾病，但是一种罕见的表现。RA肺动脉高压可作为原发性动脉型肺动脉高压，是由于经常发生的系统性血管炎伴随症状而发生的潜在肺血管炎，或继发于严重的肺实质疾病。通过横断面超声心动图（超声心动图上定义为肺动脉收缩压≥30mmHg）预估RA中无症状、孤立性肺动脉高压的患病率达21%～28%，显著高于年龄匹配的对照人群[129-132]。这一发现尤其适用于老年、病程较长和存在关节畸形的患者[130, 131]。然而，由于缺乏右心导管插入术来确认影像观察的结果及对右侧压力异常的宽泛定义，超声心动图的研究受到限制，假阳性率和报告的患病率增加。即使在控制了年龄、性别、合并症和近期住院等其他风险因素后，RA患者发生静脉血栓栓塞的风险也略有增加[133, 134]。在中国台湾的一项研究中，与年龄匹配的健康对照相比，RA患者的静脉血栓形成和肺栓塞风险分别增加了约3.5倍和2倍[133]。

## 七、药物诱导肺毒性

当RA患者出现新的呼吸道症状、HRCT新发现或ILD意外恶化时，应考虑药物引起的肺部疾病。除了增加感染风险外，几乎所有的DMARD和生物疗法都与肺毒性有关[135]。药物引起RA肺部疾病的发病率尚不明确，尽管一项系统评价报道其总体风险相对较低，约为1%，但死亡率较高[136]。其通常采用排除性诊断，经验性停药是一个重要的诊断步骤，因为非感染性药物相关肺毒性往往会在停药后好转；如果病情严重，则使用糖皮质激素治疗。其他诊断手段包括实验室检测（如全血细胞计数与分类、脑钠肽、C反应蛋白、培养和血清学检测）、影像学检查、PFT和支气管镜检查。因为药物诱导的肺毒性缺乏特异性的病理表现，很少用肺活检确定诊断[137]。鉴别诊断包括类风湿相关的肺部受累、感染和心力衰竭。由于这些临床综合征存在严重重叠，可能很难区分。

### 1. 甲氨蝶呤

甲氨蝶呤（methotrexate，MTX）是治疗RA最常用的DMARD。间质性肺炎是最常见的非感染性肺部并发症，但在RA患者中是罕见的不良事件。然而，由于诊断的不确定性和金标准的缺乏，其发病率难以确定。在长达3年的随访中，接受MTX治疗的RA患者肺炎发病率估计为0.43%～1%；然而，据报道，其死亡率高达17%[138-140]。有研究者认为MTX肺炎是一种独特的超敏反应，通常发生在MTX治疗过程的早期（在第一年内）[141]，在停药和使用糖皮质激素后可缓解[142]。其他采用MTX治疗的疾病如银屑病关节炎中也有报道[143]。尚不清楚预先存在的RA-ILD是否会增加MTX肺炎的风险，因为一些研究发现风险增加了7.5倍[144,145]，而其他研究则提示并无关联[146,147]。目前没有确凿的证据表明，MTX治疗未发生肺炎的RA-ILD患者出现肺部疾病进展[140,148]。MTX治疗可发生类风湿性肺结节病、哮喘或空气潴留，但尚不清楚这些表现是否与药物有关，或是否与基础RA有关[140]。鉴于数据显示，MTX治疗可明确降低RA总体的死亡率[149]，在患有潜在肺部疾病的RA患者中，使用或停用MTX的决定可能很困难。尽管如此，在关节疾病稳定和全身炎症得到控制的情况下，继续使用MTX是合理的。

### 2. 生物制剂 / 合成改善病情抗风湿药

TNF-α抑制剂、阿那白滞素、利妥昔单抗、阿巴西普和现在的Janus激酶抑制剂可改善RA患者的症状、关节病变和可能的肺部病变[150]；然而，也有罕见关于生物制剂导致ILD新发或恶化的药物肺毒性的病例报道[83,151]。一项系统综述估计，使用生物制剂的RA患者发生药物诱导性ILD的总体风险为1%[136]。关于抗TNF-α治疗诱导的ILD的发病率和死亡率的数据是相互矛盾的，并且最常与英夫利昔单抗相关[136,152,153]。然而，一项关于TNF-α抑制剂上市后监测的研究未能发现，与其他生物制剂相比，ILD或其相关并发症的风险有任何显著差异[80]。也有研究显示，TNF-α抑制剂和阿那白滞素（而非阿巴西普）可诱发药物诱导的ILD，且已有ILD或65岁及以上的患者更为常见[154,155]。只有少数ILD患者使用了利妥昔单抗治疗RA[78,156]。这些药物中的部分还与肉芽肿性肺病和严重感染的风险增加有关，尤其是TNF-α抑制剂[125,157]。尽管发生率低，但接受生物治疗的RA患者出现新的或恶化的咳嗽、呼吸困难或影像学异常时，应提醒医生注意药物诱导ILD的可能。

### 3. 柳氮磺吡啶

柳氮磺吡啶可导致间质性肺炎，近一半的受累患者表现为肺部嗜酸性粒细胞浸润和外周血嗜酸性粒细胞增多[136, 158]，尽管有呼吸衰竭和死亡的报道，但停药后通常出现临床改善。与柳氮磺吡啶相关的其他肺部异常包括NSIP、机化性肺炎、肉芽肿性病变、闭塞性细支气管炎和胸腔积液[158-160]。

# 八、新兴的诊断方式和治疗手段

我们对RA肺部并发症尤其是RA-ILD的理解，仍然受到有关疾病自然史有限的数据和不完善的诊断工具的阻碍，这些诊断工具不够精确，无法确定疾病进展风险最大的患者。然而，新兴的生物标志物、基因组学和计算机生成量化CT评估及其他新技术有望提供更好的工具来识别高危患者，从而确定治疗和临床试验的候选对象[161, 162]。

目前尚无关于RA肺部疾病筛查的正式推荐意见。鉴于可能出现的潜在治疗选择，通过基线生理测试或在对高危患者进行CT肺癌筛查时，对ILD进行早期评估以识别RA相关的ILD或早期气道变化是合理的（**图4-2**）[13]。在治疗方面，尽管尚不清楚这些方法是否同样适用于RA-ILD，但通过作用于多种已知的导致纤维化的途径来减缓纤维化发展的工作正应用于IPF的临床试验中，并可能为RA相关疾病治疗带来希望。截至本章写作时，在RA和其他CTD-ILD中使用经美国食品药品监督管理局（FDA）批准的抗纤维化疗法的2项临床试验正在进行。对RA机制的新见解，包括IL-17等特定细胞因子的作用，可能表明在关节疾病发展中的重要机制也在肺部疾病和纤维化中发挥作用[163]。总而言之，我们对RA肺部疾病及其治疗的理解正处于探索和潜在治疗的转折点，应使肺部健康成为RA患者护理的重中之重。

（杨 月 译 苏 茵 审校）

## 参 考 文 献

1. Firestein GS. Evolving concepts of rheumatoid arthritis. Nature 2003; 423(6937): 356-61.

2. Gabriel SE, Crowson CS, O'Fallon WM. The epidemiology of rheumatoid arthritis in Rochester, Minnesota, 1955-1985. Arthritis Rheum 1999; 42(3): 415-20.

3. Birnbaum H, Pike C, Kaufman R, et al. Societal cost of rheumatoid arthritis patients in the US. Curr Med Res Opin 2010; 26(1): 77-90.

4. Cross M, Smith E, Hoy D, et al. The global burden of rheumatoid arthritis: estimates from the global burden of disease 2010 study. Ann Rheum Dis 2014; 73(7): 1316-22.

5. Myasoedova E, Crowson CS, Kremers HM, et al. Is the incidence of rheumatoid arthritis rising? Results from Olmsted County, Minnesota, 1955-2007. Arthritis Rheum 2010; 62(6): 1576-82.

6. Turesson C, O'Fallon WM, Crowson CS, et al. Extra-articular disease manifestations in rheumatoid arthritis: incidence trends and risk factors over 46 years. Ann Rheum Dis 2003; 62(8): 722-7.

7. Cortet B, Perez T, Roux N, et al. Pulmonary function tests and high resolution computed tomography of the

lungs in patients with rheumatoid arthritis. Ann Rheum Dis 1997; 56(10): 596-600.

8. Bilgici A, Ulusoy H, Kuru O, et al. Pulmonary involvement in rheumatoid arthritis. Rheumatol Int 2005; 25(6): 429-35.

9. Demir R, Bodur H, Tokoglu F, et al. High resolution computed tomography of the lungs in patients with rheumatoid arthritis. Rheumatol Int 1999; 19(1-2): 19-22.

10. Kanat F, Levendoglu F, Teke T. Radiological and functional assessment of pulmonary involvement in the rheumatoid arthritis patients. Rheumatol Int 2007; 27(5): 459-66.

11. Brown KK. Rheumatoid lung disease. Proc Am Thorac Soc 2007; 4(5): 443-8.

12. Yunt ZX, Solomon JJ. Lung disease in rheumatoid arthritis. Rheum Dis Clin North Am 2015; 41(2): 225-36.

13. Demoruelle MK, Weisman MH, Simonian PL, et al. Brief report: airways abnormalities and rheumatoid arthritis-related autoantibodies in subjects without arthritis: early injury or initiating site of autoimmunity? Arthritis Rheum 2012; 64(6): 1756-61.

14. Wilsher M, Voight L, Milne D, et al. Prevalence of airway and parenchymal abnormalities in newly diagnosed rheumatoid arthritis. Respir Med 2012; 106(10): 1441-6.

15. Fischer A, Solomon JJ, du Bois RM, et al. Lung disease with anti-CCP antibodies but not rheumatoid arthritis or connective tissue disease. Respir Med 2012; 106(7): 1040-7.

16. Gizinski AM, Mascolo M, Loucks JL, et al. Rheumatoid arthritis (RA)-specific autoantibodies in patients with interstitial lung disease and absence of clinically apparent articular RA. Clin Rheumatol 2009; 28(5): 611-3.

17. Hamblin MJ, Horton MR. Rheumatoid arthritis-associated interstitial lung disease: diagnostic dilemma. Pulm Med 2011; 2011: 872120.

18. Saag KG, Teng GG, Patkar NM, et al. American College of Rheumatology 2008 recommendations for the use of nonbiologic and biologic disease-modifying antirheumatic drugs in rheumatoid arthritis. Arthritis Rheum 2008; 59(6): 762-84.

19. Myasoedova E, Crowson CS, Turesson C, et al. Incidence of extraarticular rheumatoid arthritis in Olmsted County, Minnesota, in 1995-2007 versus 1985-1994: a population-based study. J Rheumatol 2011; 38(6): 983-9.

20. Koduri G, Norton S, Young A, et al. Interstitial lung disease has a poor prognosis in rheumatoid arthritis: results from an inception cohort. Rheumatology (Oxford) 2010; 49(8): 1483-9.

21. Turesson C, O'Fallon WM, Crowson CS, et al. Occurrence of extraarticular disease manifestations is associated with excess mortality in a community based cohort of patients with rheumatoid arthritis. J Rheumatol 2002; 29(1): 62-7.

22. Bongartz T, Nannini C, Medina-Velasquez YF, et al. Incidence and mortality of interstitial lung disease in rheumatoid arthritis: a population-based study. Arthritis Rheum 2010; 62(6): 1583-91.

23. Dawson JK, Fewins HE, Desmond J, et al. Fibrosing alveolitis in patients with rheumatoid arthritis as assessed by high resolution computed tomography, chest radiography, and pulmonary function tests. Thorax 2001; 56(8): 622-7.

24. Saag KG, Kolluri S, Koehnke RK, et al. Rheumatoid arthritis lung disease. Determinants of radiographic and physiologic abnormalities. Arthritis Rheum 1996; 39(10): 1711-9.

25. Olson AL, Swigris JJ, Sprunger DB, et al. Rheumatoid arthritis-interstitial lung disease-associated mortality. Am J Respir Crit Care Med 2011; 183(3): 372-8.

26. Raimundo K, Solomon JJ, Olson AL, et al. Rheumatoid arthritis-interstitial lung disease in the United States: prevalence, incidence, and healthcare costs and mortality. J Rheumatol 2019; 46(2): 218.

27. Padley SP, Hansell DM, Flower CD, et al. Comparative accuracy of high resolution computed tomography and chest radiography in the diagnosis of chronic diffuse infiltrative lung disease. Clin Radiol 1991; 44(4): 222-6.

28. Gabbay E, Tarala R, Will R, et al. Interstitial lung disease in recent onset rheumatoid arthritis. Am J Respir Crit Care Med 1997; 156(2 Pt 1): 528-35.

29. Gochuico BR, Avila NA, Chow CK, et al. Progressive preclinical interstitial lung disease in rheumatoid arthritis. Arch Intern Med 2008; 168(2): 159-66.

30. Chen J, Shi Y, Wang X, et al. Asymptomatic preclinical rheumatoid arthritis-associated interstitial lung disease. Clin Dev Immunol 2013; 2013: 406927.

31. Dawson JK, Fewins HE, Desmond J, et al. Predictors of progression of HRCT diagnosed fibrosing alveolitis in patients with rheumatoid arthritis. Ann Rheum Dis 2002; 61(6): 517-21.

32. Assayag D, Elicker BM, Urbania TH, et al. Rheumatoid arthritis-associated interstitial lung disease: radiologic identification of usual interstitial pneumonia pattern. Radiology 2014; 270(2): 583-8.

33. Kelly CA, Saravanan V, Nisar M, et al. Rheumatoid arthritis-related interstitial lung disease: associations, prognostic factors and physiological and radiological characteristics-a large multicentre UK study. Rheumatology (Oxford) 2014; 53(9): 1676-82.

34. Doyle TJ, Dellaripa PF, Batra K, et al. Functional impact of a spectrum of interstitial lung abnormalities in rheumatoid arthritis. Chest 2014; 146(1): 41-50.

35. Esposito DB, Lanes S, Donneyong M, et al. Idiopathic pulmonary fibrosis in United States automated claims. Incidence, prevalence, and algorithm validation. Am J Respir Crit Care Med 2015; 192(10): 1200-7.

36. Turesson C. Extra-articular rheumatoid arthritis. Curr Opin Rheumatol 2013; 25(3): 360-6.

37. Bergstrom U, Jacobsson LT, Nilsson JA, et al. Pulmonary dysfunction, smoking, socioeconomic status and the risk of developing rheumatoid arthritis. Rheumatology (Oxford) 2011; 50(11): 2005-13.

38. Hassan WU, Keaney NP, Holland CD, et al. High resolution computed tomography of the lung in lifelong non-smoking patients with rheumatoid arthritis. Ann Rheum Dis 1995; 54(4): 308-10.

39. Solomon JJ, Chung JH, Cosgrove GP, et al. Predictors of mortality in rheumatoid arthritis-associated interstitial lung disease. Eur Respir J 2016; 47(2): 588-96.

40. Doyle TJ, Patel AS, Hatabu H, et al. Detection of rheumatoid arthritis-interstitial lung disease is enhanced by serum biomarkers. Am J Respir Crit Care Med 2015; 191(12): 1403-12.

41. Mori S, Koga Y, Sugimoto M. Different risk factors between interstitial lung disease and airway disease in rheumatoid arthritis. Respir Med 2012; 106(11): 1591-9.

42. Giles JT, Danoff SK, Sokolove J, et al. Association of fine specificity and repertoire expansion of anticitrullinated peptide antibodies with rheumatoid arthritis associated interstitial lung disease. Ann Rheum Dis 2014; 73(8): 1487-94.

43. Juge PA, Borie R, Kannengiesser C, et al. Shared genetic predisposition in rheumatoid arthritis-interstitial lung disease and familial pulmonary fibrosis. Eur Respir J 2017; 49(5) [pii: 1602314].

44. Seibold MA, Wise AL, Speer MC, et al. A common MUC5B promoter polymorphism and pulmonary fibrosis. N Engl J Med 2011; 364(16): 1503-12.

45. American Thoracic Society, European Respiratory Society. American Thoracic Society/European Respiratory Society International Multidisciplinary consensus classification of the idiopathic interstitial pneumonias. This joint statement of the American Thoracic Society (ATS), and the European Respiratory Society (ERS) was adopted by the ATS board of directors, June 2001 and by the ERS Executive Committee, June 2001. Am J Respir Crit Care Med 2002; 165(2): 277-304.

46. Raghu G, Collard HR, Egan JJ, et al. An official ATS/ERS/JRS/ALAT statement: idiopathic pulmonary fibrosis: evidence-based guidelines for diagnosis and management. Am J Respir Crit Care Med 2011; 183(6): 788-824.

47. Tanaka N, Kim JS, Newell JD, et al. Rheumatoid arthritis-related lung diseases: CT findings. Radiology 2004; 232(1): 81-91.

48. Lee HK, Kim DS, Yoo B, et al. Histopathologic pattern and clinical features of rheumatoid arthritis-associated interstitial lung disease. Chest 2005; 127(6): 2019-27.

49. Solomon JJ, Ryu JH, Tazelaar HD, et al. Fibrosing interstitial pneumonia predicts survival in patients with rheumatoid arthritis-associated interstitial lung disease (RA-ILD). Respir Med 2013; 107(8): 1247-52.

50. Swensen SJ, Aughenbaugh GL, Myers JL. Diffuse lung disease: diagnostic accuracy of CT in patients undergoing surgical biopsy of the lung. Radiology 1997; 205(1): 229-34.

51. Raghu G, Mageto YN, Lockhart D, et al. The accuracy of the clinical diagnosis of new-onset idiopathic pulmonary fibrosis and other interstitial lung disease: a prospective study. Chest 1999; 116(5): 1168-74.

52. Hunninghake GW, Zimmerman MB, Schwartz DA, et al. Utility of a lung biopsy for the diagnosis of idiopathic pulmonary fibrosis. Am J Respir Crit Care Med 2001; 164(2): 193-6.

53. Mathieson JR, Mayo JR, Staples CA, et al. Chronic diffuse infiltrative lung disease: comparison of diagnostic accuracy of CT and chest radiography. Radiology 1989; 171(1): 111-6.

54. Assayag D, Lee JS, King TE Jr. Rheumatoid arthritis associated interstitial lung disease: a review. Medicina (B Aires) 2014; 74(2): 158-65.

55. Kim EJ, Elicker BM, Maldonado F, et al. Usual interstitial pneumonia in rheumatoid arthritis-associated interstitial lung disease. Eur Respir J 2010; 35(6): 1322-8.

56. Nurmi HM, Purokivi MK, Karkkainen MS, et al. Variable course of disease of rheumatoid arthritis-associated usual interstitial pneumonia compared to other subtypes. BMC Pulm Med 2016; 16(1): 107.

57. Mori S, Cho I, Koga Y, et al. A simultaneous onset of organizing pneumonia and rheumatoid arthritis, along with a review of the literature. Mod Rheumatol 2008; 18(1): 60-6.

58. Brannan HM, Good CA, Divertie MB, et al. Pulmonary disease associated with rheumatoid arthritis. JAMA 1964; 189: 914-8.

59. Mohd Noor N, Mohd Shahrir MS, Shahid MS, et al. Clinical and high resolution computed tomography characteristics of patients with rheumatoid arthritis lung disease. Int J Rheum Dis 2009; 12(2): 136-44.

60. Pappas DA, Giles JT, Connors G, et al. Respiratory symptoms and disease characteristics as predictors of pulmonary function abnormalities in patients with rheumatoid arthritis: an observational cohort study. Arthritis Res Ther 2010; 12(3): R104.

61. Skare TL, Nakano I, Escuissiato DL, et al. Pulmonary changes on high-resolution computed tomography of patients with rheumatoid arthritis and their association with clinical, demographic, serological and therapeutic variables. Rev Bras Reumatol 2011; 51(4): 325-30, 336-337.

62. Biederer J, Schnabel A, Muhle C, et al. Correlation between HRCT findings, pulmonary function tests and bronchoalveolar lavage cytology in interstitial lung disease associated with rheumatoid arthritis. Eur Radiol 2004; 14(2): 272-80.

63. Krause ML, Zamora AC, Vassallo R, et al. The lung disease of rheumatoid arthritis. Curr Respir Med Rev 2015; 11(2): 119-29.

64. Lake F, Proudman S. Rheumatoid arthritis and lung disease: from mechanisms to a practical approach. Semin Respir Crit Care Med 2014; 35(2): 222-38.

65. Raghu G, Rochwerg B, Zhang Y, et al. An official ATS/ERS/JRS/ALAT clinical practice guideline: treatment of idiopathic pulmonary fibrosis. An update of the 2011 clinical practice guideline. Am J Respir Crit Care Med 2015; 192(2): e3-19.

66. Zamora-Legoff JA, Krause ML, Crowson CS, et al. Risk of serious infection in patients with rheumatoid

arthritis-associated interstitial lung disease. Clin Rheumatol 2016; 35(10): 2585-9.

67. Dixon WG, Abrahamowicz M, Beauchamp ME, et al. Immediate and delayed impact of oral glucocorticoid therapy on risk of serious infection in older patients with rheumatoid arthritis: a nested case-control analysis. Ann Rheum Dis 2012; 71(7): 1128-33.

68. Idiopathic Pulmonary Fibrosis Clinical Research Network, Raghu G, Anstrom KJ, King TE Jr, et al. Prednisone, azathioprine, and N-acetylcysteine for pulmonary fibrosis. N Engl J Med 2012; 366(21): 1968-77.

69. Mendoza FA, Nagle SJ, Lee JB, et al. A prospective observational study of mycophenolate mofetil treatment in progressive diffuse cutaneous systemic sclerosis of recent onset. J Rheumatol 2012; 39(6): 1241-7.

70. Shenoy PD, Bavaliya M, Sashidharan S, et al. Cyclophosphamide versus mycophenolate mofetil in scleroderma interstitial lung disease (SSc-ILD) as induction therapy: a single-centre, retrospective analysis. Arthritis Res Ther 2016; 18(1): 123.

71. Fischer A, Brown KK, Du Bois RM, et al. Mycophenolate mofetil improves lung function in connective tissue disease-associated interstitial lung disease. J Rheumatol 2013; 40(5): 640-6.

72. Nannini C, West CP, Erwin PJ, et al. Effects of cyclophosphamide on pulmonary function in patients with scleroderma and interstitial lung disease: a systematic review and meta-analysis of randomized controlled trials and observational prospective cohort studies. Arthritis Res Ther 2008; 10(5): R124.

73. Tashkin DP, Elashoff R, Clements PJ, et al. Cyclophosphamide versus placebo in scleroderma lung disease. N Engl J Med 2006; 354(25): 2655-66.

74. Ogawa D, Hashimoto H, Wada J, et al. Successful use of cyclosporin A for the treatment of acute interstitial pneumonitis associated with rheumatoid arthritis. Rheumatology (Oxford) 2000; 39(12): 1422-4.

75. Chang HK, Park W, Ryu DS. Successful treatment of progressive rheumatoid interstitial lung disease with cyclosporine: a case report. J Korean Med Sci 2002; 17(2): 270-3.

76. Eissa K, Palomino J. B-cell depletion salvage therapy in rapidly progressive dermatomyositis related interstitial lung disease. J La State Med Soc 2016; 168(3): 99-100.

77. Keir GJ, Maher TM, Hansell DM, et al. Severe interstitial lung disease in connective tissue disease: rituximab as rescue therapy. Eur Respir J 2012; 40(3): 641-8.

78. Matteson EL, Bongartz T, Ryu JH, et al. Open-label, pilot study of the safety and clinical effects of rituximab in patients with rheumatoid arthritis associated interstitial pneumonia. Open J Rheumatol Autoimmune Dis 2012; 2: 53-8.

79. Mera-Varela A, Perez-Pampin E. Abatacept therapy in rheumatoid arthritis with interstitial lung disease. J Clin Rheumatol 2014; 20(8): 445-6.

80. Curtis JR, Sarsour K, Napalkov P, et al. Incidence and complications of interstitial lung disease in users of tocilizumab, rituximab, abatacept and anti-tumor necrosis factor alpha agents, a retrospective cohort study. Arthritis Res Ther 2015; 17: 319.

81. Fernandez-Diaz C, Loricera J, Castaneda S, et al. Abatacept in patients with rheumatoid arthritis and interstitial lung disease: a national multicenter study of 63 patients. Semin Arthritis Rheum 2018; 48(1): 22-7.

82. Yazdani A, Singer LG, Strand V, et al. Survival and quality of life in rheumatoid arthritis-associated interstitial lung disease after lung transplantation. J Heart Lung Transplant 2014; 33(5): 514-20.

83. Jani M, Hirani N, Matteson EL, et al. The safety of biologic therapies in RA-associated interstitial lung disease. Nat Rev Rheumatol 2014; 10(5): 284-94.

84. Friedman BA. Rheumatoid nodules of the larynx. Arch Otolaryngol 1975; 101(6): 361-3.

85. Webb J, Payne WH. Rheumatoid nodules of the vocal folds. Ann Rheum Dis 1972; 31(2): 122-5.

86. Hamdan AL, Sarieddine D. Laryngeal manifestations of rheumatoid arthritis. Autoimmune Dis 2013; 2013: 103081.

87. Lawry GV, Finerman ML, Hanafee WN, et al. Laryngeal involvement in rheumatoid arthritis. A clinical, laryngoscopic, and computerized tomographic study. Arthritis Rheum 1984; 27(8): 873-82.

88. Guerra LG, Lau KY, Marwah R. Upper airway obstruction as the sole manifestation of rheumatoid arthritis. J Rheumatol 1992; 19(6): 974-6.

89. Brazeau-Lamontagne L, Charlin B, Levesque RY, et al. Cricoarytenoiditis: CT assessment in rheumatoid arthritis. Radiology 1986; 158(2): 463-6.

90. Chen JJ, Branstetter BF, Myers EN. Cricoarytenoid rheumatoid arthritis: an important consideration in aggressive lesions of the larynx. AJNR Am J Neuroradiol 2005; 26(4): 970-2.

91. Erb N, Pace AV, Delamere JP, et al. Control of unremitting rheumatoid arthritis by the prolactin antagonist cabergoline. Rheumatology (Oxford) 2001; 40(2): 237-9.

92. Perez T, Remy-Jardin M, Cortet B. Airways involvement in rheumatoid arthritis: clinical, functional, and HRCT findings. Am J Respir Crit Care Med 1998; 157(5 Pt 1): 1658-65.

93. Devouassoux G, Cottin V, Liote H, et al. Characterisation of severe obliterative bronchiolitis in rheumatoid arthritis. Eur Respir J 2009; 33(5): 1053-61.

94. Pommepuy I, Farny M, Billey T, et al. Bronchiolitis obliterans organizing pneumonia in a patient with rheumatoid arthritis. Rev Rhum Engl Ed 1998; 65(1): 65-7.

95. Cortot AB, Cottin V, Miossec P, et al. Improvement of refractory rheumatoid arthritis-associated constrictive bronchiolitis with etanercept. Respir Med 2005; 99(4): 511-4.

96. Vos R, Vanaudenaerde BM, Verleden SE, et al. Azithromycin in posttransplant bronchiolitis obliterans syndrome. Chest 2011; 139(5): 1246.

97. Hayakawa H, Sato A, Imokawa S, et al. Bronchiolar disease in rheumatoid arthritis. Am J Respir Crit Care Med 1996; 154(5): 1531-6.

98. Tashtoush B, Okafor NC, Ramirez JF, et al. Follicular bronchiolitis: a literature review. J Clin Diagn Res 2015; 9(9): OE01-5.

99. Howling SJ, Hansell DM, Wells AU, et al. Follicular bronchiolitis: thin-section CT and histologic findings. Radiology 1999; 212(3): 637-42.

100. De Soyza A, McDonnell MJ, Goeminne PC, et al. Bronchiectasis rheumatoid overlap syndrome is an independent risk factor for mortality in patients with bronchiectasis: a multicenter cohort study. Chest 2017; 151(6): 1247-54.

101. Swinson DR, Symmons D, Suresh U, et al. Decreased survival in patients with co-existent rheumatoid arthritis and bronchiectasis. Br J Rheumatol 1997; 36(6): 689-91.

102. Puechal X, Fajac I, Bienvenu T, et al. Increased frequency of cystic fibrosis deltaF508 mutation in bronchiectasis associated with rheumatoid arthritis. Eur Respir J 1999; 13(6): 1281-7.

103. Balbir-Gurman A, Yigla M, Nahir AM, et al. Rheumatoid pleural effusion. Semin Arthritis Rheum 2006; 35(6): 368-78.

104. Corcoran JP, Ahmad M, Mukherjee R, et al. Pleuropulmonary complications of rheumatoid arthritis. Respir Care 2014; 59(4): e55-9.

105. Fingerman DL, Andrus FC. Visceral lesions associated with rheumatoid arthritis. Ann Rheum Dis 1943; 3(3): 168-81.

106. Horler AR, Thompson M. The pleural and pulmonary complications of rheumatoid arthritis. Ann Intern Med 1959; 51: 1179-203.

107. Hyland RH, Gordon DA, Broder I, et al. A systematic controlled study of pulmonary abnormalities in rheumatoid arthritis. J Rheumatol 1983; 10(3): 395-405.

108. Jurik AG, Davidsen D, Graudal H. Prevalence of pulmonary involvement in rheumatoid arthritis and its relationship to some characteristics of the patients. A radiological and clinical study. Scand J Rheumatol 1982; 11(4): 217-24.

109. Hakala M, Tiilikainen A, Hameenkorpi R, et al. Rheumatoid arthritis with pleural effusion includes a subgroup with autoimmune features and HLA-B8, Dw3 association. Scand J Rheumatol 1986; 15(3): 290-6.

110. Avnon LS, Abu-Shakra M, Flusser D, et al. Pleural effusion associated with rheumatoid arthritis: what cell predominance to anticipate? Rheumatol Int 2007; 27(10): 919-25.

111. Walker WC, Wright V. Rheumatoid pleuritis. Ann Rheum Dis 1967; 26(6): 467-74.

112. Ojeda VJ, Stuckey BG, Owen ET, et al. Cardiac rheumatoid nodules. Med J Aust 1986; 144(2): 92-3.

113. Yousem SA, Colby TV, Carrington CB. Lung biopsy in rheumatoid arthritis. Am Rev Respir Dis 1985; 131(5): 770-7.

114. Lyne AJ, Rosen ES. Still's disease and rheumatoid nodule of the sclera. Br J Ophthalmol 1968; 52(11): 853-6.

115. Patterson JW. Rheumatoid nodule and subcutaneous granuloma annulare. A comparative histologic study. Am J Dermatopathol 1988; 10(1): 1-8.

116. Wikaningrum R, Highton J, Parker A, et al. Pathogenic mechanisms in the rheumatoid nodule: comparison of proinflammatory cytokine production and cell adhesion molecule expression in rheumatoid nodules and synovial membranes from the same patient. Arthritis Rheum 1998; 41(10): 1783-97.

117. Nyhall-Wahlin BM, Turesson C, Jacobsson LT, et al. The presence of rheumatoid nodules at early rheumatoid arthritis diagnosis is a sign of extra-articular disease and predicts radiographic progression of joint destruction over 5 years. Scand J Rheumatol 2011; 40(2): 81-7.

118. Turesson C, McClelland RL, Christianson T, et al. Clustering of extraarticular manifestations in patients with rheumatoid arthritis. J Rheumatol 2008; 35(1): 179-80.

119. Voskuyl AE, Zwinderman AH, Westedt ML, et al. Factors associated with the development of vasculitis in rheumatoid arthritis: results of a case-control study. Ann Rheum Dis 1996; 55(3): 190-2.

120. Walker WC, Wright V. Pulmonary lesions and rheumatoid arthritis. Medicine (Baltimore) 1968; 47(6): 501-20.

121. Chansakul T, Dellaripa PF, Doyle TJ, et al. Intra-thoracic rheumatoid arthritis: imaging spectrum of typical findings and treatment related complications. Eur J Radiol 2015; 84(10): 1981-91.

122. Sargin G, Senturk T. Multiple pulmonary rheumatoid nodules. Reumatologia 2015; 53(5): 276-8.

123. Glace B, Gottenberg JE, Mariette X, et al. Efficacy of rituximab in the treatment of pulmonary rheumatoid nodules: findings in 10 patients from the French AutoImmunity and Rituximab/Rheumatoid Arthritis registry (AIR/PR registry). Ann Rheum Dis 2012; 71(8): 1429-31.

124. Akiyama M, Mawatari T, Nakashima Y, et al. Prevalence of dyslipidemia in Japanese patients with rheumatoid arthritis and effects of atorvastatin treatment. Clin Rheumatol 2015; 34(11): 1867-75.

125. Toussirot E, Berthelot JM, Pertuiset E, et al. Pulmonary nodulosis and aseptic granulomatous lung disease occurring in patients with rheumatoid arthritis receiving tumor necrosis factor-alpha-blocking agent: a case series. J Rheumatol 2009; 36(11): 2421-7.

126. Caplan A. Certain unusual radiological appearances in the chest of coal-miners suffering from rheumatoid arthritis. Thorax 1953; 8(1): 29-37.

127. Schreiber J, Koschel D, Kekow J, et al. Rheumatoid pneumoconiosis (Caplan's syndrome). Eur J Intern Med

2010; 21(3): 168-72.

128. Jones RN, Turner-Warwick M, Ziskind M, et al. High prevalence of antinuclear antibodies in sandblasters' silicosis. Am Rev Respir Dis 1976; 113(3): 393-5.

129. Shahane A. Pulmonary hypertension in rheumatic diseases: epidemiology and pathogenesis. Rheumatol Int 2013; 33(7): 1655-67.

130. Udayakumar N, Venkatesan S, Rajendiran C. Pulmonary hypertension in rheumatoid arthritis-relation with the duration of the disease. Int J Cardiol 2008; 127(3): 410-2.

131. Keser G, Capar I, Aksu K, et al. Pulmonary hypertension in rheumatoid arthritis. Scand J Rheumatol 2004; 33(4): 244-5.

132. Dawson JK, Goodson NG, Graham DR, et al. Raised pulmonary artery pressures measured with Doppler echocardiography in rheumatoid arthritis patients. Rheumatology (Oxford) 2000; 39(12): 1320-5.

133. Chung WS, Peng CL, Lin CL, et al. Rheumatoid arthritis increases the risk of deep vein thrombosis and pulmonary thromboembolism: a nationwide cohort study. Ann Rheum Dis 2014; 73(10): 1774-80.

134. Bacani AK, Gabriel SE, Crowson CS, et al. Noncardiac vascular disease in rheumatoid arthritis: increase in venous thromboembolic events? Arthritis Rheum 2012; 64(1): 53-61.

135. Singh JA, Cameron C, Noorbaloochi S, et al. Risk of serious infection in biological treatment of patients with rheumatoid arthritis: a systematic review and meta-analysis. Lancet 2015; 386(9990): 258-65.

136. Roubille C, Haraoui B. Interstitial lung diseases induced or exacerbated by DMARDS and biologic agents in rheumatoid arthritis: a systematic literature review. Semin Arthritis Rheum 2014; 43(5): 613-26.

137. Flieder DB, Travis WD. Pathologic characteristics of drug-induced lung disease. Clin Chest Med 2004; 25(1): 37-45.

138. Salliot C, van der Heijde D. Long-term safety of methotrexate monotherapy in patients with rheumatoid arthritis: a systematic literature research. Ann Rheum Dis 2009; 68(7): 1100-4.

139. Sathi N, Chikura B, Kaushik VV, et al. How common is methotrexate pneumonitis? A large prospective study investigates. Clin Rheumatol 2012; 31(1): 79-83.

140. Dawson JK, Graham DR, Desmond J, et al. Investigation of the chronic pulmonary effects of low-dose oral methotrexate in patients with rheumatoid arthritis: a prospective study incorporating HRCT scanning and pulmonary function tests. Rheumatology (Oxford) 2002; 41(3): 262-7.

141. Carroll GJ, Thomas R, Phatouros CC, et al. Incidence, prevalence and possible risk factors for pneumonitis in patients with rheumatoid arthritis receiving methotrexate. J Rheumatol 1994; 21(1): 51-4.

142. Imokawa S, Colby TV, Leslie KO, et al. Methotrexate pneumonitis: review of the literature and histopathological findings in nine patients. Eur Respir J 2000; 15(2): 373-81.

143. Ameen M, Taylor DA, Williams IP, et al. Pneumonitis complicating methotrexate therapy for pustular psoriasis. J Eur Acad Dermatol Venereol 2001; 15(3): 247-9.

144. Alarcon GS, Kremer JM, Macaluso M, et al. Risk factors for methotrexate-induced lung injury in patients with rheumatoid arthritis. A multicenter, case-control study. Methotrexate-Lung Study Group. Ann Intern Med 1997; 127(5): 356-64.

145. Saravanan V, Kelly CA. Reducing the risk of methotrexate pneumonitis in rheumatoid arthritis. Rheumatology (Oxford) 2004; 43(2): 143-7.

146. Cottin V, Tebib J, Massonnet B, et al. Pulmonary function in patients receiving long-term low-dose methotrexate. Chest 1996; 109(4): 933-8.

147. Carson CW, Cannon GW, Egger MJ, et al. Pulmonary disease during the treatment of rheumatoid arthritis with low dose pulse methotrexate. Semin Arthritis Rheum 1987; 16(3): 186-95.

148. Rojas-Serrano J, Gonzalez-Velasquez E, Mejia M, et al. Interstitial lung disease related to rheumatoid arthritis: evolution after treatment. Reumatol Clin 2012; 8(2): 68-71.

149. Wasko MC, Dasgupta A, Hubert H, et al. Propensity-adjusted association of methotrexate with overall survival in rheumatoid arthritis. Arthritis Rheum 2013; 65(2): 334-42.

150. Furst DE, Keystone EC, So AK, et al. Updated consensus statement on biological agents for the treatment of rheumatic diseases, 2012. Ann Rheum Dis 2013; 72(Suppl 2): ii2-34.

151. Ramos-Casals M, Perez-Alvarez R, Perez-de-Lis M, et al. Pulmonary disorders induced by monoclonal antibodies in patients with rheumatologic autoimmune diseases. Am J Med 2011; 124(5): 386-94.

152. Dixon WG, Hyrich KL, Watson KD, et al. Influence of anti-TNF therapy on mortality in patients with rheumatoid arthritis-associated interstitial lung disease: results from the British Society for Rheumatology Biologics Register. Ann Rheum Dis 2010; 69(6): 1086-91.

153. Watson K, Symmons D, Griffiths I, et al. The British Society for Rheumatology biologics register. Ann Rheum Dis 2005; 64(Suppl 4): iv42-3.

154. Perez-Alvarez R, Perez-de-Lis M, Diaz-Lagares C, et al. Interstitial lung disease induced or exacerbated by TNF-targeted therapies: analysis of 122 cases. Semin Arthritis Rheum 2011; 41(2): 256-64.

155. Weinblatt ME, Moreland LW, Westhovens R, et al. Safety of abatacept administered intravenously in treatment of rheumatoid arthritis: integrated analyses of up to 8 years of treatment from the abatacept clinical trial program. J Rheumatol 2013; 40(6): 787-97.

156. Naqibullah M, Shaker SB, Bach KS, et al. Rituximab-induced interstitial lung disease: five case reports. Eur Clin Respir J 2015; 2: 27178.

157. Leon L, Gomez A, Vadillo C, et al. Severe adverse drug reactions to biological disease-modifying anti-rheumatic drugs in elderly patients with rheumatoid arthritis in clinical practice. Clin Exp Rheumatol 2018; 36(1): 29-35.

158. Parry SD, Barbatzas C, Peel ET, et al. Sulphasalazine and lung toxicity. Eur Respir J 2002; 19(4): 756-64.

159. Boyd O, Gibbs AR, Smith AP. Fibrosing alveolitis due to sulphasalazine in a patient with rheumatoid arthritis. Br J Rheumatol 1990; 29(3): 222-4.

160. Ulubas B, Sahin G, Ozer C, et al. Bronchiolitis obliterans organizing pneumonia associated with sulfasalazine in a patient with rheumatoid arthritis. Clin Rheumatol 2004; 23(3): 249-51.

161. Jacob J, Hirani N, van Moorsel CHM, et al. Predicting outcomes in rheumatoid arthritis related interstitial lung disease. Eur Respir J 2019; 53(1) [pii: 1800869].

162. Inchingolo R, Varone F, Sgalla G, et al. Existing and emerging biomarkers for disease progression in idiopathic pulmonary fibrosis. Expert Rev Respir Med 2019; 13(1): 39-51.

163. Zhang J, Wang D, Wang L, et al. Profibrotic effects of IL-17A and elevated IL-17RA in IPF and RA-ILD support a direct role for IL-17A/IL-17RA in human fibrotic interstitial lung disease. Am J Physiol Lung Cell Mol Physiol 2019; 316(3): L487-97.

# 第五章
# 多肌炎和皮肌炎的间质性肺病

Kathryn Long，MD[a]，Sonye K. Danoff，MD，PhD[b, *]

关键词：
　　间质性肺病；肌炎；皮肌炎；多肌炎
关键点：
- 间质性肺病（ILD）是特发性炎性肌病的主要并发症，且与死亡率增加有关。
- 抗合成酶综合征是肌炎患者的一种独特亚型，伴有抗氨酰tRNA合成酶抗体、ILD、"技工手"、发热和关节炎。
- 抗黑色素瘤分化因子5抗体与快速进展的ILD和总体预后不良相关。
- 应用皮质激素是肌炎相关ILD的一线治疗，但通常需要添加其他免疫抑制以达到疾病控制目的。

# 一、特发性炎性肌病

　　特发性炎性肌病（idiopathic inflammatory myopathy，IIM）是一组以不同程度的肌肉炎症和全身受累为特征的结缔组织病，在成人中包括多肌炎（polymyositis，PM）、皮肌炎（dermatomyositis，DM）和包涵体肌炎（inclusion body myositis，IBM）。IIM的诊断标准由Bohan和Peter首先提出[1, 2]，包括5项临床指标：对称性近端肌无力、肌肉活检有坏死表现、血清骨骼肌酶谱肌酸激酶（creatine kinase，CK）和醛缩酶升高、肌电图特征性三联征改变及独特的皮肤表现，如上睑紫罗兰色改变伴水肿（向阳疹），手背鳞片状和红色隆起性皮疹（Gottron丘疹），以及面部、上背部和胸部受累（**图5-1**）。最近，人们发现一些

披露声明：

The authors have no financial interests to disclose.

a Johns Hopkins Hospital，600 N Wolfe Street，Osler 292-A，Baltimore，MD 21287，USA.

b Department of Medicine，Division of Pulmonary and Critical Care Medicine，Johns Hopkins School of Medicine，1830 East Monument Street，5th Floor，Baltimore，MD 212015，USA.

* Corresponding author. E-mail address：sdanoff@jhmi.edu.

具有典型皮肤表现的DM患者只有轻微肌肉受累（低肌病性）或无肌肉受累（无肌病性），称为临床无肌病性DM（clinically amyopathic DM，CADM）[3]。除IBM外，IIM患者可有包括关节、皮肤、心脏和肺在内的广泛的全身表现。

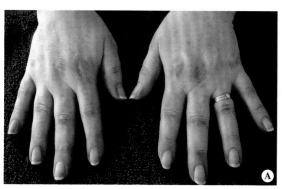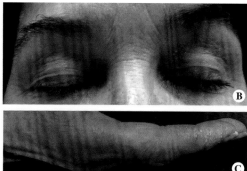

**图5-1** DM。DM患者典型的皮肤表现包括Gottron丘疹（A）和向阳疹（B）。图C为抗合成酶综合征患者中常见的技工手

　　IIM属于广义的自身免疫性结缔组织病（connective tissue disease，CTD），可与其他CTD有重叠表现。自身抗体被认为在肌炎的发病机制中起关键作用，可见于50%以上的IIM患者。这些抗体可分为2个亚类：肌炎特异性抗体（myositis-specific antibody，MSA）和肌炎相关性抗体（myositis-associated antibody，MAA），前者通常对肌炎有特异性且相互排斥，后者也可见于其他CTD[4]。虽然MSA和MAA整体上不是肌炎当前诊断和分类标准的一部分，但众所周知特定的自身抗体会赋予不同的临床表型（**表5-1**）。一些MSA，尤其是抗氨酰tRNA合成酶（aminoacyl-tRNA synthetase，ARS）抗体和抗黑色素瘤分化因子5（melanoma differentiation factor 5，MDA5），以间质性肺病（ILD）的高发病率为特征；而其他MSA，如抗转录中介因子1-γ（transcriptional intermediate factor 1-gamma，TIF1-γ，以前称为抗p155/140）和抗核基质蛋白2（nuclear matrix protein 2，NXP2），则与恶性肿瘤风险增加相关[4-8]。

**表5-1 肌炎特异性抗体和肌炎相关性抗体**

| 肌炎抗体 | 靶抗原 | IIM中的患病率 | 临床表型 |
| --- | --- | --- | --- |
| 肌炎特异性抗体（MSA） | | | |
| 抗ARS抗体（抗Jo、抗PL7、抗PL12、抗EJ、抗OJ） | 细胞质ARS | 抗Jo-1：9%～24%<br>其他抗ARS抗体：＜5% | 抗合成酶综合征：ILD、肌炎、关节炎、雷诺现象、技工手 |
| 抗MDA5（抗CADM-140） | MDA5 | 10%～48%（东亚）[a]<br>0～13%（美国和欧洲）[a] | 皮肤溃疡、CADM、RP-ILD |
| 抗Mi2 | 核小体重塑脱乙酰酶复合物 | 11%～59%[a] | 典型DM皮肤表现（向阳疹、Gottron征、披肩征），＜ILD |
| 抗SRP | 细胞质信号识别颗粒 | 5%～13% | 皮肤受累减少，严重的坏死性肌病，不增加ILD风险 |

| 肌炎抗体 | 靶抗原 | IIM 中的患病率 | 临床表型 |
|---|---|---|---|
| 抗 TIF1-γ | TIF1-γ | 13%～31%[a] | 恶性肿瘤，＜ILD |
| 抗 NXP2 | 核基质蛋白 2 | 1%～17% | 恶性肿瘤，＜ILD |
| 肌炎相关性抗体（MAA） | | | |
| 抗 Ro52 | 52kDa 核糖核蛋白复合物 | 9%～46% | ILD、关节炎、技工手、与 pSS、SLE、SSc 重叠 |
| 抗 PM/Scl-75/100 | 核内外核体复合物（70kDa 和 100kDa 亚单位） | 4%～11% | 炎性关节病、雷诺现象、技工手、ILD，与 PM-SSc 重叠 |
| 抗 Ku | 70kDa 和 80kDa 的 Ku 异二聚体 | 1%～3% | 关节痛、雷诺现象、技工手、ILD，与 SSc、SLE 重叠 |

注：CADM，临床无肌病性皮肌炎；DM，皮肌炎；IIM，特发性炎性肌病；ILD，间质性肺病；PM，多肌炎；pSS，原发性干燥综合征；RP-ILD，快速进展性间质性肺病；SLE，系统性红斑狼疮；SSc，系统性硬化症/硬皮病。

a 仅在 DM/CADM 中报道的患病率。

数据来自文献 4～8、43、48。

ILD 被认为是 IIM 最常见的全身并发症之一[9]。肺部受累与预后不良和死亡率增加相关[10, 11]。尽管肌炎患者也可出现其他肺部并发症，如肺动脉高压和纵隔气肿[9, 12]，但这里将重点关注作为 PM/DM（这里可与 IIM 换用）主要并发症的 ILD。虽然 ILD 可见于多种肌炎亚型，包括那些没有可识别自身抗体的，与其他 MSA 相比，抗 ARS 抗体和抗 MDA5 抗体与 ILD 的发生更为相关[6, 13-16]。

本部分基于 MSA/MAA 的具体类别对肌炎相关 ILD（myositis-associated ILD，MA-ILD）的不同临床表型进行了描述，并讨论了这些患者的临床病程、预后和治疗。

## 二、抗合成酶综合征

针对抗 ARS 抗体共同定义了一种独特的肌炎亚型，称为抗合成酶综合征（antisynthetase syndrome）。抗合成酶综合征首先在一系列伴有肌炎和 ILD 的患者中被描述[17]，当前可依据存在抗 ARS 抗体和包括肌炎、ILD、多关节炎、雷诺现象、发热和技工手在内的一组临床表现进行分类（表 5-1）[18]。ARS 抗体的自身抗原是细胞质合成酶，负责将特定氨基酸附着到 tRNA 上以生成氨酰 tRNA，用于核糖体水平上的多肽链组装[4, 9]。目前已发现至少 8 种特异性抗 ARS 抗体，包括抗 Jo-1（组氨酸）、抗 PL7（苏氨酸）、抗 PL12（丙氨酸）、抗 EJ（甘氨酸）、抗 OJ（异亮氨酸）、抗 KS（天冬酰胺）、抗 Zo（苯丙氨酸）和抗 Ha/YRS（酪氨酸）（表 5-2）[4, 19]。尽管抗 ARS 抗体曾被认为与特征性临床表型相关，但新的研究发现，不同的抗合成酶抗体可能具有不同的临床表现，使得该综合征存在相当大的临床异质性[16, 20-23]。事实上，该综合征的异质性已经让一些学者质疑抗 ARS 抗体是否定义了一种独特的临床综合征，或者某些特定的自身免疫特征，如关节痛、技工手和雷诺现象，是否可以用其他 MAA 的存在来解释，如抗 PM/Scl 或抗 SSA/Ro[24]。MAA 的临床相关性将另行描述。

表5-2 抗合成酶抗体

| 抗合成酶抗体（抗ARS抗体） | 靶抗原 | 占ARS抗体比例 | 临床表现 |
|---|---|---|---|
| 抗Jo-1 | 组氨酸tRNA合成酶 | 26%～88% | PM、典型的DM、ILD |
| 抗PL7 | 苏氨酸tRNA合成酶 | 9.5%～34.0% | 典型的DM、ILD、RP-ILD |
| 抗PL12 | 丙氨酰tRNA合成酶 | 2.3%～15.3% | CADM、单一ILD |
| 抗EJ | 甘氨酰tRNA合成酶 | 1.8%～23.0% | 典型的DM、CADM、单一ILD |
| 抗OJ | 异亮氨酰tRNA合成酶 | 1.8%～5.0% | 单一ILD |
| 抗KS | 天冬酰胺酰tRNA合成酶 | 3.8%～8.0% | 单一ILD |
| 抗Zo | 苯丙氨酰tRNA合成酶 | <1% | 未知 |
| 抗Ha/YRS | 酪氨酰tRNA合成酶 | <1% | 未知 |

注：CADM，临床无肌病性皮肌炎；DM，皮肌炎；ILD，间质性肺病；PM，多肌炎；RP-ILD，快速进展性间质性肺病。
数据来自文献7、16、19～23。

在抗合成酶抗体中，甚至在所有MSA中，最常见的是抗Jo-1，占抗ARS抗体的26%～88%，在所有IIM患者中发现率为9%～24%[4,7,21]。抗Jo-1是第一个被描述的抗合成酶抗体[25]，也许正是因为如此，它与抗合成酶综合征最常见的临床表型非常一致。与其他MSA相比，抗Jo-1与ILD及技工手显著相关[8]。与具有其他抗ARS抗体的患者相比，具有抗Jo-1的患者出现多关节痛和技工手的频率也更高[16,24]。

抗Jo-1在白种人患者中更常见，并且倾向于以女性为主[21,25]。就肌炎表型而言，具有抗Jo-1的患者常表现为PM[16,25]，且与其他抗ARS抗体患者相比，可能有更严重的肌炎病程，在诊断时肌痛、肌无力、CK升高比例较高，而肌炎症状缓解的比例较低[23]。ILD的发生在具有抗Jo-1的患者中很常见，即便在初始诊断时很少会单独出现[16]，诊断时存在无症状ILD的可能性更大[23]。一些研究提示，抗Jo-1阳性患者相较于非抗Jo-1 ARS阳性患者，其生存率更高，然而值得注意的是，非抗Jo-1 ARS阳性患者在诊断上往往有明显的延迟[26,27]。

与MA-ILD有关的其他抗合成酶抗体，如抗PL7、抗PL12、抗EJ、抗OJ和抗KS，都不太常见，并且患者往往有与抗Jo-1阳性患者不同的临床特征（**表5-2**）。在具有抗ARS抗体的患者中2%～34%可检测到抗PL7和抗PL12抗体。这些抗体在非裔美国患者中更常见，并且与抗Jo-1阳性患者相比，更多表现为单一的ILD[21]。与抗Jo-1阳性患者相比，抗PL7/抗PL12阳性患者关节受累较少，ILD患病率较高（90% vs 68%），更常出现咳嗽和呼吸困难症状[23]。根据诊断时的用力肺活量（FVC）和肺一氧化碳弥散量（DLCO），抗PL12阳性患者被认为会有更严重的ILD[21]，而抗PL7阳性患者出现快速进展性ILD（rapidly progressive ILD，RP-ILD）的比例更高[20]。抗EJ已被报道见于仅有ILD的患者[28]，尽管最初通常会出现肌炎和肌无力[16]。相反，抗OJ和抗KS阳性患者一般只表现为ILD，与临床肌炎无关[16,29]。

尽管抗ARS抗体亚型之间存在这些差异，但任何抗ARS抗体的检测都对肌炎患者具有重要的临床意义。如前所述，抗ARS抗体的存在增加了发生ILD的可能性[14-16]，后者可以是无症状的。因此，应用肺功能检查（PFT）和高分辨率CT（HRCT）对有抗ARS抗体的肌炎患者进行ILD筛查，对于ILD的检测和管理非常重要[18]。尽管具有抗ARS抗体患者的ILD发生率高，但这些患者的总体预后往往比其他MA-ILD患者更好。与无抗ARS抗体的MA-ILD患者相比，具有抗ARS抗体的患者对治疗的反应更好，死亡率更低，总体生存率更高[7, 30, 31]。抗ARS抗体也常与其他MAA相关，最突出的是抗Ro52[14, 22, 32]，其临床意义将在后文讨论。

# 三、抗黑色素瘤分化因子5

除了抗ARS抗体外，肌炎患者中抗MDA5抗体也与ILD有显著的相关性。这些抗体最初是在CADM患者中发现的针对140kDa多肽的抗体，因此以前被称为抗CADM-140[33]。其自身抗原后来被确定为一种由*MDA5*基因编码的RNA解旋酶，该酶在细胞内病毒感染的先天免疫反应中起重要作用[34]。抗MDA5抗体虽然最初在CADM患者中被发现，也可见于有活动性肌病的DM患者，但在PM患者中不会出现[7, 31]。东亚DM队列中抗MDA5抗体的阳性率远高于美国和欧洲队列[4]。研究已证明抗MDA5抗体的存在对ILD的发生具有高度特异性[6, 13, 35]，并且与急性发作的肺部疾病和RP-ILD密切相关[7, 13, 31, 35-37]。具有抗MDA5抗体的患者也更容易出现特征性的DM皮肤表现，如向阳疹和Gottron丘疹[7, 38]。

抗MDA5抗体的存在和抗体滴度都被证明对DM-ILD患者的预后有影响。抗MDA5抗体的存在与90天死亡率增加相关，并且是总体生存率低的一个标志[7, 31, 35, 36, 38, 39]。在具有抗MDA5抗体的患者中，初始滴度较高的患者对治疗反应较差，短期死亡风险增高[40, 41]。有趣的是，一项研究表明，抗MDA5抗体的滴度随着治疗进行而降低，而滴度的反复增高与疾病复发相关，这表明其有作为监测疾病状态标志物的潜在用途[42]。

# 四、肌炎相关性抗体

抗SSA/Ro抗体，特别是52kDa蛋白复合物（抗Ro52），是最常检测到的MAA，见于31%～46%的PM/DM患者[6, 8, 14]。抗Ro52已被发现与抗ARS抗体，特别是抗Jo-1抗体密切相关[8, 14, 32, 43, 44]。几项研究表明，抗Ro52阳性PM/DM患者的ILD发生率较高，即使对抗Jo-1阳性进行校正后也是如此[6, 8, 43]。在抗合成酶综合征患者中，抗Ro52阳性似乎与更严重的病程相关。抗Ro52阳性的患者技工手、关节炎、关节恶化和肌炎恶化的概率较高[8, 45]。ILD的肺部症状，如呼吸困难和咳嗽，在抗Ro52阳性的抗合成酶综合征患者中更常见，并伴随着HRCT上更高的纤维化评分[45-47]。一项研究发现，具有抗Ro52抗体的抗合成酶综合征患者发生RP-ILD的概率高于无抗Ro52抗体的患者[20]。另一项研究发现，在所有PM/DM-ILD患者中，抗SSA/Ro与较高的肺部复发率有关[44]。

抗PM/Scl抗体（75kDa和100kDa）常见于肌炎重叠患者[24, 48]。具有抗PM/Scl抗体的患者可有类似抗合成酶综合征的临床表型，ILD、关节炎和技工手的发生率较高[24, 48]。与抗ARS抗体阳性患者相比，具有抗PM/Scl抗体的患者指端硬化和雷诺现象的比例更高[8, 24]。

## 五、其他肌炎特异性抗体

大多数其他MSA未发现与ILD的风险增加有关。信号识别颗粒的抗体（antibody to signal recognition particle，抗SRP）与严重坏死性肌病相关，严重肌无力和吞咽困难发生率增高；但ILD的发生率与肌炎对照组相似[49]。抗Mi2抗体对DM具有特异性，与典型的DM皮肤表现和低ILD发生率相关[8, 43]。具有抗TIF1-γ和NXP2抗体的患者恶性肿瘤发生率高，但ILD发生率低[4-6]。

## 六、病　　理

MA-ILD患者不常规进行手术肺活检，因为这不是确诊的必要条件，并且对改变管理决策的作用有限。有不少研究只报道了有限的活检数据样本，且结果差异很大。非特异性间质性肺炎（NSIP）似乎是MA-ILD患者中最常见的类型[30, 50, 51]。机化性肺炎（OP）和普通型间质性肺炎也常有报道[19, 25, 50-52]。弥漫性肺泡损伤和不可分型的较少见[25, 51]。鉴于数据的相对匮乏，在抗体类型和病理分类之间还没有发现明确的关联。

## 七、肺功能检查

PM/DM患者的PFT对于诊断ILD和监测疾病进展都很重要。对肌炎患者PFT的解释存在独特的挑战性，因为膈肌无力可导致FVC和DLCO改变，而随着治疗后肌力的改善，同一患者的检测可能会发生很大变化[18]。由此，需要同时进行HRCT检查以明确诊断ILD。MA-ILD患者的PFT通常表现为中度限制性模式，FVC和总肺活量下降，DLCO中度降低[19, 25]。大多数研究均未显示基于抗体类型的PFT结果有显著差异[7, 19, 23, 31]。2017年日本的一项研究发现，与抗体阴性的IPF患者相比，尽管具有抗ARS抗体患者的总体生存率更高，但其FVC和第一秒用力呼气量（$FEV_1$）明显降低[53]。在MA-ILD患者中，较低的基线FVC和DLCO与疾病进展及生存率下降相关[27, 50, 51, 54]。

## 八、影像学表现

HRCT是诊断和管理ILD的有用工具。根据肺部进程的严重和急性程度，PM/DM相关ILD患者的CT所见可以有很大的变化（**图5-2**）。在具有抗ARS抗体的ILD患者中，尽管实变也很常见，但最常见的发现还是磨玻璃影（ground glass opacity，GGO）和网状结构[55]。事实上，PM/DM相关ILD患者比其他CTD-ILD患者更可能出现实变[56]。随着疾病的进展，实变通常会消失，而蜂窝影和纤维化变得更为常见[52]。抗ARS ILD的解剖学分布通常位于基底部、周边和支气管血管周围[52, 55, 56]。CT上最常归属于抗ARS阳性ILD患者的模式为NSIP或NSIP伴随OP[7, 25, 52, 55]。正如可以预料的那样，抗MDA5阳性ILD患者的CT表现与抗ARS阳性ILD患者不同，后者更常与RP-ILD和致命性疾病相关。抗MDA5阳性ILD患者中GGO和实变更多，而网状结构较少，解剖学分布更为多变，下叶实变和GGO最为常见，其次为随机分布[57, 58]。这些患者更常出现无法分类的CT模式，而其往往与RP-ILD中的急性死亡相关[40, 58]。

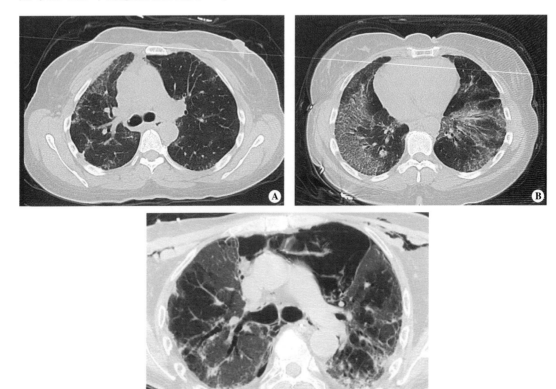

图5-2　影像学表现。A、B. 一例NSIP患者的两张薄层CT扫描显示有广泛的基底网状结构。C. 一例RP-ILD患者的薄层CT扫描显示弥漫性磨玻璃样改变和纵隔气肿

# 九、治　疗

　　MA-ILD没有标准的治疗方案，临床实践差异很大。大多数支持使用各种免疫抑制剂的数据都是基于回顾性研究和病例系列研究，很少有前瞻性或随机对照试验。皮质激素是MA-ILD的主要治疗手段，尽管这通常是基于历史惯例[59]。严重恶化或RP-ILD患者通常被给予冲击剂量的静脉注射（Ⅳ）甲泼尼龙1000mg/d，为期3天，而稳定的重度ILD患者常常每天口服0.75～1mg/kg泼尼松治疗[59-61]。但是，许多患者对初始的激素治疗无效，或者在只用激素治疗时病情进展[60, 62, 63]，尤其是合并RP-ILD的患者[61, 64]。有几项研究表明，早期加入第二种免疫抑制药物有利于生存[61, 62, 65]，常见的做法是在初始应用皮质激素治疗时添加另一种免疫抑制剂。

许多免疫抑制剂已被用于治疗MA-ILD（**表5-3**）。硫唑嘌呤（azathioprine，AZA）在MA-ILD治疗中常用，尽管支持其使用的研究相对较少。Mira-Avendano及其同事[63]在一项回顾性研究中发现，13例接受AZA和泼尼松治疗的患者在12个月时呼吸困难改善，肺功能稳定，且每日激素用量减少。常用剂量为2mg/（kg·d），一般耐受性良好，可能的不良反应包括白细胞减少、肝酶升高和机会性感染[59]。吗替麦考酚酯（MMF）是另一种常用于CTD相关ILD的免疫抑制剂。对CTD-ILD患者（包括PM/DM患者）的几项研究表明，添加2000～3000mg/d的MMF可稳定或改善肺功能，减少每日激素用量[63, 66, 67]。可能的不良反应包括胃肠道不耐受、血细胞减少和反复感染[67]。

表5-3　肌炎相关间质性肺病的治疗

| 药物 | 剂量 | 副作用 | 效果 |
|---|---|---|---|
| 泼尼松 | 重度ILD 0.75～1mg/（kg·d）PO，AE或RP-ILD考虑1g/d IV冲击×3天 | 体重增加、骨质疏松、糖尿病 | 50%～89%的患者ILD改善 |
| 硫唑嘌呤 | 2mg/（kg·d）PO | 血细胞减少、感染、皮肤癌、肝功能检查（LFT）有关指标升高 | 肺功能稳定，呼吸困难减轻 |
| 吗替麦考酚酯 | 2000～3000mg/d PO | 腹泻、血细胞减少、反复感染 | 肺功能稳定，呼吸困难减轻 |
| 他克莫司 | 1～3.5mg/d PO | 肾毒性、震颤、高血压、低镁血症 | FVC、DLCO改善，肌力增强，CK降低 |
| 环孢素A | PO，最佳谷浓度100～200ng/ml | 肾毒性、高血压、神经毒性、高钾血症、低镁血症 | 肺功能改善，早期应用可提高生存率 |
| 环磷酰胺 | 0.3～1.5g/m² 或者10～15mg/kg，IV冲击（每周 vs 每月） | 恶心、机会性感染、血细胞减少、脱发 | 肺功能和HRCT评分改善，肌力增强 |
| 利妥昔单抗 | 1000mg IV，第0天和第14天 | 机会性感染 | 抗合成酶综合征患者肺功能、HRCT评分和肌炎改善 |
| 静脉注射免疫球蛋白 | 0.4g/kg IV 每天，为期5天 | 头痛、不适、发热、寒战、过敏反应 | 个案报道中ILD改善，随机试验示肌力增强 |

注：AE，急性加重；CK，肌酸激酶；DLCO，肺一氧化碳弥散量；FVC，用力肺活量；HRCT，高分辨率CT；ILD，间质性肺病；IV，静脉注射；PO，口服；RP-ILD，快速进展性ILD。

数据来自文献59、63、65、67、68、71～73、76、77。

钙调磷酸酶抑制剂，包括环孢素A（cyclosporine A，CsA）和他克莫司，其在MA-ILD治疗中的应用正变得越来越普遍。一项由Ge及其同事[68]发表的荟萃分析揭示，接受他克莫司治疗的患者通常会有肌力改善、CK水平降低及FVC和DLCO改善。Sharma及其同事[69]发现，在使用皮质激素和另一种免疫抑制剂常规治疗失败的患者中，有94%接受他克莫司治疗的患者肺功能得到改善，且他克莫司可能在PM-ILD患者中较DM-ILD患者更为有效。Kurita及其同事[70]的一项回顾性研究显示，以他克莫司作为初始治疗方案一部分的患者无事件生存期更长。在另一项回顾性研究中，Go及其同事[65]发现，与常规治疗失败后接受CsA的患者相比，在ILD病程中早期接受CsA的患者生存率提高，且HRCT评分趋于稳定。Shimojima 及其同事[61] 在一项前瞻性试验中发现，与最初仅使用皮质激素治疗的历史对照组相比，早期静脉注射 CsA 联合大剂量皮质激素治疗的新方案能提高总生存率，延长无事件生存期。在最近的一项荟萃分析中，Barba 及其同事[64] 比较了 MA-ILD 患者的治疗结果，发现与单独使用皮质激素相比，使用 CsA 治疗的 RP-ILD 患者的生存率提高（69.2% vs 54%）。在慢性 ILD 患者中，单独使用皮质激素或皮质激素联合钙调磷酸酶抑制剂治疗的患者 ILD 总体改善率较高。

环磷酰胺（cyclophosphamide，CYC）已被用于重度 MA-ILD 患者，并被证明可以改善整体肌力、FVC 及 DLCO[71]。它还和皮质激素与钙调磷酸酶抑制剂一起作为三联疗法用于 RP-ILD 患者，或在患者初始治疗失败时作为补救治疗[61, 63, 70]。利妥昔单抗最近在治疗 MA-ILD 方面显示出不错的效果，特别是对于抗合成酶综合征患者。几项回顾性研究表明，大多数接受利妥昔单抗治疗的抗合成酶综合征患者 ILD 有所改善[72, 73]，部分患者的 FVC、FEV$_1$ 和 DLCO 改善率超过 30%[73]。最近对 10 例伴有抗合成酶综合征和 ILD 的患者进行的一项前瞻性 II 期试验发现，利妥昔单抗治疗后，40% 的患者 FVC 得到改善，50% 的患者病情稳定[74]。静脉注射免疫球蛋白（intravenous immunoglobulin，IVIG）在一系列个案和病例报告中也被用作挽救治疗，且在难治性 MA-ILD[75-77] 患者中的超适应证使用越来越多，但关于其疗效的数据仍然有限。

选择哪种免疫抑制剂加入常规皮质激素治疗，取决于 ILD 症状的严重程度及每位患者的其他合并症。在最近的一篇综述中，Morisset 及其同事[59] 为 MA-ILD 患者提供了一种可能的治疗策略。慢性或轻中度 ILD 患者使用激素和耐受性良好的口服免疫抑制剂治疗，如 AZA 和 MMF，并定期进行随访。那些病情改善或稳定的患者在激素逐减药物方案维持下逐步减少激素用量，而病情恶化的患者则改用不同的免疫抑制疗法。最初表现为重度 ILD 或 RP-ILD 的患者则使用大剂量皮质激素联合环磷酰胺、利妥昔单抗或钙调磷酸酶抑制剂（CsA 或他克莫司）治疗，并根据对治疗的反应逐步减少或加强治疗。

# 十、临床病程与预后

尽管在治疗方面取得了一些进展，但 ILD 的发生仍与肌炎患者的死亡率增加有关[10, 11]。由此，确定哪些肌炎患者在病程中有发生 ILD 的风险是很重要的。如前所述，抗 MDA5、抗 Jo-1 和抗 Ro52 抗体均与肌炎患者 ILD 风险增加有关[6, 15]。其他研究发现，高龄、关节炎、技工手、溃疡及红细胞沉降率和 C 反应蛋白水平升高也增加 ILD 的风险[15, 78]。用于监测 MA-ILD 疾病活动的血清 KL-6 水平[79]，也被发现是 ILD 发生的一个预测因素[80]。

MA-ILD 患者的整个临床过程可能会有很大的差异。Marie 及其同事[50] 对一项纳入 107 例 PM/DM-ILD 患者的队列进行了随访，发现有 32%ILD 消失，51% 改善或者稳定，16% 恶化。Johnson 及其同事[19] 描述了一项纳入 77 例 PM/DM-ILD 患者的相似队列，发现有 44% 病情改善，16% 病情稳定，40% 疾病进展。Zamora 及其同事[25] 随访了一组抗 Jo-1 阳性患者，观察到 11% ILD 改善，36% 病情稳定，53% 疾病进展。疾病进展多见于 FVC（%）较低及出现症状的患者[50, 51, 54]。Pinal-Fernandez 及其同事[21] 发现，患有抗合成酶综合征的非裔美国人的ILD往往更严重，这与年龄或自身抗体状态无关。其他研究表明，高龄、KL-6水平升高及存在抗ARS抗体是疾病进展或复发的危险因素[50, 80, 81]。外周淋巴细胞计数低于500 /μL，皮肤溃疡和血清铁蛋白水平高于5000ng/mL（**图5-3**）。[37]。

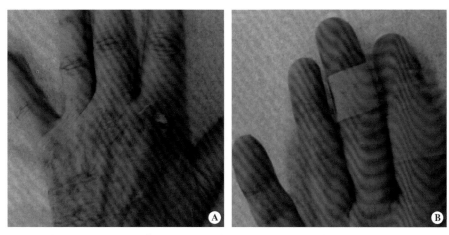

**图5-3** 2例具有抗MDA5抗体的患者的皮肤溃疡。皮肤溃疡的存在与RP-ILD的发生有关

就MA-ILD患者的总体生存而言，抗MDA5抗体阳性患者的生存率最低，而抗ARS抗体阳性患者的总体生存率和治疗缓解率较高[7, 30, 31]。其他与不良预后相关的因素包括铁蛋白水平升高、RP-ILD、急性/亚急性发病、合并严重感染和HRCT评分较高[7, 20, 78, 82, 83]。恶性肿瘤的发生也是肌炎患者预后不良的一个主要原因；但是伴有ILD的患者发生恶性肿瘤的可能性要小得多，事实上恶性肿瘤和ILD风险降低相关[15, 84]。存在抗ARS抗体、诊断时FVC（%）较高和动脉血氧分压（$PaO_2$）较高则是良好的预后指标[7]。

# 十一、总 结

IIM，包括PM和DM，是具有不同程度的肌肉炎症和全身受累的自身免疫性CTD。ILD是IIM的常见并发症，与死亡率增加相关。许多PM/DM患者有MSA/MAA，导致了不同的临床表型。在这些MSA中，具有抗ARS抗体和抗MDA5抗体患者的ILD发生率高。尽管为了达到疾病控制目的，常需要增加其他免疫抑制治疗，但应用皮质激素仍是治疗的主要手段。

（吴 思 译 冯学兵 审校）

# 参 考 文 献

1. Bohan A, Peter J. Polymyositis and dermatomyositis (first of two parts). N Engl J Med 1975; 292(7): 344-7.

2. Bohan A, Peter J. Polymyositis and dermatomyositis (second of two parts). N Engl J Med 1975; 292(8): 403-7.

3. Sontheimer RD. Would a new name hasten the acceptance of amyopathic dermatomyositis (dermatomyositis siné myositis) as a distinctive subset within the idiopathic inflammatory dermatomyopathies spectrum of clinical illness? J Am Acad Dermatol 2002; 46(4): 626-36.

4. Betteridge Z, Mchugh N. Myositis-specific autoantibodies: an important tool to support diagnosis of myositis. J Intern Med 2016; 280(1): 8-23.

5. Hoshino K, Muro Y, Sugiura K, et al. Anti-MDA5 and anti-TIF1-γ antibodies have clinical significance for patients with dermatomyositis. Rheumatology 2010; 49(9): 1726-33.

6. Li L, Wang H, Wang Q, et al. Myositis-specific autoantibodies in dermatomyositis/polymyositis in patients with interstitial lung disease. J Neurol Sci 2019; 397: 123-8.

7. Hozumi H, Fujisawa T, Nakashima R, et al. Comprehensive assessment of myositis-specific autoantibodies in polymyositis/dermatomyositis-associated interstitial lung disease. Respir Med 2016; 121: 91-9.

8. Srivastava P, Dwivedi S, Lawrence A, et al. Myositis-specific and myositis associated autoantibodies in Indian patients with inflammatory myositis. Indian J Rheumatol 2014; 9: 935-43.

9. Hallowell R, Ascherman D, Danoff S. Pulmonary manifestations of polymyositis/dermatomyositis. Semin Respir Crit Care Med 2014; 35(02): 239-48.

10. Johnson C, Pinal-Fernandez I, Parikh R, et al. Assessment of mortality in autoimmune myositis with and without associated interstitial lung disease. Lung 2016; 194(5): 733-7.

11. Chen IJ, Jan Wu YJ, Lin CW, et al. Interstitial lung disease in polymyositis and dermatomyositis. Clin Rheumatol 2009; 28(6): 639-46.

12. Kalluri M, Oddis CV. Pulmonary manifestations of the idiopathic inflammatory myopathies. Clin Chest Med 2010; 31(3): 501-12.

13. Li L, Wang Q, Wen X, et al. Assessment of anti-MDA5 antibody as a diagnostic biomarker in patients with dermatomyositis-associated interstitial lung disease or rapidly progressive interstitial lung disease. Oncotarget 2017; 8(44): 76129-40.

14. Zampeli E, Venetsanopoulou A, Argyropoulou OD, et al. Myositis autoantibody profiles and their clinical associations in Greek patients with inflammatory myopathies. Clin Rheumatol 2018; 38(1): 125-32.

15. Zhang L, Wu G, Gao D, et al. Factors associated with interstitial lung disease in patients with polymyositis and dermatomyositis: a systematic review and meta-analysis. Plos One 2016; 11(5): e0155381.

16. Hamaguchi Y, Fujimoto M, Matsushita T, et al. Common and distinct clinical features in adult patients with anti-aminoacyl-tRNA synthetase antibodies: heterogeneity within the syndrome. PLoS One 2013; 8(4): e60442.

17. Marguerie C, Bunn CC, Beynon HLC, et al. Polymyositis, pulmonary fibrosis and autoantibodies to aminoacyl-tRNA synthetase enzymes. QJM 1990; 77(1): 1019-38.

18. Connors GR, Christopher-Stine L, Oddis CV, et al. Interstitial lung disease associated with the idiopathic inflammatory myopathies. Chest 2010; 138(6): 1464-74.

19. Johnson C, Connors G, Oaks J, et al. Clinical and pathologic differences in interstitial lung disease based on antisynthetase antibody type. Respir Med 2014; 108(10): 1542-8.

20. Shi J, Li S, Yang H, et al. Clinical profiles and prognosis of patients with distinct antisynthetase antibodies. J Rheumatol 2017; 44(7): 1051-7.

21. Dugar M, Cox S, Limaye V, et al. Clinical heterogeneity and prognostic features of South Australian patients with anti-synthetase autoantibodies. Intern Med J 2011; 41(9): 674-9.

22. Pinal-Fernandez I, Casal-Dominguez M, Huapaya JA, et al. A longitudinal cohort study of the anti-synthetase syndrome: increased severity of interstitial lung disease in black patients and patients with anti-PL7 and anti-PL12 autoantibodies. Rheumatology 2017; 56(6): 999-1007.

23. Marie I, Josse S, Decaux O, et al. Comparison of long-term outcome between anti-Jo1-and anti-PL7/ PL12 positive patients with antisynthetase syndrome. Autoimmun Rev 2012; 11(10): 739-45.

24. Lega JC, Fabien N, Reynaud Q, et al. The clinical phenotype associated with myositis-specific and associated autoantibodies: a meta-analysis revisiting the so-called antisynthetase syndrome. Autoimmun Rev 2014; 13(9): 883-91.

25. Zamora AC, Hoskote SS, Abascal-Bolado B, et al. Clinical features and outcomes of interstitial lung disease in anti-Jo-1 positive antisynthetase syndrome. Respir Med 2016; 118: 39-45.

26. Aggarwal R, Cassidy E, Fertig N, et al. Patients with non-Jo-1 anti-tRNA-synthetase autoantibodies have worse survival than Jo-1 positive patients. Ann Rheum Dis 2014; 73(1): 227-32.

27. Rojas-Serrano J, Herrera-Bringas D, Mejía M, et al. Prognostic factors in a cohort of antisynthetase syndrome (ASS): serologic profile is associated with mortality in patients with interstitial lung disease (ILD). Clin Rheumatol 2015; 34(9): 1563-9.

28. Schneider F, Yousem SA, Bi D, et al. Pulmonary pathologic manifestations of anti-glycyl-tRNA synthetase (anti-EJ)-related inflammatory myopathy. J Clin Pathol 2014; 67(8): 678-83.

29. Hirakata M, Suwa A, Nagai S, et al. Anti-KS: identification of autoantibodies to asparaginyl-transfer RNA synthetase associated with interstitial lung disease. J Immunol 1999; 162: 2315-20.

30. Hozumi H, Enomoto N, Kono M, et al. Prognostic significance of anti-aminoacyl-tRNA synthetase antibodies in polymyositis/dermatomyositis-associated interstitial lung disease: a retrospective case control study. PloS One 2015; 10(3): e0120313.

31. Chen F, Li S, Wang T, et al. Clinical heterogeneity of interstitial lung disease in polymyositis and dermato-myositis patients with or without specific autoantibodies. Am J Med Sci 2018; 355(1): 48-53.

32. Yamasaki Y, Satoh M, Mizushima M, et al. Clinical subsets associated with different anti-aminoacyl transfer RNA synthetase antibodies and their association with coexisting anti-Ro52. Mod Rheumatol 2015; 26(3): 403-9.

33. Sato S, Hirakata M, Kuwana M, et al. Autoantibodies to a 140-kd polypeptide, CADM-140, in Japanese patients with clinically amyopathic dermatomyositis. Arthritis Rheum 2005; 52(5): 1571-6.

34. Sato S, Hoshino K, Satoh T, et al. RNA helicase encoded by melanoma differentiation-associated gene 5 is a major autoantigen in patients with clinically amyopathic dermatomyositis: association with rapidly progressive interstitial lung disease. Arthritis Rheum 2009; 60(7): 2193-200.

35. Moghadam-Kia S, Oddis CV, Sato S, et al. Anti-melanoma differentiation-associated gene 5 is associated with rapidly progressive lung disease and poor survival in US patients with amyopathic and myopathic dermatomyositis. Arthritis Care Res 2016; 68(5): 689-94.

36. Yoshida N, Okamoto M, Kaieda S, et al. Association of anti-aminoacyl-transfer RNA synthetase antibody and anti-melanoma differentiation-associated gene 5 antibody with the therapeutic response of polymyositis/ dermatomyositis-associated interstitial lung disease. Respir Investig 2017; 55(1): 24-32.

37. Xu Y, Yang CS, Li YJ, et al. Predictive factors of rapidly progressive-interstitial lung disease in patients with clinically amyopathic dermatomyositis. Clin Rheumatol 2016; 35(1): 113-6.

38. Kishaba T, Mcgill R, Nei Y, et al. Clinical characteristics of dermatomyositis/polymyositis associated

interstitial lung disease according to the autoantibody. J Med Invest 2018; 65(3.4): 251-7.

39. Ikeda S, Arita M, Morita M, et al. Interstitial lung disease in clinically amyopathic dermatomyositis with and without anti-MDA-5 antibody: to lump or split? BMC Pulm Med 2015; 15(1): 159.

40. Sakamoto S, Okamoto M, Kaieda S, et al. Low positive titer of anti-melanoma differentiation-associated gene 5 antibody is not associated with a poor long-term outcome of interstitial lung disease in patients with dermatomyositis. Respir Invest 2018; 56(6): 464-72.

41. Sato S, Kuwana M, Fujita T, et al. Anti-CADM-140/ MDA5 autoantibody titer correlates with disease activity and predicts disease outcome in patients with dermatomyositis and rapidly progressive interstitial lung disease. Mod Rheumatol 2013; 23(3): 496-502.

42. Matsushita T, Mizumaki K, Kano M, et al. Antimelanoma differentiation-associated protein 5 antibody level is a novel tool for monitoring disease activity in rapidly progressive interstitial lung disease with dermatomyositis. Br J Dermatol 2017; 176(2): 395-402.

43. Cruellas M, Viana V, Levy-Neto M, et al. Myositis-specific and myositis-associated autoantibody profiles and their clinical associations in a large series of patients with polymyositis and dermatomyositis. Clinics (Sao Paulo) 2013; 68(7): 909-14.

44. Tatebe N, Sada KE, Asano Y, et al. Anti-SS-A/Ro antibody positivity as a risk factor for relapse in patients with polymyositis/dermatomyositis. Mod Rheumatol 2018; 28(1): 141-6.

45. Marie I, Hatron PY, Dominique S, et al. Short-term and long-term outcome of anti-Jo1-positive patients with anti-Ro52 antibody. Semin Arthritis Rheum 2012; 41(6): 890-9.

46. Váncsa A, CsípöI, Németh J, et al. Characteristics of interstitial lung disease in SS-A positive/Jo-1 positive inflammatory myopathy patients. Rheumatol Int 2009; 29(9): 989-94.

47. La Corte R, Naco ALM, Locaputo A, et al. In patients with antisynthetase syndrome the occurrence of anti-Ro/SSA antibodies causes a more severe interstitial lung disease. Autoimmunity 2006; 39(3): 249-53.

48. Marie I, Lahaxe L, Benveniste O, et al. Long-term outcome of patients with polymyositis/dermatomyositis and anti-PM-Scl antibody. Br J Dermatol 2010; 162(2): 337-44.

49. Hengstman GJD, ter Laak HJ, Vree Egberts WT, et al. Anti-signal recognition particle autoantibodies: marker of a necrotizing myopathy. Ann Rheum Dis 2006; 65(12): 1635-8.

50. Marie I, Hatron PY, Dominique S, et al. Short-term and long-term outcomes of interstitial lung disease in polymyositis and dermatomyositis: a series of 107 patients. Arthritis Rheum 2011; 63(11): 3439-47.

51. Obert J, Freynet O, Nunes H, et al. Outcome and prognostic factors in a French cohort of patients with myositis-associated interstitial lung disease. Rheumatol Int 2016; 36(12): 1727-35.

52. Debray MP, Borie R, Revel MP, et al. Interstitial lung disease in anti-synthetase syndrome: initial and follow-up CT findings. Eur J Radiol 2015; 84(3): 516-23.

53. Tanizawa K, Handa T, Nakashima R, et al. The long-term outcome of interstitial lung disease with anti-aminoacyl-tRNA synthetase antibodies. Respir Med 2017; 127: 57-64.

54. Fujisawa T, Hozumi H, Kono M, et al. Predictive factors for long-term outcome in polymyositis/dermatomyositis-associated interstitial lung diseases. Respir Invest 2017; 55(2): 130-7.

55. Waseda Y, Johkoh T, Egashira R, et al. Antisynthetase syndrome: pulmonary computed tomography findings of adult patients with antibodies to aminoacyl-tRNA synthetases. Eur J Radiol 2016; 85(8): 1421-6.

56. Yamanaka Y, Baba T, Hagiwara E, et al. Radiological images of interstitial pneumonia in mixed connective tissue disease compared with scleroderma and polymyositis/dermatomyositis. Eur J Radiol 2018; 107: 26-32.

57. Tanizawa K, Handa T, Nakashima R, et al. High-resolution computed tomography (HRCT) features of interstitial lung disease in dermatomyositis with anti-CADM-140 antibody. Respir Med 2011; 105(9): 1380-7.

58. Tanizawa K, Handa T, Nakashima R, et al. The prognostic value of HRCT in myositisassociated interstitial lung disease. Respir Med 2013; 107(5): 745-52.

59. Morisset J, Johnson C, Rich E, et al. Management of myositis-related interstitial lung disease. Chest 2016; 150(5): 1118-28.

60. Takada T, Suzuki E, Nakano M, et al. Clinical features of polymyositis/dermatomyositis with steroid-resistant interstitial lung disease. Intern Med 1998; 37(8): 669-73.

61. Shimojima Y, Ishii W, Matsuda M, et al. Effective use of calcineurin inhibitor in combination therapy for interstitial lung disease in patients with dermatomyositis and polymyositis. J Clin Rheumatol 2017; 23(2): 87-93.

62. Takada K, Kishi J, Miyasaka N. Step-up versus primary intensive approach to the treatment of interstitial pneumonia associated with dermatomyositis/polymyositis: a retrospective study. Mod Rheumatol 2007; 17(2): 123-30.

63. Mira-Avendano IC, Parambil JG, Yadav R, et al. A retrospective review of clinical features and treatment outcomes in steroid-resistant interstitial lung disease from polymyositis/dermatomyositis. Respir Med 2013; 107(6): 890-6.

64. Barba T, Fort R, Cottin V, et al. Treatment of idiopathic inflammatory myositis associated interstitial lung disease: a systematic review and meta-analysis. Autoimmun Rev 2019; 18(2): 113-22.

65. Go DJ, Park JK, Kang EH, et al. Survival benefit associated with early cyclosporine treatment for dermatomyositis-associated interstitial lung disease. Rheumatol Int 2015; 36(1): 125-31.

66. Swigris JJ, Olson AL, Fischer A, et al. Mycophenolate mofetil is safe, well tolerated, and preserves lung function in patients with connective tissue disease-related interstitial lung disease. Chest 2006; 130(1): 30-6.

67. Fischer A, Brown KK, Du Bois RM, et al. Mycophenolate mofetil improves lung function in connective tissue disease-associated interstitial lung disease. J Rheumatol 2013; 40(5): 640-6.

68. Ge Y, Zhou H, Shi J, et al. The efficacy of tacrolimus in patients with refractory dermatomyositis/polymyositis: a systematic review. Clin Rheumatol 2015; 34(12): 2097-103.

69. Sharma N, Putman MS, Vij R, et al. Myositis-associated interstitial lung disease: predictors of failure of conventional treatment and response to tacrolimus in a US cohort. J Rheumatol 2017; 44(11): 1612-8.

70. Kurita T, Yasuda S, Oba K, et al. The efficacy of tacrolimus in patients with interstitial lung diseases complicated with polymyositis or dermatomyositis. Rheumatology 2014; 54(1): 39-44.

71. Ge Y, Peng Q, Zhang S, et al. Cyclophosphamide treatment for idiopathic inflammatory myopathies and related interstitial lung disease: a systematic review. Clin Rheumatol 2014; 34(1): 99-105.

72. Bauhammer J, Blank N, Max R, et al. Rituximab in the treatment of Jo1 antibody-associated antisynthetase syndrome: anti-Ro52 positivity as a marker for severity and treatment response. J Rheumatol 2016; 43(8): 1566-74.

73. Andersson H, Sem M, Lund MB, et al. Long-term experience with rituximab in anti-synthetase syndrome-related interstitial lung disease. Rheumatology 2015; 54(8): 1420-8.

74. Allenbach Y, Guiguet M, Rigolet A, et al. Efficacy of rituximab in refractory inflammatory myopathies associated with anti-synthetase autoantibodies: an open-label, phase II trial. PLoS One 2015; 10(11): e0133702.

75. Suzuki Y, Hayakawa H, Miwa S, et al. Intravenous immunoglobulin therapy for refractory interstitial lung disease associated with polymyositis/dermatomyositis. Lung 2009; 187(3): 201-6.

76. Bakewell CJ, Raghu G. Polymyositis associated with severe interstitial lung disease. Chest 2011; 139(2): 441-3.

77. Hallowell RW, Amariei D, Danoff SK. Intravenous immunoglobulin as potential adjunct therapy for

interstitial lung disease. Ann Am Thorac Soc 2016; 13(10): 1682-8.

78. Cobo-Ibàñez T, López-Longo FJ, Joven B, et al. Long-term pulmonary outcomes and mortality in idiopathic inflammatory myopathies associated with interstitial lung disease. Clin Rheumatol 2019; 38(3): 803-15.

79. Fathi M, Helmers SB, Lundberg IE. KL-6: a serological biomarker for interstitial lung disease in patients with polymyositis and dermatomyositis. J Intern Med 2011; 271(6): 589-97.

80. Chen F, Lu X, Shu X, et al. Predictive value of serum markers for the development of interstitial lung disease in patients with polymyositis and dermatomyositis: a comparative and prospective study. Intern Med J 2015; 45(6): 641-7.

81. Nakazawa M, Kaneko Y, Takeuchi T. Risk factors for the recurrence of interstitial lung disease in patients with polymyositis and dermatomyositis: a retrospective cohort study. Clin Rheumatol 2017; 37(3): 765-71.

82. Sugiyama Y, Yoshimi R, Tamura M, et al. The predictive prognostic factors for polymyositis/dermatomyositis associated interstitial lung disease. Arthritis Res Ther 2018; 20: 7.

83. Zou J, Guo Q, Chi J, et al. HRCT score and serum ferritin level are factors associated to the 1-year mortality of acute interstitial lung disease in clinically amyopathic dermatomyositis patients. Clin Rheumatol 2015; 34(4): 707-14.

84. Ikeda S, Arita M, Misaki K, et al. Incidence and impact of interstitial lung disease and malignancy in patients with polymyositis, dermatomyositis, and clinically amyopathic dermatomyositis: a retrospective cohort study. Springerplus 2015; 4(1): 240.

# 第六章
# 抗中性粒细胞胞质抗体相关性血管炎在呼吸系统诊治方面的研究进展

Gwen E. Thompson，MD，MPH，Ulrich Specks，MD*

**关键词：**

抗中性粒细胞胞质抗体；ANCA；血管炎；肉芽肿性多血管炎；显微镜下多血管炎；嗜酸性肉芽肿性多血管炎；间质性肺病；肺泡出血

**关键点：**

- 坏死性肉芽肿性炎症是区别于肉芽肿性多血管炎（granulomatosis with polyangiitis，GPA）与显微镜下多血管炎（microscopic polyangiitis，MPA）的病理特征。
- 与MPA相比，气管支气管受累在GPA中更常见，可导致气道阻塞。需要个体化的方法进行管理。
- 利妥昔单抗已取代环磷酰胺用于治疗大多数GPA和MPA患者，包括弥漫性肺泡出血患者。
- 近期发现MPA与间质性肺病存在关联。
- 美泊利珠单抗靶向IL-5在嗜酸性肉芽肿性多血管炎（eosinophilic granulomatosis with polyangiitis，EGPA）的临床治疗中具有显著减少糖皮质激素的作用。

# 一、引　言

抗中性粒细胞胞质抗体相关性血管炎（antineutrophil cytoplasmic antibody-associated vasculitis，AAV）是肉芽肿性多血管炎（GPA）、显微镜下多血管炎（MPA）和嗜酸性肉芽肿性多血管炎（EGPA）的总称[1]。之所以称为AAV是因为小血管炎中抗中性粒细胞胞

披露声明：无。

Thoracic Disease Research Unit，Division of Pulmonary and Critical Care Medicine，Mayo Clinic，200 First Street Southwest，Rochester，MN 55905，USA.

\* Corresponding author. E-mail address：specks.ulrich@mayo.edu.

质抗体（ANCA）常见，并且认为其在小血管炎的发病机制中起重要作用[1]。然而，AAV的诊断并不需要ANCA阳性[1]。在GPA和MPA患者中，ANCA阳性者大于85%，而ANCA阳性仅发生在新诊断且未经治疗的EGPA患者中，占30%～70%[2-5]。AAV中ANCA是针对中性粒细胞丝氨酸蛋白酶、蛋白酶3（proteinase 3，PR3）或针对中性粒细胞酶、髓过氧化物酶（myeloperoxidase，MPO）的自身抗体[2]。PR3-ANCA是GPA患者体内主要的ANCA类型，而大多数MPA患者MPO-ANCA阳性[2]。EGPA患者可能是ANCA阴性或MPO-ANCA阳性[2-5]。

本章主要介绍了GPA和MPA患者大气道受累及肺实质表现的主要临床特征和鉴别诊断，并强调了呼吸科医师的观点。此外，除了简要介绍GPA和MPA患者的一般治疗建议，还重点阐述了该领域的最新实践和发展。本章还对EGPA进行了简要概述，其中特别强调了生物疗法的基本原理和作用。

# 二、肺坏死性肉芽肿性炎症

坏死性肉芽肿性炎症是GPA的病理组织学特征，可使其与MPA和EGPA进行区分。

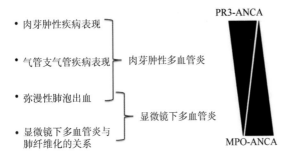

**图6-1** GPA和MPA的气管支气管和肺部疾病表现示意图及其与临床诊断和ANCA血清学的关系。GPA具有3个疾病表现：肉芽肿性疾病表现、气管支气管疾病表现、弥漫性肺泡出血；且大多数GPA患者PR3-ANCA阳性而不是MPO-ANCA阳性。MPA具有两个疾病表现：弥漫性肺泡出血、MPA与肺纤维化ILD之间的关联；大多数MPA患者MPO-ANCA阳性而非PR3-ANCA阳性

同样，疾病的一些临床表现，包括坏死性肉芽肿性炎症引起的影像学特征，也可区分GPA和MPA[1]。大多数GPA患者PR3-ANCA阳性而不是MPO-ANCA阳性（**图6-1**）。与GPA相关的组织病理学肺部特征包括中性粒细胞微脓肿、纤维素样坏死、栅栏状组织细胞和巨细胞形成的"地图样坏死"[6]。涉及这种类型的坏死性肉芽肿性炎症的区域可能会侵犯血管壁或包含局灶性血管炎、血栓形成和血管腔的纤维性闭塞。有些表现为特异性较低的组织病理学特征，如机化性肺炎、支气管中心性炎症，炎症区域嗜酸性粒细胞浸润也有报道[7,8]。

与坏死性肉芽肿性炎症相关的影像学表现为单发或多发肺结节或肿块，伴或不伴空洞或非特异性肺部浸润，这些特征在影像学上与肺炎难以区分（**图6-2**）。炎性病变通常沿支气管周围分布，可通过CT检测[9]。经适当药物治疗后，结节或肿块缩小并最终消失，遗留纤维化线条作为瘢痕。为避免将这些表现与MPO-ANCA阳性或MPA相关的ILD混淆，后续会进行相关讨论。上述病变的鉴别诊断包括感染、机化性肺炎和恶性肿瘤[9]。组织胞浆菌病、球虫病或芽生菌病等真菌感染在世界某些特定地区较常见。诺卡菌感染既可影响免疫功能正常的患者，也可影响免疫功能低下的患者，即可以模拟GPA发病[10,11]。机化性肺炎可能难以鉴别诊断，原因如下：隐源性机化性肺炎在影像学上与病变局限于肺部的GPA

无法区分；机化性肺炎可能发生在GPA患者中[8]；糖皮质激素治疗隐源性机化性肺炎有效。在鉴别诊断中，多发性双侧肺结节也应考虑转移性疾病和淋巴增生性疾病。淋巴瘤样肉芽肿病是一种罕见的血管中心性和血管破坏性，且与EB病毒相关的富含T细胞的B细胞淋巴瘤，也可以模拟GPA，因为它与GPA一样，常常累及不同的肺外器官[12, 13]。

坏死性肉芽肿性炎症引起的肺部病变可能是无症状的、对肺功能影响很小或无法检测到的损害。在新诊断的患者中，肺结节和肿块病变可能是偶然发现的影像学表现。出于同样的原因，在随访期间对GPA患者进行疾病活动筛查时，即使在没有呼吸道症状的情况下，胸部影像学表现也是评估病情不可缺少的一部分。

当病变累及次级支气管时，可能会引起咳嗽和小咯血。当肉芽肿性炎性病变的中央坏死进入引流气道时，可导致空洞形成。当空洞发生感染时，可出现气液平面，需要进行仔细的微生物学评估，随后针对性地进行抗生素治疗。

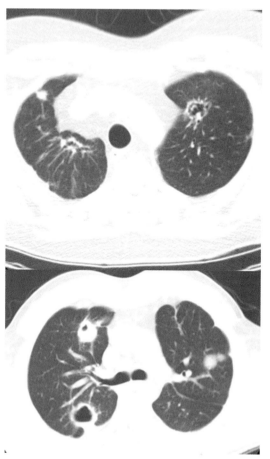

图6-2　GPA坏死性肉芽肿性肺部病变示例

对经支气管镜获得的组织样本行细胞学和微生物学检查，应作为肺结节或肿块鉴别诊断和评估的一部分。在有其他支持性临床特征或ANCA阳性的患者中，约50%经支气管镜获得的组织样本符合GPA诊断[14]。在高达25%的患者中，此类组织样本直接具有诊断意义[14]。根据病变的位置，可首选CT引导下穿刺活检或经支气管活检。电视辅助胸腔镜（video-assisted thoracoscopic，VATS）肺活检的诊断成功率最高，但由于其并发症发生率高，甚至可导致死亡，因此应仔细权衡该检查风险收益比。VATS活检通常仅在孤立性肺部病变患者中应用是必要的。

由坏死性肉芽肿性炎症引起的疾病表现很少危及生命或器官，且它们的进展比毛细血管炎相关疾病表现更慢（见后文讨论）。因此，出于治疗分层的目的，它们被归类为"非严重"疾病表现。仅有非严重疾病表现，但没有"严重疾病表现"的患者，应接受糖皮质激素联合甲氨蝶呤作为一线诱导缓解治疗方案[15]。该方案治疗失败的患者通常对糖皮质激素联合利妥昔单抗的治疗反应良好[16, 17]。如果总体肺部病变较广泛，则按照严重疾病（定义为危及生命或器官）的推荐意见进行治疗，包括糖皮质激素联合环磷酰胺或利妥昔单抗[15]。大多数有严重疾病表现的患者都是PR3-ANCA阳性。对于复发性GPA和PR3-ANCA阳性的患者，研究证实利妥昔单抗疗效优于环磷酰胺，因此首选利妥昔单抗作为初始治疗药物[18]。

# 三、气管支气管炎症

据报道，气管支气管受累见于15%～55%的GPA患者，但这不是MPA的常见临床表现[19]。在这些患者中，女性（76%）比男性常见[20]。PR3-ANCA阳性是气管支气管炎症患者中最常见的ANCA类型，包括声门下炎症和继发的狭窄[20]。然而，MPO-ANCA患者中也可出现上述表现，但发生率低，且患者可能为ANCA阴性[20]。气管支气管炎症被认为是坏死性肉芽肿性炎症的征兆，但在支气管活检标本中很少发现GPA经典的组织病理学特征。因此，在队列报告中是否将气管支气管受累报告为GPA或MPA的特征取决于临床医生对不同疾病定义的理解和应用，以及GPA定义为坏死性肉芽肿性炎症的临床替代指标[21-23]。

GPA的气管支气管炎症通常局部或不规则地分布在整个气道中，受累区域与正常气道相邻。这种分布模式可将其与复发性多软骨炎中气管支气管炎症进行区分[24]。气道炎症可能影响气管支气管束的任何水平，从气管向下到支气管，最常见的是声门下区域。支气管镜下气管支气管炎症受累的气道可表现为黏膜红斑、水肿、变脆和溃疡形成或"鹅卵石征"（图6-3A）。炎症常呈环状，易导致气管发生继发性瘢痕性狭窄或完全闭塞，免疫抑制剂也不能有效治疗（图6-3B）。若炎症是透壁性的，则可通过胸部CT成像观察到。当炎症影响气管支气管软骨时，气管软化或支气管软化可能导致显著的呼气动力性气道塌陷。

在缺乏GPA的其他典型器官表现或典型PR3-ANCA或MPO-ANCA阳性的情况下，GPA气管支气管炎症的鉴别诊断可能很困难。应考虑到复发性多软骨炎[24]、炎症性肠病[25, 26]、结节病[27]和感染，尤其是真菌感染等其他可能的原因。导致鉴别诊断更加复杂的是，复发性多软骨炎、炎症性肠病或细菌感染患者都可能有非特异性ANCA阳性[2]。

与GPA气道炎症相关的症状是非特异性的。没有明显气道狭窄的早期炎性病变可能完全无症状或可引起咳嗽伴/不伴咯血。局部大气道阻塞听诊时可闻及局部喘息音，而喘鸣是声门下狭窄的一个特征。

如果怀疑有气道病变，诊断方法应包括肺功能检查、可弯曲纤维支气管镜检查，在某些情况下，还应进行气道CT三维重建[19]。任何有呼吸道症状或肺实质或气道影像学异常的GPA患者都应进行肺功能检查。吸气或呼气流量–容积曲线形状的异常是敏感但不特异的气道狭窄指标，并可预测其功能受损的严重程度。在肺功能检测期间测量最大自主通气量或使用峰值流量计测量呼气流量峰值对于气流受限的功能评估是有价值的。一段时间内重复测量为评估药物治疗或支气管镜干预对气道通畅性的效果提供了有价值的信息（见后文讨论）。

纤维支气管镜检查适用于有呼吸道症状、肺功能检查异常或胸部影像学检查异常的患者。支气管镜检查有助于评估和绘制大气道的炎症病变，获取微生物学研究的标本，制订治疗干预措施并监测其结果。当为进行扩张手术或支架植入术患者进行评估时，重要的是明确气道狭窄的长度和狭窄远端气道的通畅性（无法容纳小儿支气管镜）。这些信息通常可以通过"虚拟支气管镜检查"或气道 CT 三维重建获得[28]。

　　GPA 气管支气管受累的管理通常是复杂和具有挑战性的，因为它需要针对每个患者采取个体化的方法，并且通常使用超出标准的免疫抑制剂治疗。与其他疾病表现相比，气管支气管炎性病变可能对全身免疫抑制治疗反应更差。由于气道瘢痕或损伤，在全身免疫抑制治疗期间有时会发生进行性气道阻塞，这可能归因于患者对免疫抑制治疗的抵抗。固定部位的气道阻塞可能适合扩张手术或支架放置（**图 6-3C 和 D**）。气管或支气管软化引起的动态气道塌陷采用持续气道正压通气治疗可能获益。金黄色葡萄球菌或铜绿假单胞菌的持续性或复发性气道感染很常见，可能代表自身免疫性炎症的"抗原驱动因素"。因此，不应将 GPA 患者气道标本的阳性培养结果视为"定植"，而应根据抗菌药物敏感性结果进行治疗。由于无症状的胃食管反流也可能加重气道炎症，特别是声门下炎症，因此提倡对 GPA 和气道受累的患者，除了抑酸治疗外，还应从饮食和行为上采取反流预防措施。最后，为了抑制气道炎症，同时最大限度地减少全身糖皮质激素的累积剂量，建议在气管支气管疾病患者中使用大剂量吸入性糖皮质激素。

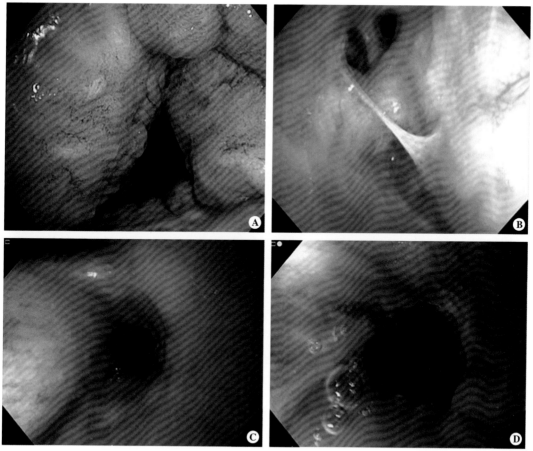

**图 6-3**　气管支气管病变和干预示例。A. 患者声门下区域 GPA 的炎性病变导致"鹅卵石"样外观；B. 具有长期 GPA 病史且气管支气管受累的患者，中间支气管完全闭塞，并且在 RC1 隆突远端有一个无阻塞的粘连带，没有任何活动性炎症的迹象；C. 右主干口处复发性狭窄；D. 右主干同一狭窄球囊扩张后

# 四、弥漫性肺泡出血和肺毛细血管炎

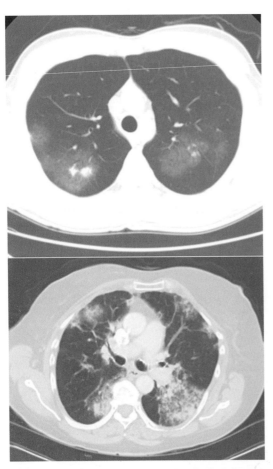

图6-4　GPA患者弥漫性肺泡出血的影像学表现示例（两例均经支气管肺泡灌洗证实肺泡出血）

AAV是引起弥漫性肺泡出血（diffuse alveolar hemorrhage，DAH）毛细血管炎的主要原因[29]。DAH是GPA或MPA严重的疾病表现，发生在大约1/4的患者中[17,30]。相比之下，DAH在EGPA中很少发生（0～10%）[3-5]。DAH的症状是非特异性的，包括不同程度的呼吸困难、低氧血症及胸部影像学检查可检测到的弥漫性肺泡充盈缺损（**图6-4**）和贫血。

高达50%的DAH患者没有咯血[31,32]。因此，GPA或MPA患者在胸部影像学上有肺泡充盈缺损，需要通过支气管镜和支气管肺泡灌洗（BAL）确认或排除DAH。起源于肺泡内的出血可导致BAL返回的血量逐渐增加，而如果血液被吸收或出血源在气管支气管束中，则回收的灌洗液中血量减少[33]。BAL还提供了获取微生物检测样本的机会，以确定或排除感染。如果在执行该操作时出血已停止，则BAL回收液可能是清澈的。在这种情况下，至少20%的肺泡巨噬细胞应充满含铁血黄素。但是在BAL液分类细胞计数中发现超过20%的含铁血黄素巨噬细胞对DAH没有特异性，因为高达30%的弥漫

性肺泡损伤患者也可能符合这一标准[34]。在人体中，自肺泡内出血开始至检测到含铁肺泡巨噬细胞需要多长时间尚不完全清楚。一项关于小鼠的体内研究发现在鼻内出血后的第3天，首次在肺泡巨噬细胞中检测到含铁血黄素，因此推测巨噬细胞至少需要24～48小时才能吞噬血红蛋白并在铁染色中变为阳性[35]。BAL液中含铁血黄素肺泡巨噬细胞的百分比与DAH的严重程度无关，但BAL液分类细胞计数中超过30%的中性粒细胞已被确定为发生呼吸衰竭的独立危险因素，可能因为它是间质性炎症严重程度的间接标志物。尽管BAL检查对于明确诊断DAH是必不可少的，但该过程本身可能会导致患者呼吸功能的暂时性急性恶化，因此只允许在具有高级护理条件的环境下进行，以确保所需呼吸支持供给，包括插管和机械通气。

对于DAH患者，GPA或MPA的诊断通常不需要进行肺活检。实际上，这与风险收益比有关。如有必要，GPA或MPA的组织活检通常可以更安全地从其他器官取材，包括皮肤、鼻腔和鼻窦或肾脏。与肺活检相比，肾活检不仅可以提供诊断信息，还可以提供有价

值的预后信息[36-38]。

DAH可能是GPA或MPA最初表现的一部分，也可能是提示疾病复发的一部分。因此，在接受基础疾病免疫抑制治疗的患者中，如出现呼吸困难、低氧血症和影像学肺泡充盈缺损，均应尽快行支气管镜及BAL评估，帮助诊断DAH并排除免疫功能低下引起的宿主感染。

任何程度的DAH都需要归类为GPA和MPA的严重疾病表现，因为它可以迅速发展为呼吸衰竭，威胁患者的生命。据大型队列研究报道，DAH死亡率为10%～25%[31, 39]。最近通过对GPA或MPA引起的DAH进行多变量分析，发现了三个独立的呼吸衰竭危险因素[31]：①在首次出现时通过脉搏血氧饱和度（$SpO_2$）测量到的血氧饱和度与吸入氧分数（$FiO_2$）之比小于450（OR=74；95%CI，9～180）；②C反应蛋白＞25mg/dl（OR=57.4；95%CI，1.7～48）；③BAL液分类细胞计数中存在超过30%的中性粒细胞（OR=6.4；95%CI，1.6～34）[31]。这些研究提示任何出现呼吸困难或肺浸润的GPA或MPA患者，即使没有呼吸困难或咯血，也应确定$SpO_2$与$FiO_2$比值大小，以便选择适当的护理级别，并实行有效的诊断和治疗干预。

如果患者在DAH的最初发作中存活下来，按照伴严重疾病表现的GPA或MPA患者的标准推荐意见，该类患者对免疫抑制治疗的反应与所有伴其他疾病表现的GPA和MPA患者大致相似[17, 31]。此外，如果能够在弥漫性肺泡损伤发生之前实施有效治疗，则肺实质通常会恢复，且肺功能不会明显受损[40]。

如果及时治疗，由GPA或MPA引起的DAH患者则对针对有严重疾病表现的标准治疗反应良好。在利妥昔单抗治疗ANCA相关性血管炎（Rituximab for ANCA-Associated Vasculitis，RAVE）试验中，DAH患者静脉注射1g/d甲泼尼龙1～3天，然后口服泼尼松联合利妥昔单抗（rituximab，RTX）或环磷酰胺（cyclophosphamide，CYC）的疗效与整个试验队列相当[17]。一项最大的单中心队列（n=73）研究提示，GPA或MPA引起的DAH患者无论用RTX还是CYC治疗，其早期应答率和住院生存率都相似。接受RTX治疗的患者完全缓解（定义为伯明翰血管炎活动性评分为0分且完全停用泼尼松6个月）率优于接受CYC的患者（89% vs 68%，P=0.02）。被排除在RAVE试验之外但需要机械通气的亚组患者也得到了相同的结论（n = 31，使用RTX 83%，使用CYC 42%，P=0.02）[31]。

一项包括20例MPA引起的DAH患者的研究表明，除了标准免疫抑制治疗外，他们还接受了血浆置换（plasma exchange，PLEX）治疗，这提高了人们对PLEX作为辅助治疗的兴趣。该治疗有可能降低AAV患者治疗过程中与DAH相关的早期死亡率[41]。然而，一项由73例患者（其中32例接受了PLEX治疗）参与的单中心队列研究分析提示，在调整疾病严重程度和治疗（RTX与CYC）后，并未发现PLEX治疗可能给患者带来任何益处[31]。更重要的是，在AAV患者中进行的最大规模的多中心随机对照试验（RCT）的结果也显示，PLEX治疗未给整个队列或DAH患者带来任何益处[42]（该试验旨在比较PLEX治疗与非PLEX治疗的疗效）。因此，对于GPA或MPA引起的DAH患者，除了标准免疫抑制治疗外，不再推荐使用PLEX治疗。

# 五、有或没有显微镜下多血管炎的间质性肺病和抗中性粒细胞胞质抗体

近期，来自世界各地的病例报告和相关病例系列均记录了ANCA阳性患者的间质性肺病（ILD）情况，使大家更清楚地认识到纤维化ILD与MPO-ANCA阳性和MPA之间的关联[43-45]。然而，目前尚不清楚MPO-ANCA阳性与肺纤维化之间是否存在致病的关系，以及肺纤维化是AAV患者的疾病表现还是独立的合并症。根据对现有报告的仔细审查和分析，提出如下观点。

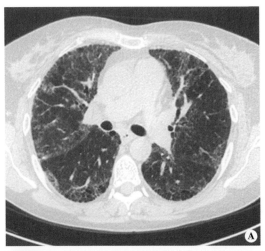
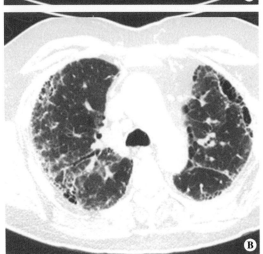

图6-5 MPA患者的ILD。A. PO-ANCA和寡免疫复合物肾小球肾炎患者的肺部CT图像；图像中可见明显的磨玻璃样浸润和牵拉性支气管扩张；BAL检查排除了肺泡出血和感染，尽管有一些外围蜂窝样表现，但这些发现与主要NSIP表现一致；B. HRCT上典型的UIP表现

大多数情况下，ILD具有普通型间质性肺炎（UIP）或非特异性间质性肺炎（NSIP）的影像学和组织病理学特征[44]（图6-5）。此外，也有报道称非典型特征也包括滤泡性毛细支气管炎[44]。ILD患者最主要的ANCA类型是MPO-ANCA阳性，相反，很少发现PR3-ANCA阳性。这些患者是否有其他器官的异常炎症标志物或血管炎（MPA）的典型体征尚不清楚。MPO-ANCA阳性的ILD患者有25%的概率出现MPA患者的临床特征[46,47]。目前MPO-ANCA阳性的MPA患者相关研究进展已有报道，但PR3-ANCA尚无相关报道[46]。

肺部疾病进展似乎早于MPA患者的临床表现，这在具有UIP影像学特征的肺纤维化中得到了证实[44]。呈现NSIP影像学表现的患者应用免疫抑制治疗有效，而UIP患者似乎对免疫抑制治疗无效，并且肺功能持续下降，与特发性肺纤维化相似。

有明显MPA表现的患者，无论是否在其ILD基础上合并DAH，若有血管炎的临床表现，则给予免疫抑制治疗均有效。如果患者存在明显的MPA表现，且肺纤维化具有NSIP特征，则免疫抑制治疗ILD可能有效。然而，如果患者肺纤维化的类型与UIP一致，那么免疫抑制治疗可能无效。但是目前仍不清楚给予此类UIP患者抗纤维化药物治疗是否有效。

基于上述观察结果，梅奥医学中心的肺病学家对MPO-ANCA阳性和ILD患者采用了经验性临床管理方法（图6-6）。这种方法可使诊断明确的MPA患者接受适当的治疗。若MPA患者有严重的疾病表现，可给予糖皮质激素和环磷酰胺或利妥昔单抗进行诱导缓解治疗，且治疗过程遵循AAV治疗的原则和指南[15]。此外，即使MPA患者无累及其他器官的临床表现，若影像学上出现NSIP特征，也应接受免疫抑制治疗。这种免疫抑制疗法不仅是AAV患者有效维持疾病缓解的方法，而且可防止其他器官受累，并抑制肺部病变进展为不可逆的纤维化。目前，在有或没有MPA临床特征的MPO-ANCA阳性患者中，尚无关于免疫抑制治疗对UIP型肺纤维化有益影响的报道。

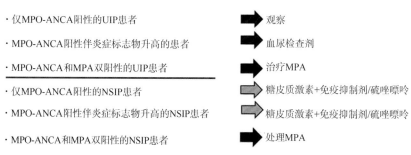

· 仅MPO-ANCA阳性的UIP患者　➡　观察

· MPO-ANCA阳性伴炎症标志物升高的患者　➡　血尿检查剂

· MPO-ANCA和MPA双阳性的UIP患者　➡　治疗MPA

· 仅MPO-ANCA阳性的NSIP患者　➡　糖皮质激素+免疫抑制剂/硫唑嘌呤

· MPO-ANCA阳性伴炎症标志物升高的NSIP患者　➡　糖皮质激素+免疫抑制剂/硫唑嘌呤

· MPO-ANCA和MPA双阳性的NSIP患者　➡　处理MPA

**图6-6　MPO-ANCA阳性患者ILD建议管理方法**

免疫抑制疗法对缺乏MPA其他明显表现的患者无益。然而，高达25%的该类患者后期会发展为MPA，虽然肾脏病变的发展缓慢且隐匿，但仍会导致不可逆的肾功能损害，因此至少每月筛查患者是否有微量血尿（hemastix）来评估其是否发生肾小球肾炎，以便早期发现疾病进展，并在严重肾损害发生之前进行有效的治疗。正如特发性肺纤维化的RCT研究，对该类UIP患者不给予可能有副作用的免疫抑制治疗[48]。由于大多数患者出现UIP的临床表现先于MPA，因此肺纤维化不是MPA的早期表现，而是早期即出现的合并症，抗纤维化治疗可能更适合此类UIP患者。

## 六、嗜酸性肉芽肿性多血管炎的治疗进展

EGPA是三种AAV综合征中的一种，据报道仅有30%～70%的新诊断且未经治疗的EGPA患者体内ANCA阳性（通常为MPO-ANCA型）[3-5]。该疾病与MPA和GPA的区别在于患者有过敏病史，包括不同程度的特应性鼻和鼻窦疾病（包括鼻息肉病），以及哮喘、外周血和组织嗜酸性粒细胞增多症，这些通常早于小血管炎出现[1,3-5]。由于存在这些差异，大多数在AAV中进行的RCT研究都将EGPA患者排除在外，近期仅有1项针对EGPA患者的RCT研究[49]。对于EGPA患者的治疗建议是从MPA和GPA患者已完成的临床研究中推断出来的[50]。糖皮质激素是EGPA的主要治疗药物，也是所有患者的主要诱导缓解剂。有些患者的临床表现没有危及生命或器官（如心脏、胃肠道或肾脏受累，或多发性单神经炎），若泼尼松不能有效减量至低于每天10mg的稳定剂量，则应考虑加用免疫抑制剂[50]。此外，有些患者的临床表现危及生命或器官，则常用CYC与糖皮质激素联合治

疗，以利于诱导缓解，一旦诱导缓解成功，可用其他糖皮质激素递减药物（如硫唑嘌呤）替代CYC以维持病情缓解[50]。

RTX也已用于EGPA的诱导缓解治疗，但尚未完成任何RCT。但来自小型探索性研究和回顾性研究的结果表明，MPO-ANCA阳性的患者受益最大[51, 52]。目前在法国进行的两项RCT研究旨在进一步探索RTX能否在EGPA患者中发挥诱导和维持缓解的作用。

EGPA治疗方面最重要的进展是引入了美泊利珠单抗，这是一种针对IL-5的人源化单克隆抗体，而IL-5是一种调节嗜酸性粒细胞增殖和成熟的细胞因子，并且在EGPA患者体内水平升高[53]。一项大型随机双盲安慰剂对照试验研究提示，美泊利珠单抗在大多数EGPA患者中具有显著的减少糖皮质激素的作用[49]。但是，IL-5的靶向治疗对严重嗜酸性粒细胞驱动或血管炎性疾病表现的影响尚不清楚，因为具有此类疾病表现的患者被排除在试验之外[49, 54]。

（孔秀芳　代晓娟　译　姜林娣　审校）

## 参 考 文 献

1. Jennette JC, Falk RJ, Bacon PA, et al. 2012 Revised international Chapel Hill consensus conference nomenclature of vasculitides. Arthritis Rheum 2013; 65(1): 1-11.

2. Hoffman GS, Specks U. Antineutrophil cytoplasmic antibodies. Arthritis Rheum 1998; 41(9): 1521-37.

3. Keogh KA, Specks U. Churg-Strauss syndrome: clinical presentation, antineutrophil cytoplasmic antibodies, and leukotriene receptor antagonists. Am J Med 2003; 115(4): 284-90.

4. Sinico RA, Di Toma L, Maggiore U, et al. Prevalence and clinical significance of antineutrophil cytoplasmic antibodies in Churg-Strauss syndrome. Arthritis Rheum 2005; 52(9): 2926-35.

5. Comarmond C, Pagnoux C, Khellaf M, et al. Eosinophilic granulomatosis with polyangiitis (Churg-Strauss): clinical characteristics and long-term followup of the 383 patients enrolled in the French Vasculitis Study Group cohort. Arthritis Rheum 2013; 65(1): 270-81.

6. Colby TV, Specks U. Wegener's granulomatosis in the 1990s-a pulmonary pathologist's perspective. Monogr Pathol 1993; (36): 195-218.

7. Travis WD, Hoffman GS, Leavitt RY, et al. Surgical pathology of the lung in Wegener's granulomatosis. Review of 87 open lung biopsies from 67 patients. Am J Surg Pathol 1991; 15(4): 315-33.

8. Travis WD. Common and uncommon manifestations of Wegener's granulomatosis. Cardiovasc Pathol 1994; 3(3): 217-25.

9. Martinez F, Chung JH, Digumarthy SR, et al. Common and uncommon manifestations of Wegener granulomatosis at chest CT: radiologic-pathologic correlation. Radiographics 2012; 32(1): 51-69.

10. Gibb W, Williams A. Nocardiosis mimicking Wegener's granulomatosis. Scand J Infect Dis 1986; 18(6): 583-5.

11. Singh A, Chhina D, Soni RK, et al. Clinical spectrum and outcome of pulmonary nocardiosis: 5-year experience. Lung India 2016; 33(4): 398-403.

12. Wechsler RJ, Steiner RM, Israel HL, et al. Chest radiograph in lymphomatoid granulomatosis: comparison with Wegener granulomatosis. AJR Am J Roentgenol 1984; 142(1): 79-83.

13. Roschewski M, Wilson WH. Lymphomatoid granulomatosis. Cancer J 2012; 18(5): 469-74.

14. Daum TE, Specks U, Colby TV, et al. Tracheobronchial involvement in Wegener's granulomatosis. Am J Respir Crit Care Med 1995; 151(2 Pt 1): 522-6.

15. Yates M, Watts RA, Bajema IM, et al. EULAR/ERA-EDTA recommendations for the management of ANCA-associated vasculitis. Ann Rheum Dis 2016; 75(9): 1583-94.

16. Seo P, Specks U, Keogh KA. Efficacy of rituximab in limited Wegener's granulomatosis with refractory granulomatous manifestations. J Rheumatol 2008; 35(10): 2017-23.

17. Stone JH, Merkel PA, Spiera R, et al. Rituximab versus cyclophosphamide for ANCA-associated vasculitis. N Engl J Med 2010; 363(3): 221-32.

18. Unizony S, Villarreal M, Miloslavsky EM, et al. Clinical outcomes of treatment of anti-neutrophil cytoplasmic antibody (ANCA)-associated vasculitis based on ANCA type. Ann Rheum Dis 2016; 75(6): 1166-9.

19. Polychronopoulos VS, Prakash UB, Golbin JM, et al. Airway involvement in Wegener's granulomatosis. Rheum Dis Clin North Am 2007; 33(4): 755-75, vi.

20. Marroquin-Fabian E, Ruiz N, Mena-Zuniga J, et al. Frequency, treatment, evolution, and factors associated with the presence of tracheobronchial stenoses in granulomatosis with polyangiitis. Retrospective analysis of a case series from a single respiratory referral center. Semin Arthritis Rheum 2019; 48(4): 714-9.

21. Jennette JC, Falk RJ, Andrassy K, et al. Nomenclature of systemic vasculitides. Proposal of an international consensus conference. Arthritis Rheum 1994; 37(2): 187-92.

22. Watts R, Lane S, Hanslik T, et al. Development and validation of a consensus methodology for the classification of the ANCA-associated vasculitides and polyarteritis nodosa for epidemiological studies. Ann Rheum Dis 2007; 66(2): 222-7.

23. Lionaki S, Blyth ER, Hogan SL, et al. Classification of antineutrophil cytoplasmic autoantibody vasculitides: the role of antineutrophil cytoplasmic autoantibody specificity for myeloperoxidase or proteinase 3 in disease recognition and prognosis. Arthritis Rheum 2012; 64(10): 3452-62.

24. Ernst A, Rafeq S, Boiselle P, et al. Relapsing polychondritis and airway involvement. Chest 2009; 135(4): 1024-30.

25. Chiu K, Wright JL. Large and small airway disease related to inflammatory bowel disease. Arch Pathol Lab Med 2017; 141(3): 470-3.

26. Camus P, Colby TV. The lung in inflammatory bowel disease. Eur Respir J 2000; 15(1): 5-10.

27. Polychronopoulos VS, Prakash UBS. Airway involvement in sarcoidosis. Chest 2009; 136(5): 1371-80.

28. Summers RM, Aggarwal NR, Sneller MC, et al. CT virtual bronchoscopy of the central airways in patients with Wegener's granulomatosis. Chest 2002; 121(1): 242-50.

29. Niles JL, Bottinger EP, Saurina GR, et al. The syndrome of lung hemorrhage and nephritis is usually an ANCA-associated condition. Arch Intern Med 1996; 156(4): 440-5.

30. Hoffman GS, Kerr GS, Leavitt RY, et al. Wegener granulomatosis: an analysis of 158 patients. Ann Intern Med 1992; 116(6): 488-98.

31. Cartin-Ceba R, Diaz-Caballero L, Al-Qadi MO, et al. Diffuse alveolar hemorrhage secondary to antineu-trophil cytoplasmic antibody-associated vasculitis: predictors of respiratory failure and clinical outcomes. Arthritis Rheumatol 2016; 68(6): 1467-76.

32. Lara AR, Schwarz MI. Diffuse alveolar hemorrhage. Chest 2010; 137(5): 1164-71.

33. Robbins RA, Linder J, Stahl MG, et al. Diffuse alveolar hemorrhage in autologous bone marrow transplant recipients. Am J Med 1989; 87(5): 511-8.

34. Maldonado F, Parambil JG, Yi ES, et al. Haemosiderin-laden macrophages in the bronchoalveolar lavage fluid of patients with diffuse alveolar damage. Eur Respir J 2009; 33(6): 1361-6.

35. Epstein CE, Elidemir O, Colasurdo GN, et al. Time course of hemosiderin production by alveolar macrophages in a murine model. Chest 2001; 120(6): 2013-20.

36. Berden AE, Ferrario F, Hagen EC, et al. Histopathologic classification of ANCA-associated glomerulo-nephritis. J Am Soc Nephrol 2010; 21(10): 1628-36.

37. Berti A, Cornec-Le Gall E, Cornec D, et al. Incidence, prevalence, mortality and chronic renal damage of anti-neutrophil cytoplasmic antibody-associated glomerulonephritis in a 20-year population-based cohort. Nephrol Dial Transplant 2018. https: //doi.org/10.1093/ndt/gfy250.

38. Sethi S, Zand L, De Vriese AS, et al. Complement activation in pauci-immune necrotizing and crescentic glomerulonephritis: results of a proteomic analysis. Nephrol Dial Transplant 2017; 32(suppl_1): i139-45.

39. de Prost N, Parrot A, Picard C, et al. Diffuse alveolar haemorrhage: factors associated with in-hospital and long-term mortality. Eur Respir J 2010; 35(6): 1303-11.

40. Lauque D, Cadranel J, Lazor R, et al. Microscopic polyangiitis with alveolar hemorrhage. A study of 29 cases and review of the literature. Groupe d' Etudes et de Recherche sur les Maladies "Orphelines" Pulmonaires (GERM "O" P). Medicine (Baltimore) 2000; 79(4): 222-33.

41. Klemmer PJ, Chalermskulrat W, Reif MS, et al. Plasmapheresis therapy for diffuse alveolar hemorrhage in patients with small-vessel vasculitis. Am J Kidney Dis 2003; 42(6): 1149-53.

42. Walsh M, Merkel PA, Jayne D. The effects of plasma exchange and reduced-dose glucocorticoids during remission-induction for treatment of severe ANCA-associated vasculitis [abstract]. Arthritis Rheumatol 2018; 70(suppl 10).

43. Katsumata Y, Kawaguchi Y, Yamanaka H. Interstitial lung disease with ANCA-associated vasculitis. Clin Med Insights Circ Respir Pulm Med 2015; 9(Suppl 1): 51-6.

44. Alba MA, Flores-Suarez LF, Henderson AG, et al. Interstitial lung disease in ANCA vasculitis. Autoimmun Rev 2017; 16(7): 722-9.

45. Borie R, Crestani B. Antineutrophil cytoplasmic antibody-associated lung fibrosis. Semin Respir Crit Care Med 2018; 39(4): 465-70.

46. Kagiyama N, Takayanagi N, Kanauchi T, et al. Antineutrophil cytoplasmic antibody-positive conversion and microscopic polyangiitis development in patients with idiopathic pulmonary fibrosis. BMJ Open Respir Res 2015; 2(1): e000058.

47. Hozumi H, Oyama Y, Yasui H, et al. Clinical significance of myeloperoxidase-anti-neutrophil cytoplasmic antibody in idiopathic interstitial pneumonias. PLoS One 2018; 13(6): e0199659.

48. Idiopathic Pulmonary Fibrosis Clinical Research Network, Raghu G, Anstrom KJ, et al. Predni-sone, azathioprine, and N-acetylcysteine for pulmonary fibrosis. N Engl J Med 2012; 366(21): 1968-77.

49. Wechsler ME, Akuthota P, Jayne D, et al. Mepolizumab or placebo for eosinophilic granulomatosis with polyangiitis. N Engl J Med 2017; 376(20): 1921-32.

50. Groh M, Pagnoux C, Baldini C, et al. Eosinophilic granulomatosis with polyangiitis (Churg-Strauss) (EGPA) Consensus Task Force recommendations for evaluation and management. Eur J Intern Med 2015; 26(7): 545-53.

51. Cartin-Ceba R, Keogh KA, Specks U, et al. Rituximab for the treatment of Churg-Strauss syndrome with renal involvement. Nephrol Dial Transplant 2011; 26(9): 2865-71.

52. Mohammad AJ, Hot A, Arndt F, et al. Rituximab for the treatment of eosinophilic granulomatosis with polyangiitis (Churg-Strauss). Ann Rheum Dis 2016; 75(2): 396-401.

53. Kim S, Marigowda G, Oren E, et al. Mepolizumab as a steroid-sparing treatment option in patients with Churg-Strauss syndrome. J Allergy Clin Immunol 2010; 125(6): 1336-43.

54. Steinfeld J, Bradford ES, Brown J, et al. Evaluation of clinical benefit from treatment with mepolizumab for patients with eosinophilic granulomatosis with polyangiitis. J Allergy Clin Immunol 2019; 143(6): 2170-7.

# 第七章
# IgG4 相关疾病

Zachary S. Wallace，MD，MSc[a, b, *]，Cory Perugino，DO[b]，Mark Matza，MD，MBA[c]，Vikram Deshpande，MBBS[d]，Amita Sharma，MBBS[e]，John H. Stone，MD，MPH[b]

**关键词：**

IgG4 相关疾病；肺部；胸部

**关键点：**

- 免疫球蛋白 G4 相关疾病（IgG4-RD）的胸部表现包括肺结节、胸膜增厚、主动脉炎和淋巴结病。
- IgG4-RD 的胸部受累通常在影像学检查时被偶然发现，但也可表现为非特异性症状，如呼吸困难或咳嗽。
- 肺部病变的组织病理有助于区分 IgG4-RD 与常见的模拟疾病，包括结节病、抗中性粒细胞胞质抗体相关性血管炎和恶性肿瘤。

# 一、引　言

免疫球蛋白 G4（IgG4）相关疾病（Ig G4-related disease，IgG4-RD）是一种免疫介导

**利益冲突：** 无。

**披露声明：** Dr Z.S. Wallace received grant support through a Scientist Development Award from the Rheumatology Research Foundation and from the National Institute of Arthritis and Musculoskeletal and Skin Diseases（NIAMS/NIH；Loan Repayment Award and K23 AR073334）.

a Clinical Epidemiology Program，Massachusetts General Hospital，Harvard Medical School，55 Fruit Street，Boston，MA 02114，USA.

b Rheumatology Unit，Division of Rheumatology，Allergy，and Immunology，Massachusetts General Hospital，Harvard Medical School，55 Fruit Street，Boston，MA 02114，USA.

c Rheumatology Unit，Division of Rheumatology，Allergy，and Immunology，Massachusetts General Hospital，55 Fruit Street，Boston，MA 02114，USA.

d Department of Pathology，Massachusetts General Hospital，Harvard Medical School，55 Fruit Street，Boston，MA 02114，USA.

e Department of Radiology，Massachusetts General Hospital，Harvard Medical School，55 Fruit Street，Boston，MA 02114，USA.

\* Corresponding author. Rheumatology Unit，Division of Rheumatology，Allergy，and Immunology，Massachusetts General Hospital，Harvard Medical School，100 Cambridge Street，16th Floor，Boston，MA 02114. E-mail address：zswallace@mgh.harvard.edu.

的疾病，可导致几乎任何器官的纤维炎性病变[1]。本病的病因尚不清楚。常见临床表现包括泪腺炎、大唾液腺受累的硬化性涎腺炎（颌下腺、腮腺和舌下腺）、自身免疫性胰腺炎、硬化性胆管炎和腹膜后纤维化（retroperitoneal fibrosis，RPF）。尽管不同队列研究之间的数据存在差异，但高达35%的IgG4-RD患者有胸部病变[2]，包括肺结节、胸膜增厚、胸腔积液、主动脉炎、硬化性心包炎、淋巴结病和椎旁肿块。胸部受累的IgG4-RD患者通常表现为非特异性症状，包括呼吸困难或咳嗽，也有许多患者是无症状偶然被发现的[2]。IgG4-RD胸部病变的鉴别诊断很广泛，包括感染（如结核），其他自身免疫性疾病［如抗中性粒细胞胞质抗体（ANCA）相关性血管炎］和恶性肿瘤（如淋巴瘤、肺癌）。本章重点介绍IgG4-RD胸部病变的流行病学、常见临床表现、诊断方法和管理。

## 二、流 行 病 学

由于对IgG4-RD认识时间较短，其发病率和患病率的估计尚有困难。近年来，尽管对IgG4-RD及其表现的认识有所提高，但诊断上的延误仍突显了对该疾病认识不足的问题[3]。

### 1. 人口统计学

对IgG4-RD流行病学的了解大部分来自世界各地的单中心病例系列研究[4-7]及一项大型国际队列研究，该队列主要用于推导和验证即将发布的美国风湿病学会和欧洲抗风湿病联盟制定的IgG4-RD分类标准[3]。在所有队列中，男性均较女性常见，典型病例年龄多在50～70岁。然而，各年龄段人群包括儿童在内均有报道。此外，尽管IgG4-RD最初是日本学者在自身免疫性胰腺炎队列研究中描述的，但目前几乎所有种族背景的患者都有报道。近期一项聚类分析表明，亚洲患者和女性患者头颈部受累的风险增加，但其原因尚不清楚[3]。

### 2. 危险因素

人们对IgG4-RD发病的危险因素知之甚少。在发现IgG4-RD为RPF的常见原因之前，多项研究提示烟草和石棉暴露是RPF的危险因素[8,9]。最近一项包括多种临床表现患者的病例对照研究发现，烟草暴露是IgG4-RD的危险因素之一，但这种关联性很大程度上由RPF亚群患者的强关联性所致[10]。烟草暴露与IgG4-RD胸部受累（特别是肺部病变）风险之间的潜在关联尚需进一步评估。曾有研究提示恶性肿瘤为IgG4-RD的危险因素，但此观察性结果仍需进一步研究[11]。恶性肿瘤与IgG4-RD之间的关联在胸部病变中尤其明显，IgG4-RD的鉴别诊断也包括肺癌和淋巴瘤。其他环境暴露，特别是职业抗原（如溶剂），也被认为是IgG4-RD的危险因素[12]。

### 3. 发病机制

近年来，对IgG4-RD发病机制的认识迅速深入。然而，尽管有人提出遗传［如自身免疫性胰腺炎中的人类白细胞抗原（human leukocyte antigen，HLA）DR4］和其他危险因素

（如上述吸烟）的可能性，但确切的病因尚未确定[13,14]。

### 4. 浆母细胞

在IgG4-RD受累组织中可见表达IgG4和寡克隆扩增的浆母细胞（即短寿命、产生抗体的细胞，通常定义为CD20⁻CD19⁺CD38⁺CD27⁺），且与对照组相比，IgG4-RD患者循环中的浆母细胞水平亦增加[15]。无论血清IgG4浓度如何，循环中的浆母细胞水平与疾病活动和受累器官数量相关，表明该细胞具有一定的致病作用[16,17]。此外，B细胞清除治疗通过清除浆母细胞的前体细胞，可获得持续的临床改善[18-23]。

### 5. 自身抗体

至少有11种自身抗原已在IgG4-RD相关研究中报道，但其致病意义尚不明确[24]。对自身抗原的鉴定支持IgG4-RD是自身免疫性疾病的推测。其中一种已鉴定的自身抗原半乳凝素3（galectin-3）被证明是患者体内主要扩增的浆母细胞的靶抗原，在一个多器官受累的队列中28%的患者抗半乳凝素3抗体呈阳性[25]。另一种层粘连蛋白-511在50%的IgG4相关性胰腺炎受试者中被检出，用该蛋白免疫小鼠可导致抗体产生和胰腺损伤[26]。

### 6. 滤泡辅助性 T 细胞

滤泡辅助性T细胞（T follicular helper cell，TFH细胞）对B细胞成熟和免疫球蛋白类别转换至关重要。在IgG4-RD中，活化的2型TFH细胞在外周循环中扩增，在受累器官中聚集，该细胞与血清IgG4浓度、浆母细胞水平和受累器官的数量相关[27]。此外，2型TFH细胞可在体外诱导初始B细胞分化为产生IgG4的浆母细胞，提示该细胞是IgG4-RD病理生理学改变的关键因素[27]。2型TFH细胞驱动初始B细胞分化的机制可能与分泌IL-4有关。

### 7. IgG4 分子

令人惊讶的是，IgG4分子在IgG4-RD中的确切作用仍然不清楚[28]。IgG4的类别转换是非特异性的，可发生于任何慢性抗原暴露（如过敏性疾病）的情况下。此外，与其他IgG亚类相比，IgG4激活补体或与免疫细胞表面的Fc受体结合的能力较弱[29]。因此，有多个理由让我们相信IgG4不是以其命名的IgG4-RD这一疾病的核心。然而，最近的实验数据表明IgG4可能具有致病作用[30-32]。例如，与健康对照组的IgG4相比，来源于IgG4-RD患者血清的IgG4与C1q结合的亲和力增强[30]。此外，在用纯化的人IgG4过继转移的模型鼠中，受者小鼠可出现急性胰腺炎，胰腺内有人IgG4的沉积[33]。

### 8. CD4⁺ 细胞毒性 T 细胞

尽管B细胞在IgG4-RD的发病机制中很重要，但受累组织中主要为T细胞浸润[34]，尤其是CD4⁺细胞毒性T细胞（CD4⁺ cytotoxic T lymphocyte，CD4⁺CTL）[35]。CD4⁺CTL在IgG4-RD患者的循环中克隆性扩增，随着治疗后病情缓解而减少，且该细胞与受累器官的数量相关[35,36]。除了通过分泌穿孔素和颗粒酶产生细胞毒性作用，CD4⁺CTL还分泌一系列促纤维化分子，如 IL-1β 和转化生长因子 β[35]。这些 CD4+CTL 对 IgG4-RD 特征性纤维化的确切作用仍然是研究的重点，可能与其他疾病导致的纤维化机制有一定关联。

# 三、临 床 表 现

## 1. 概述

IgG4-RD 几乎可以累及身体的任何器官（表 7-1）[37]。患者可表现为单个器官受累或多个器官同时受累。在未经治疗的患者中，随着时间的推移，不同器官可能会以一种异时性的模式相继发生病变。与感染等疾病的急性表现不同，IgG4-RD 通常为惰性进展，有时被偶然发现。症状的出现多为瘤样肿大的病变或炎症引起的损伤所致。例如，硬化性涎腺炎患者常因无痛性肿块就诊，而主动脉炎患者则可能出现动脉夹层所致的急性疼痛。

IgG4-RD 患者的全身症状包括疲劳和关节痛等，但通常很轻微、较隐匿[37]。IgG4 相关自身免疫性胰腺炎患者因胰腺外分泌功能衰竭可能出现体重明显下降。这些患者无法从摄入的食物中吸收必要的营养，据报道可在数月内体重减轻 9～23kg（20～50lb）。发热不是 IgG4-RD 的典型表现，但在胸部受累的 IgG4-RD 病例中有报道[2, 38]。对于发热突出的患者，应寻找其他原因，如胆道疾病合并上行性胆管炎。

表 7-1 IgG4 相关疾病的表现

| | |
|---|---|
| **头颈部** | 伴或不伴动脉瘤的胸主动脉周围炎 |
| 肥厚性硬脑膜炎 | 纤维性心包炎和（或）纵隔炎 |
| 眼眶假瘤和（或）眼眶肌炎 | 椎旁肿块 |
| 泪腺肿大（泪腺炎） | **胰、胆、肝** |
| 鼻窦炎 | 自身免疫性胰腺炎（1 型） |
| 下颌下腺、腮腺和（或）舌下腺肿大（唾液腺炎） | 硬化性胆管炎 |
| 纤维性甲状腺炎 | 肝脏炎性假瘤 |
| **肺** | **肾** |
| 呼吸道 | 肾小管间质性肾炎 |
|   气管支气管狭窄 | 膜性肾小球肾炎 |
| 肺实质 | **腹主动脉和髂动脉** |
|   肺结节和（或）浸润 | 腹膜后纤维化 |
|   间质性肺病 | 主动脉周围炎 |
|   纵隔和（或）肺门淋巴结肿大 | **淋巴结病（任何区域）** |
| **胸膜** | **其他** |
| 胸膜增厚和结节 | 硬化性肠系膜炎 |
| 胸腔积液 | 乳房（乳腺炎） |
| **心脏/纵隔** | 前列腺（前列腺炎） |

## 2. IgG4-RD 胸部受累的症状

即使在 IgG4-RD 胸部严重受累的患者中，呼吸系统症状有时也不明显[2]。然而，在一项研究中，大约25%的患者因呼吸道症状最终被诊断为IgG4-RD[39]。约50%的IgG4-RD肺部受累患者可出现呼吸道症状，但其余患者通常无症状[2, 38, 40, 41]。胸部症状多不特异，包括咳嗽（约65%）、气短（约30%）和胸痛（约20%）[38, 39, 42]。咯血不常见，但有报道[38]；正如对待发热一样，出现咯血应该寻找其他可能的病因。值得注意的是，有报道IgG4-RD累及冠状动脉而发生急性冠脉综合征的患者可以胸痛为突出表现[43-46]。大血管（如主动脉）受累的患者通常无症状，仅在发生动脉夹层或血管狭窄导致血流受阻时出现症状。过敏和（或）哮喘是IgG4-RD患者常见的共患病，可能导致与IgG4-RD无关的症状[2, 40, 47]。IgG4相关性肺病患者哮喘的诊断可能与该病引起的气道炎症有关。过敏性疾病与IgG4-RD之间的关系需要进一步研究。

### 3. 胸部表现

CT常用于检测IgG4-RD的胸部病变。IgG4-RD可累及胸部的任何结构，包括肺、气道、纵隔和（或）胸膜[2, 38, 48-50]。X线检查在排除胸部IgG4-RD受累方面不如CT敏感。本部分将围绕影像学表现回顾IgG4-RD的胸部病变。

通过CT横断面成像可发现IgG4-RD多个部位的病变，并且一系列的特征性改变通常比任何独立的病变更特异。需要注意的是，IgG4-RD的胸部放射学表现可能与其他多种疾病相似，特别是淋巴瘤、感染和其他炎症性疾病，包括结节病和ANCA相关性血管炎。

### 4. 淋巴结病

淋巴结病是胸部CT最常见的表现（**图7-1**），多为对称性，累及颈部、腋窝、肺门和纵隔多个部位。淋巴结轻度肿大，边界清晰，静脉注射造影剂后常显示增强。氟代脱氧葡萄糖（fluorodeoxyglucose，FDG）–正电子发射断层成像（PET）检查淋巴结为高摄取（**图7-2**）。

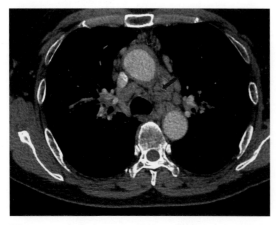

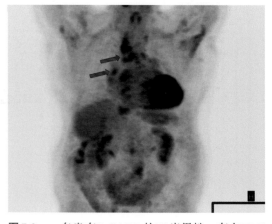

**图7-1** 一名患有IgG4-RD的61岁男性，出现肺门和纵隔淋巴结肿大。胸部CT扫描软组织窗上主动脉、肺动脉水平显示双侧轻度纵隔和肺门淋巴结肿大（长箭头）。此外，升主动脉周围有软组织，符合主动脉周围炎（短箭头）的诊断

**图7-2** 一名患有IgG4-RD的77岁男性，存在FDG代谢升高的淋巴结病。冠状位PET/CT显示肺门和纵隔淋巴结FDG高代谢（箭头）

### 5. 椎旁肿块

少数 IgG4-RD 患者可出现纵隔受累，突出表现为椎旁肿块。肿块通常位于右侧，跨越多个椎体，典型者不包绕主动脉，延伸至脊柱或造成骨质破坏（**图 7-3**）。除 IgG4-RD 外，其他疾病很少发生类似的表现。

### 6. 气道受累

在胸部 CT 影像异常的 IgG4-RD 患者中，高达半数的患者可出现气道受累，气道受累者可表现为咳嗽和呼吸困难等症状[51]。气道病变最常见的特征是气道壁均匀的或结节状增厚（**图 7-4**）。与 IgG4-

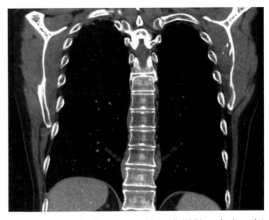

图 7-3  一名患有 IgG4-RD 的 61 岁男性，存在双侧椎旁肿块。胸部 CT 扫描软组织窗上胸椎水平的冠状位重建图像显示在右侧 $T_8$ 和 $T_{10}/T_{11}$、左侧 $T_{10}/T_{11}$ 可见双侧椎旁肿块（箭头）。经活检证实为 IgG4-RD

RD 相关的小气道阻塞和气体滞留可导致呼气相肺实质的马赛克衰减征。IgG4-RD 也可出现剑鞘样气管，表现为胸腔内气管在矢状位上被拉长的征象（**图 7-5**）。这种气道重塑在有其他慢性气道阻塞性疾病患者中有报道，可能是气管壁增厚引起的胸腔内压慢性升高所致。

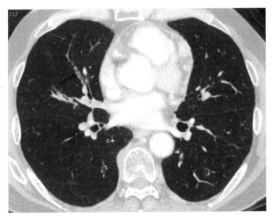

图 7-4  一名患有 IgG4-RD 伴咳嗽症状的 61 岁男性，检查显示支气管壁增厚。胸部 CT 扫描肺窗显示支气管壁弥漫性、多灶性结节样增厚，在右中叶最为明显（箭头）

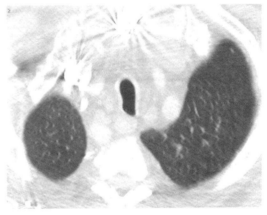

图 7-5  一名患有 IgG4-RD 的 65 岁男性，检查显示剑鞘样气管。气管矢状面相对于冠状面伸长

### 7. 肺和胸膜

IgG4-RD 可出现多种肺实质受累表现，典型病变常位于肺的周边，多累及胸膜下肺组织。实变、磨玻璃影、肺结节和（或）间隔增厚是最常见的肺内表现（**图 7-6**，**图 7-7**），可出现肺纤维化，但不常见；即使存在纤维化，也很少表现为蜂窝状或牵拉性支气管扩张。

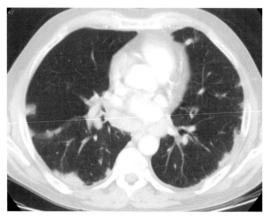

图 7-6 一名患有 IgG4-RD 的 69 岁男性，出现肺部外周结节和实变。胸部 CT 扫描肺窗上主动脉根部水平显示双肺周边有多个结节和实变影，并沿右侧大、小间裂延伸，呈淋巴周围样分布，为 IgG4-RD 的特征表现。患者无肺部症状

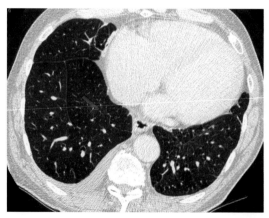

图 7-7 一名患有 IgG4-RD 的 65 岁男性，出现间隔增厚和右侧胸腔积液。胸部 CT 扫描肺窗上室间隔水平显示平滑的小叶间隔增厚（箭头）和少量右侧胸腔积液，表现类似肺水肿。超声心动图显示心脏功能正常

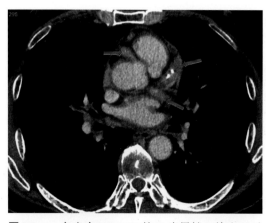

图 7-8 一名患有 IgG4-RD 的 61 岁男性，检查显示冠状动脉假瘤。胸部 CT 扫描纵隔窗冠状动脉水平显示右冠状动脉、左前降支和回旋支周围有软组织存在（箭头）

部分 IgG4-RD 有胸膜增厚和胸腔积液（图 7-7）。同时出现肺和胸膜的病变有助于鉴别 IgG4-RD 与结节病或机化性肺炎，后两种疾病也可引起胸膜下、肺周边和细支气管周围结节和阴影，但很少累及胸膜。

## 8. 心脏及大血管受累

胸部 CT 还可用于评估 IgG4-RD 的心脏和大血管病变[52]。心脏受累表现包括冠状动脉假瘤、动脉瘤及心包增厚（图 7-8）。IgG4-RD 引起的主动脉周围炎通常表现为血管周围软组织形成，伴或不伴血管壁增厚和强化[53]；上述病变可累及主动脉、肺动脉和（或）大血管（图 7-1）。

## 9. 提示其他疾病的特征

某些胸部疾病的表现，如弥漫性肺泡出血、大量胸腔或心包积液、肺动脉高压和气道狭窄或塌陷等，在 IgG4-RD 中少见。出现这些征象时，临床医生应考虑其他疾病的可能，如血管炎、系统性红斑狼疮、系统性硬化症或复发性多软骨炎。

# 四、IgG4-RD 的诊断

## 1. 概述

目前没有任何一个单一的指标能够诊断 IgG4-RD。该病的诊断需要结合所能获得的资料，包括病史、体格检查、实验室检查、影像学和病理学检查。

尽管血清 IgG4 水平升高在某些临床表现下可支持 IgG4-RD 的诊断，但该指标对 IgG4-RD 的诊断无论敏感性还是特异性均不理想[54-56]。此外，尽管组织中的 IgG4+ 浆细胞浸润是该疾病诊断的必要条件，其对 IgG4-RD 也非特异，亦可见于其他疾病，如 ANCA 相关性血管炎和恶性肿瘤[57-59]。在此之前，世界各地的不同学术团体已制定多个 IgG4-RD 诊断标准，部分用于特定受累器官的诊断，部分用于 IgG4-RD 的综合诊断[60-62]。

上述标准通常过分强调组织病理学和血清 IgG4 水平升高，此方法可能以牺牲敏感性为代价而最大化特异性。尽管这些标准可指导医生进行诊断，但在日常临床工作中对于疑似 IgG4-RD 的患者并未严格使用这些标准。

## 2. 考虑其他器官受累

诊断 IgG4-RD 的第一步是全面评估可能的受累器官。例如，当患者因肺部病变就诊时需要考虑是否存在提示肺以外其他器官受累的检查结果。必须仔细检查眼和大唾液腺。体检时泪腺肿大很容易发现（图 7-9A 和 B），该体征提示 IgG4-RD 的可能，但泪腺肿大也可在类似 IgG4-RD 的疾病中出现（如结节病、肉芽肿性多血管炎和干燥综合征）。眼球突出可能由 IgG4-RD 的炎性浸润和眼外肌肿大引起。孤立性颌下腺肿大（图 7-9C）可能是 IgG4-RD 诊断的主要线索，但腮腺（图 7-9D）和舌下腺也可显著增大。

此外，仔细询问病史有助于发现其他器官受累的症状。例如，新发的糖尿病或稀而颜色发白的大便提示胰腺疾病的可能。新出现的下背部和（或）腹股沟疼痛可能提示腹膜后纤维化。当患者既往史有相关并发症，如自身免疫性胰腺炎、肾小管间质肾炎等时，可能提示以往曾出现 IgG4-RD 有关表现但未被识别。

胸部、腹部或盆腔的 CT 横断面成像有助于发现无症状的病变及分布情况，支持 IgG4-RD 的诊断。对于疑诊胰和胆管病变者，磁共振胰胆管造影可能有助于诊断 IgG4-RD 并排除其他病因。血清 IgG4 水平显著升高（如高于正常值上限 3 倍）的患者更可能发生多器官受累，通过这些患者的横断面成像可能获得更多的阳性发现[3,39]。

## 3. 其他诊断的考虑

第二步是考虑常见类似 IgG4-RD 的疾病，是否某种类似的疾病可以更好地解释患者的临床表现，或是否需要进行额外的检查来排除这些疾病（表 7-2）。

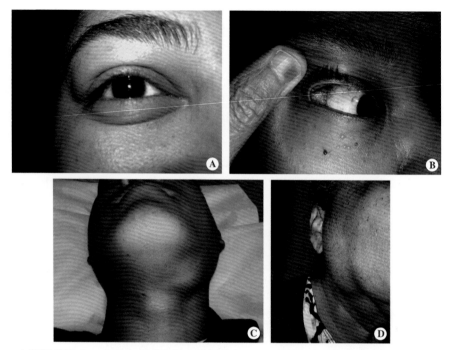

**图 7-9**　A. 右侧泪腺肿大，表现为患者右眼上外侧凸起。B. 通过简单的眼睑提拉可显示右侧泪腺肿大。C. 一名患有 IgG4-RD 的 16 岁男孩，左侧下颌下腺肿大。该病同时累及大唾液腺、肺、肾脏、胰腺和胆管树。请注意，右侧下颌下腺已出于诊断目的被切除。D. 一名患有 IgG4-RD 的 75 岁女性，右侧腮腺肿大。该病同时累及大唾液腺、肾脏（间质性肾炎）和胸膜

　　IgG4-RD 的胸部表现需要与结节病、ANCA 相关性血管炎、干燥综合征[63]、淋巴瘤和原发性/转移性肺癌、脂质肉芽肿病[64]、感染（包括细菌感染、非典型分枝杆菌或真菌感染）和肌成纤维细胞瘤鉴别[65]。为排除这些疾病，重复活检或对早期手术中获得的病理组织的回顾，或其他实验室检查等均可能有所帮助（**表 7-2**）。

**表 7-2**　**IgG4-RD 胸部受累的常见鉴别诊断**

| 疾病 | 鉴别要点 |
| --- | --- |
| 干燥综合征 | 腮腺受累更常见 |
| | 抗 SSA（Ro）抗体和（或）抗 SSB（La）抗体阳性应排除 IgG4-RD |
| 结节病 | 皮肤病变更常见 |
| | ACE 可能升高，但 IgG4-RD 患者 ACE 不升高 |
| | 可见脾肿大，但在 IgG4-RD 中不常见 |
| | 肉芽肿可除外 IgG4-RD |
| ANCA 相关性血管炎（如肉芽肿性多血管炎、显微镜下多血管炎、EGPA） | 可能存在发热和 CRP 水平显著升高，在 IgG4-RD 中不突出 |
| | p-ANCA 或 c-ANCA 阳性通常可排除 IgG4-RD；仅在约 50% 的 EGPA 病例中存在嗜酸性粒细胞增多 > 3000/mm³，在 EGPA 中常见，通常可排除 IgG4-RD |
| | 坏死性血管炎和（或）肉芽肿排除 IgG4-RD |

| 疾病 | 鉴别要点 |
| --- | --- |
| 巨细胞动脉炎 | 可能存在发热和CRP水平显著升高，在IgG4-RD中不典型 |
|  | 头面部症状（头痛、头皮压痛、下颌运动障碍、视力改变）在IgG4-RD中不典型 |
| 淋巴瘤 | 可能存在发热 |
|  | 恶性病理结果可排除IgG4-RD |
|  | IgG4-RD的病变不出现跨组织的快速进展 |
| 感染 | 发热和CRP水平升高常见，在IgG4-RD中不典型 |
|  | IgG4-RD的病变不出现跨组织的快速进展 |
| MCD | 常出现发热和CRP水平显著升高，在IgG4-RD中少见 |
|  | MCD病理与IgG4-RD不同，尽管两者都可能有IgG4$^+$浆细胞浸润组织 |
| Erdheim-Chester病 | 典型的长骨异常（如硬化） |
|  | 包括泡沫样组织细胞在内的典型病理表现，可排除IgG4-RD |
|  | 可能在组织和（或）循环血液中检测到 BRAF 突变 |
| 炎性肌成纤维细胞瘤 | 儿童比成人更常见 |
|  | 典型病理显示梭形细胞 |
|  | 在约50%的病例中检测到 ALK、ROS-1 和其他基因重排 |

注：ACE，血管紧张素转换酶；ALK，间变性淋巴瘤激酶；CRP，C反应蛋白；p-ANCA，核周抗中性粒细胞质抗体；c-ANCA，细胞质抗中性粒细胞胞质抗体；EGPA，嗜酸性肉芽肿性多血管炎；MCD，多中心型Castleman病；SSA，干燥综合征相关抗原A；SSB，干燥综合征相关抗原B。

### 4. 诊断 IgG4-RD 的活检标本

在许多情况下，受累病变的活检有助于诊断IgG4-RD和（或）排除其他病因。在IgG4-RD最初被认识的几年中，组织病理学被认为是诊断中必不可少的。然而，在有限的活检标本中常常难以获得与IgG4-RD相关的全套组织病理学特征，而此类活检因损伤较小，且有助于排除感染和恶性肿瘤，现在常为首选。利用以往存档的其他受累部位的活检标本也可进行病理诊断。对于此类标本，即使最初未进行免疫染色，对石蜡包埋标本重新切片后也可进行IgG4$^+$浆细胞染色。淋巴结病是IgG4-RD最常见的胸部表现，但需注意的是，受累淋巴结在组织学上倾向于显示非特异性增生或反应性淋巴结炎改变，而不是IgG4-RD的典型特征[66-68]；淋巴结在病理上可能有不同程度的纤维化。因此，仅使用淋巴结活检诊断IgG4-RD需非常谨慎。

一个国际专家组在2012年发表了关于IgG4-RD病理学的共识声明[69]，旨在为执业病理医师做诊断时提供指南。该声明强调了IgG4-RD两方面的病理学特点，即特征性的组织学改变和通过免疫染色确定IgG4$^+$浆细胞的显著浸润。

IgG4-RD的特征性组织学改变包括密集的淋巴浆细胞浸润、纤维化（通常呈席纹状纤维化）和静脉炎（闭塞性或非闭塞性）（图7-10）。上述特征中至少具备两项是IgG4-RD的诊断基础，然而，任何一项单一的特征都没有特异性。肿瘤样的肺部病变通常沿支气管血管树分布（图7-10A），也可位于胸膜下（图7-10B）。多克隆的淋巴浆细胞浸润以浆细胞为主，并伴有广泛的以T细胞为主的淋巴细胞浸润。CD20⁺B细胞常位于结外生发中心。病理组织中还可见中等量嗜酸性粒细胞浸润，但IgG4-RD不属于嗜酸性粒细胞增多症。因此，如有显著的嗜酸性粒细胞浸润则提示其他疾病的可能。此外，像其他炎症性病变一样，IgG4-RD的病理组织中可见巨噬细胞浸润，但不应出现巨细胞、肉芽肿及突出的肉芽肿性炎症。同样，单克隆细胞群、坏死和显著的组织细胞浸润亦非IgG4-RD的典型特征[69]。

纤维化是IgG4-RD的核心病理特征之一，至少应出现在局部病变中，具有席纹状或轮辐状纤维化的特点（图7-10A）。在组织取材有限的情况下，如腹膜后纤维化，纤维化成分可能更占优势。

静脉炎（闭塞性或非闭塞性）表现为免疫细胞浸润导致静脉壁破坏和管腔充盈（图7-10C）。与IgG4-RD相关的肺部病变的病理表现较独特，可同时出现闭塞性静脉炎和闭塞性动脉炎症状，两者均应与坏死性动脉炎相鉴别。

### 5. IgG4⁺ 和 IgG⁺ 的免疫染色

浆细胞对于疑诊IgG4-RD的组织病理学诊断至关重要（图7-10D）。IgG4免疫组织化学染色的解读依赖于每高倍视野下IgG4⁺浆细胞的数目和IgG4⁺/IgG⁺浆细胞的比例。每高倍视野下IgG4⁺浆细胞数目的临界值具有器官特异性，而IgG4⁺/IgG⁺浆细胞的比例≥40%对所有受累器官都适用。然而，在临床中也常常遇到低于40%的IgG4-RD样本，主要与取材导致的误差有关。无论如何，受累组织中浸润的IgG4⁺浆细胞少或IgG4⁺浆细胞比例低均应考虑其他疾病的可能。需要特别注意的是，多种类似IgG4-RD的疾病也可表现为显著的IgG4⁺浆细胞浸润[57-59]，如原发性硬化性胆管炎、ANCA相关性血管炎、多中心型Castleman病、B细胞淋巴瘤和胰腺癌。

尽管组织病理学和免疫染色可提示或用于诊断IgG4-RD，但临床和病理的相关性仍然是确诊的关键。这一点很重要，因为IgG4-RD肺部病理学可能缺乏典型的席纹状纤维化和（或）闭塞性静脉炎表现[40, 69]。

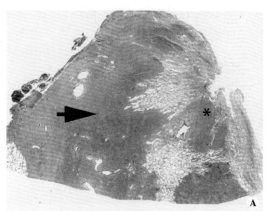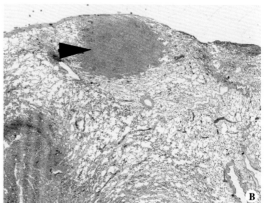

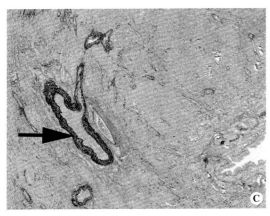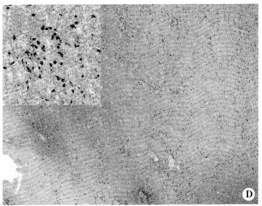

**图7-10** 低倍视野下IgG4相关肺部疾病的病理表现。肿瘤样病变（图A箭头），沿支气管血管树延伸（图A星号），并有胸膜下受累（图B箭头）。弹性纤维染色突出了闭塞性静脉炎（图C箭头）的变化。免疫组织化学染色显示IgG4⁺浆细胞弥漫性增多（图D和嵌图）。图A、图B为HE染色；图C为弹性纤维染色；图D为IgG4染色

### 6. IgG4 相关疾病的实验室检查

某些实验室检查有助于筛查IgG4-RD是否累及特定器官（表7-3）。未经治疗的患者红细胞沉降率（erythrocyte sedimentation rate，ESR）升高较常见，其主要由高丙种球蛋白血症所致。然而，ESR很少超过100mm/h。部分患者C反应蛋白（CRP）水平升高，但较ESR升高的比例小。该病常有急性期炎症指标不一致的现象，即高ESR和低CRP。

**表7-3 有助于评估患者是否患有IgG4-RD的实验室检查**

| 实验室检查项目 | 检测原因 |
| --- | --- |
| **常规检查** | |
| IgG 亚类 | 约70% IgG4-RD患者的血清IgG4升高 |
| IgE 和外周血嗜酸性粒细胞计数 | IgG4-RD患者可能升高；有助于预测治疗后的复发风险 |
| **肾病** | |
| CH50、C3 和 C4 | 在IgG4相关性肾病中通常降低 |
| 肌酐和肾小球滤过率 | 评估潜在IgG4相关性肾病 |
| 尿液分析 | IgG4相关性肾病中可能存在蛋白尿 |
| **胰腺疾病** | |
| 淀粉酶和脂肪酶 | 评估潜在IgG4相关性胰腺炎 |
| 胆红素 | 评估潜在IgG4相关性胰腺炎 |
| 糖化血红蛋白 | 评估潜在IgG4相关性胰腺炎导致的内分泌功能不全 |
| 粪便弹性蛋白酶 | 评估潜在IgG4相关性胰腺炎导致的外分泌功能不全 |

出现某些实验室检查异常时不支持IgG4-RD的诊断，包括全血细胞减少（特别是多系减少）和疾病特异性自身抗体阳性。虽然可以对患者进行多种可能疾病特异性自身抗体的

筛查（表7-2），但并非所有拟诊IgG4-RD的患者都要检测这些抗体；只有在临床表现提示某些疾病（如红斑狼疮、ANCA相关性血管炎、干燥综合征）时才考虑。对自身抗体结果的解释和相应疾病的诊断需要咨询其他专家（如风湿病学家）。

血清IgG4水平是评估IgG4-RD最常用的实验室指标。虽然IgG4-RD最初是从一组自身免疫性胰腺炎患者中发现的，患者血清IgG4水平均升高，但之后研究发现约30%经活检证实的IgG4-RD患者血清IgG4正常[4]。此外，在其他疾病，如间质性肺病、ANCA相关性血管炎和接受免疫治疗的过敏性疾病患者，血清IgG4水平也可升高[57-59]。血清IgG4水平对IgG4-RD诊断的特异度约为83%[70]。

早期检测IgG4时曾出现一些与临床不相符的奇怪现象，即部分多器官受累的IgG4-RD患者血清IgG4水平正常。之后的研究发现，在血清IgG4浓度极高的患者中，由于过量抗原而产生的原带效应导致实际测量值过低[71]。为克服这一问题，目前大多数商业化的实验室均采取样品连续稀释来避免前带效应，但在解释IgG4浓度时仍应注意此现象。

本病的实验室异常还包括其他IgG亚类及IgE水平升高[20]。低补体血症常见于IgG4相关性肾小管间质肾炎患者，但有时在无肾脏受累的患者中亦可发现。IgG4-RD中低补体血症的模式类似系统性红斑狼疮或混合性冷球蛋白血症中的低补体血症，即C3水平降低，C4水平极低甚至无法测出。

### 7. 肺功能检查

很少有文献描述IgG4-RD患者肺功能检查异常的发生率[50, 72]。肺功能检查对IgG4-RD可能缺乏敏感性和特异性，难以与其他胸部受累疾病区分开来，但在监测患者的疾病进展方面可能有益，这方面尚需进一步研究。

# 五、初 期 管 理

除病变已切除或无症状、轻度淋巴结病或唾液腺肿大的患者可考虑谨慎观察外，其他几乎所有IgG4-RD患者都应接受免疫抑制治疗，以防止受累器官损伤或新增器官受损[73, 74]。

糖皮质激素是最常用的一线药物，常与激素替代药物联合使用。初始治疗的目标是达到完全缓解。值得注意的是，治疗前血清IgG4水平升高的患者，治疗后IgG4水平常常下降，然而，即使在达到临床缓解的患者中，IgG4水平也不一定能降至正常水平[18, 20]。

### 1. 糖皮质激素

因疗效佳且价格合理，糖皮质激素已经成为治疗IgG4-RD的主要手段。如糖皮质激素治疗无效，则提示诊断可能不正确。在极少数情况下，高度纤维化病变（如眼眶病变、腹膜后纤维化）可能对糖皮质激素治疗无效，因此应谨慎解释。

单臂临床试验发现糖皮质激素治疗的应答率超过93%，完全缓解率为66%[75]，与笔者团队使用糖皮质激素的经验一致。然而，参加该研究的患者在1年的随访期内持续服用一定剂量的泼尼松（≥7.5mg/d）。

糖皮质激素是典型的IgG4-RD一线治疗药物，临床根据患者病情严重程度，给予相当泼尼松剂量为20～60mg/d。一般情况下，在糖皮质激素治疗2～4周后开始缓慢减量，目标是3个月后或更短时间内停药。在此期间应监测疾病的复发，IgG4-RD复发较常见，特别是在使用低剂量激素和停药后[76, 77]。在前面提到的单臂临床试验中，15%的患者在随访期间复发。

应用糖皮质激素治疗必须权衡风险和获益，特别是考虑到IgG4-RD的人口统计学特点。鉴于IgG4-RD患者的年龄和合并症，尤其是合并胰腺功能不全者，糖皮质激素相关不良反应（如糖尿病、骨质疏松症、感染）的风险明显增加。例如，在糖皮质激素治疗IgG4-RD的临床试验中，超过40%的患者出现了葡萄糖耐量异常，其中近一半患者出现新发糖尿病。由于IgG4-RD患者中糖皮质激素并发症的发生率高，因此通常迅速减少或停止糖皮质激素治疗，以实现长期疾病控制。

### 2. 传统改善病情抗风湿药

传统改善病情抗风湿药（DMARD），如甲氨蝶呤、硫唑嘌呤、吗替麦考酚酯治疗IgG4-RD的疗效是从自身免疫性胰腺炎的报道中获得的[21]。这些非对照观察性研究的结果并未表明传统DMARD（如硫唑嘌呤）较糖皮质激素单药能更好地维持疾病缓解[73]。然而，最近一项针对不同临床表现IgG4-RD患者的开放标签随机临床试验表明，与单用糖皮质激素维持治疗相比，吗替麦考酚酯联合糖皮质激素治疗可能有效，尤其在维持缓解方面[78]。传统DMARD在IgG4-RD中的作用还有待进一步阐明。

### 3. 利妥昔单抗

一项小型探索性临床试验[18]及多个病例系列结果表明，利妥昔单抗对IgG4-RD有效[21-23]。利妥昔单抗在IgG4-RD中的独特优势在于单独应用亦可能有效。利妥昔单抗的给药方案为每次1000mg，共2次，间隔2周。用药8周内即可观察到治疗反应，最大疗效可能在治疗后12周。如有必要，可在初始治疗后约6个月重复用药，但许多患者在6个月时不需再治疗，密切监测是否存在复发征象即可[20, 22]。然而，6个月后再重复应用可降低后续复发的风险[23]，而6个月后不给予预防性重复治疗的益处是可降低感染风险[23]。

### 4. 总的治疗方法

大多数情况下，初始治疗使用糖皮质激素，是否联合其他激素替代药取决于临床的严重程度及患者的共病[73]。如前所述，一些专家倾向于不使用糖皮质激素治疗，当患者无重要脏器受累（如肾衰竭、主动脉炎、胆管炎）或非危及生命的情况时这可能合理。但当存在威胁器官或生命的病变时，使用糖皮质激素对于快速控制疾病非常重要。

对于多器官受累的IgG4-RD患者，初始治疗对不同受累器官的疗效均相似，但一些研究显示，胸部IgG4-RD病变对治疗的反应可能与其他部位的反应不同步[2, 40, 79]，因此有必要进行更多的前瞻性研究以确定最佳治疗策略，并更好地描述不同受累器官对治疗反应是否不同。

# 六、总 结

IgG4-RD是一种免疫介导的疾病，可导致几乎任何器官（包括胸部）的纤维炎性病变。准确的诊断需结合临床和病理。血清IgG4水平升高或组织中IgG4[+]浆细胞浸润均不足以确诊IgG4-RD。多种疾病可模拟胸部IgG4-RD，包括恶性肿瘤、感染及其他免疫介导的疾病，如血管炎和结节病。糖皮质激素和（或）激素替代药目前仍是治疗的基石。

（张　文　译）

## 参 考 文 献

1. Kamisawa T, Zen Y, Pillai S, et al. IgG4-related disease. Lancet 2015; 385(9976): 1460-71.

2. Fei Y, Shi J, Lin W, et al. Intrathoracic involvements of immunoglobulin G4-related sclerosing disease. Medicine (Baltimore) 2015; 94(50): e2150.

3. Wallace ZS, Zhang Y, Perugino CA, et al. Clinical phenotypes of IgG4-related disease: an analysis of two international cross-sectional cohorts. Ann Rheum Dis 2019; 78(3): 406-12.

4. Wallace ZS, Deshpande V, Mattoo H, et al. IgG4-Related disease: clinical and laboratory features in one hundred twenty-five patients. Arthritis Rheumatol 2015; 67(9): 2466-75.

5. Inoue D, Yoshida K, Yoneda N, et al. IgG4-Related disease: dataset of 235 consecutive patients. Medicine (Baltimore) 2015; 94(15): e680.

6. Huggett MT, Culver EL, Kumar M, et al. Type 1 autoimmune pancreatitis and IgG4-related sclerosing cholangitis is associated with extrapancreatic organ failure, malignancy, and mortality in a prospective UK cohort. Am J Gastroenterol 2014; 109(10): 1675-83.

7. Lin W, Lu S, Chen H, et al. Clinical characteristics of immunoglobulin G4-related disease: a prospective study of 118 Chinese patients. Rheumatology (Oxford) 2015; 54(11): 1982-90.

8. Goldoni M, Bonini S, Urban ML, et al. Asbestos and smoking as risk factors for idiopathic retroperitoneal fibrosis: a case-control study. Ann Intern Med 2014; 161(3): 181-8.

9. Uibu T, Oksa P, Auvinen A, et al. Asbestos exposure as a risk factor for retroperitoneal fibrosis. Lancet 2004; 363(9419): 1422-6.

10. Wallwork R, Choi HK, Perugino CA, et al. Cigarette smoking is a risk factor for IgG4-related disease [abstract]. Arthritis Rheumatol 2018; 70(suppl 10).

11. Wallace ZS, Wallace CJ, Lu N, et al. Association of IgG4-related disease with history of malignancy. Arthritis Rheumatol 2016; 68(9): 2283-9.

12. de Buy Wenniger LJ, Culver EL, Beuers U. Exposure to occupational antigens might predispose to IgG4-related disease. Hepatology 2014; 60(4): 1453-4.

13. Kawa S, Ota M, Yoshizawa K, et al. HLA DRB10405-DQB10401 haplotype is associated with autoimmune

pancreatitis in the Japanese population. Gastroenterology 2002; 122(5): 1264-9.

14. Brandt AS, Kamper L, Kukuk S, et al. Associated findings and complications of retroperitoneal fibrosis in 204 patients: results of a urological registry. J Urol 2011; 185(2): 526-31.

15. Mattoo H, Mahajan VS, Della-Torre E, et al. De novo oligoclonal expansions of circulating plasmablasts in active and relapsing IgG-related disease. J Allergy Clin Immunol 2014; 134(3): 679-87.

16. Wallace ZS, Mattoo H, Carruthers M, et al. Plasmablasts as a biomarker for IgG4-related disease, independent of serum IgG4 concentrations. Ann Rheum Dis 2015; 74(1): 190-5.

17. Lin W, Zhang P, Chen H, et al. Circulating plasmablasts/plasma cells: a potential biomarker for IgG4-related disease. Arthritis Res Ther 2017; 19(1): 25.

18. Carruthers MN, Topazian MD, Khosroshahi A, et al. Rituximab for IgG4-related disease: a prospective, open-label trial. Ann Rheum Dis 2015; 74(6): 1171-7.

19. Khosroshahi A, Carruthers MN, Deshpande V, et al. Rituximab for the treatment of IgG4-related disease: lessons from 10 consecutive patients. Medicine (Baltimore) 2012; 91(1): 57-66.

20. Wallace ZS, Mattoo H, Mahajan VS, et al. Predictors of disease relapse in IgG4-related disease following rituximab. Rheumatology (Oxford) 2016; 55(6): 1000-8.

21. Hart PA, Topazian MD, Witzig TE, et al. Treatment of relapsing autoimmune pancreatitis with immuno-modulators and rituximab: the Mayo Clinic experience. Gut 2013; 62(11): 1607-15.

22. Ebbo M, Grados A, Samson M, et al. Long-term efficacy and safety of rituximab in IgG4-related disease: data from a French nationwide study of thirty-three patients. PLoS One 2017; 12(9): e0183844.

23. Majumder S, Mohapatra S, Lennon RJ, et al. Rituximab maintenance therapy reduces rate of relapse of pancreaticobiliary immunoglobulin G4-related disease. Clin Gastroenterol Hepatol 2018; 16(12): 1947-53.

24. Du H, Shi L, Chen P, et al. Prohibitin is involved in patients with IgG4 related disease. PLoS One 2015; 10(5): e0125331.

25. Perugino CA, AlSalem SB, Mattoo H, et al. Identification of galectin-3 as an autoantigen in patients with IgG4-related disease. J Allergy Clin Immunol 2018; 143(2): 736-45.e6.

26. Shiokawa M, Kodama Y, Sekiguchi H, et al. Laminin 511 is a target antigen in autoimmune pancreatitis. Sci Transl Med 2018; 10(453) [pii: eaaq0997].

27. Akiyama M, Yasuoka H, Yamaoka K, et al. Enhanced IgG4 production by follicular helper 2 T cells and the involvement of follicular helper 1 T cells in the pathogenesis of IgG4-related disease. Arthritis Res Ther 2016; 18: 167.

28. Nirula A, Glaser SM, Kalled SL, et al. What is IgG4? A review of the biology of a unique immunoglobulin subtype. Curr Opin Rheumatol 2011; 23(1): 119-24.

29. Vidarsson G, Dekkers G, Rispens T. IgG subclasses and allotypes: from structure to effector functions. Front Immunol 2014; 5: 520.

30. Sugimoto M, Watanabe H, Asano T, et al. Possible participation of IgG4 in the activation of complement in IgG4-related disease with hypocomplementemia. Mod Rheumatol 2016; 26(2): 251-8.

31. Culver EL, van de Bovenkamp FS, Derksen NI, et al. Unique patterns of glycosylation in immunoglobulin subclass G4-related disease and primary sclerosing cholangitis. J Gastroenterol Hepatol 2018. [Epub ahead of print].

32. Shiokawa M, Kodama Y, Kuriyama K, et al. Pathogenicity of IgG in patients with IgG4-related disease. Gut 2016; 65(8): 1322-32.

33. Shiokawa M, Kodama Y, Yoshimura K, et al. Risk of cancer in patients with autoimmune pancreatitis. Am J

Gastroenterol 2013; 108(4): 610-7.

34. Mahajan VS, Mattoo H, Deshpande V, et al. IgG4-Related disease. Annu Rev Pathol 2014; 9: 315-47.

35. Mattoo H, Mahajan VS, Maehara T, et al. Clonal expansion of CD4(1) cytotoxic T lymphocytes in patients with IgG4-related disease. J Allergy Clin Immunol 2016; 138(3): 825-38.

36. Maehara T, Mattoo H, Ohta M, et al. Lesional CD41 IFN-gamma1 cytotoxic T lymphocytes in IgG4-related dacryoadenitis and sialoadenitis. Ann Rheum Dis 2017; 76(2): 377-85.

37. Stone JH, Zen Y, Deshpande V. IgG4-related disease. N Engl J Med 2012; 366(6): 539-51.

38. Sun X, Liu H, Feng R, et al. Biopsy-proven IgG4-related lung disease. BMC Pulm Med 2016; 16: 20.

39. Corcoran JP, Culver EL, Anstey RM, et al. Thoracic involvement in IgG4-related disease in a UK-based patient cohort. Respir Med 2017; 132: 117-21.

40. Zen Y, Inoue D, Kitao A, et al. IgG4-related lung and pleural disease: a clinicopathologic study of 21 cases. Am J Surg Pathol 2009; 33(12): 1886-93.

41. Matsui S, Hebisawa A, Sakai F, et al. Immunoglobulin G4-related lung disease: clinicoradiological and pathological features. Respirology 2013; 18(3): 480-7.

42. Hui P, Mattman A, Wilcox PG, et al. Immunoglobulin G4-related lung disease: a disease with many different faces. Can Respir J 2013; 20(5): 335-8.

43. Ruggio A, Iaconelli A, Panaioli E, et al. Coronary artery aneurysms presenting as acute coronary syndrome: an unusual case of IgG4-related disease vascular involvement. Can J Cardiol 2018; 34(8). 1088.e1087-10.

44. Barbu M, Lindstrom U, Nordborg C, et al. Sclerosing aortic and coronary arteritis due to IgG4-related disease. Ann Thorac Surg 2017; 103(6): e487-9.

45. Keraliya AR, Murphy DJ, Aghayev A, et al. IgG4-Related disease with coronary arteritis. Circ Cardiovasc Imaging 2016; 9(3): e004583.

46. Bito Y, Sasaki Y, Hirai H, et al. A surgical case of expanding bilateral coronary aneurysms regarded as immunoglobulin G4-related disease. Circulation 2014; 129(16): e453-6.

47. Della Torre E, Mattoo H, Mahajan VS, et al. Prevalence of atopy, eosinophilia, and IgE elevation in IgG4-related disease. Allergy 2014; 69(2): 269-72.

48. Inoue D, Zen Y, Abo H, et al. Immunoglobulin G4-related lung disease: CT findings with pathologic correlations. Radiology 2009; 251(1): 260-70.

49. Keenan JC, Miller E, Jessurun J, et al. IgG4-related lung disease: a case series of 6 patients and review of the literature. Sarcoidosis Vasc Diffuse Lung Dis 2016; 32(4): 360-7.

50. Saraya T, Ohkuma K, Fujiwara M, et al. Clinical characterization of 52 patients with immunoglobulin G4-related disease in a single tertiary center in Japan: special reference to lung disease in thoracic high-resolution computed tomography. Respir Med 2017; 132: 62-7.

51. Lim SY, McInnis M, Wallace Z, et al. Intrathoracic manifestations of IgG4-related disease: findings in a cohort study from North America [abstract]. Arthritis Rheumatol 2016; 68(suppl 10).

52. Oyama-Manabe N, Yabusaki S, Manabe O, et al. IgG4-related cardiovascular disease from the aorta to the coronary arteries: multidetector CT and PET/CT. Radiographics 2018; 38(7): 1934-48.

53. Perugino CA, Wallace ZS, Meyersohn N, et al. Large vessel involvement by IgG4-related disease. Medicine (Baltimore) 2016; 95(28): e3344.

54. Carruthers MN, Khosroshahi A, Augustin T, et al. The diagnostic utility of serum IgG4 concentrations in IgG4-related disease. Ann Rheum Dis 2015; 74(1): 14-8.

55. Ryu JH, Horie R, Sekiguchi H, et al. Spectrum of disorders associated with elevated serum IgG4 levels encountered in clinical practice. Int J Rheumatol 2012; 2012: 232960.

56. Yamamoto M, Tabeya T, Naishiro Y, et al. Value of serum IgG4 in the diagnosis of IgG4-related disease and in differentiation from rheumatic diseases and other diseases. Mod Rheumatol 2012; 22(3): 419-25.

57. Chang SY, Keogh KA, Lewis JE, et al. IgG4-positive plasma cells in granulomatosis with polyangiitis (Wegener's): a clinicopathologic and immunohistochemical study on 43 granulomatosis with polyangiitis and 20 control cases. Hum Pathol 2013; 44(11): 2432-7.

58. Bledsoe J, Wallace Z, Deshpande V, et al. Atypical IgG41 plasmacytic proliferations and lymphomas: characterization of 11 cases. Am J Clin Pathol 2017; 148(3): 215-35.

59. Kiil K, Bein J, Schuhmacher B, et al. A high number of IgG4-positive plasma cells rules out nodular lymphocyte predominant Hodgkin lymphoma. Virchows Arch 2018; 473(6): 759-64.

60. Chari ST, Smyrk TC, Levy MJ, et al. Diagnosis of autoimmune pancreatitis: the Mayo Clinic experience. Clin Gastroenterol Hepatol 2006; 4(8): 1010-6 [quiz: 1934].

61. Otsuki M, Chung JB, Okazaki K, et al. Asian diagnostic criteria for autoimmune pancreatitis: consensus of the Japan-Korea Symposium on Autoimmune Pancreatitis. J Gastroenterol 2008; 43(6): 403-8.

62. Shimosegawa T, Chari ST, Frulloni L, et al. International consensus diagnostic criteria for autoimmune pancreatitis: guidelines of the International Association of Pancreatology. Pancreas 2011; 40(3): 352-8.

63. Ahuja J, Arora D, Kanne JP, et al. Imaging of pulmonary manifestations of connective tissue diseases. Radiol Clin North Am 2016; 54(6): 1015-31.

64. Mirmomen SM, Sirajuddin A, Nikpanah M, et al. Thoracic involvement in Erdheim-Chester disease: computed tomography imaging findings and their association with the BRAFV600E mutation. Eur Radiol 2018; 28(11): 4635-42.

65. Surabhi VR, Chua S, Patel RP, et al. Inflammatory myofibroblastic tumors: current update. Radiol Clin North Am 2016; 54(3): 553-63.

66. Cheuk W, Chan JK. Lymphadenopathy of IgG4-related disease: an underdiagnosed and overdiagnosed entity. Semin Diagn Pathol 2012; 29(4): 226-34.

67. Sato Y, Notohara K, Kojima M, et al. IgG4-related disease: historical overview and pathology of hematological disorders. Pathol Int 2010; 60(4): 247-58.

68. Cheuk W, Yuen HK, Chu SY, et al. Lymphadenopathy of IgG4-related sclerosing disease. Am J Surg Pathol 2008; 32(5): 671-81.

69. Deshpande V. The pathology of IgG4-related disease: critical issues and challenges. Semin Diagn Pathol 2012; 29(4): 191-6.

70. Hao M, Liu M, Fan G, et al. Diagnostic value of serum IgG4 for IgG4-related disease: a PRISMA-compliant systematic review and meta-analysis. Medicine (Baltimore) 2016; 95(21): e3785.

71. Khosroshahi A, Cheryk LA, Carruthers MN, et al. Brief Report: spuriously low serum IgG4 concentrations caused by the prozone phenomenon in patients with IgG4-related disease. Arthritis Rheumatol 2014; 66(1): 213-7.

72. Cao L, Chen YB, Zhao DH, et al. Pulmonary function tests findings and their diagnostic value in patients with IgG4-related disease. J Thorac Dis 2017; 9(3): 547-54.

73. Khosroshahi A, Wallace ZS, Crowe JL, et al. International consensus guidance statement on the management and treatment of IgG4-related disease. Arthritis Rheumatol 2015; 67(7): 1688-99.

74. Shimizu Y, Yamamoto M, Naishiro Y, et al. Necessity of early intervention for IgG4-related disease-delayed treatment induces fibrosis progression. Rheumatology (Oxford) 2013; 52(4): 679-83.

75. Masaki Y, Matsui S, Saeki T, et al. A multicenter phase II prospective clinical trial of glucocorticoid for patients with untreated IgG4-related disease. Mod Rheumatol 2017; 27(5): 849-54.

76. Hart PA, Kamisawa T, Brugge WR, et al. Long-term outcomes of autoimmune pancreatitis: a multi-centre, international analysis. Gut 2013; 62(12): 1771-6.

77. Masamune A, Nishimori I, Kikuta K, et al. Randomised controlled trial of long-term maintenance corticosteroid therapy in patients with autoimmune pancreatitis. Gut 2017; 66(3): 487-94.

78. Yunyun F, Yu P, Panpan Z, et al. Efficacy and safety of low dose Mycophenolate mofetil treatment for immunoglobulin G4-related disease: a randomized clinical trial. Rheumatology (Oxford) 2019; 58(1): 52-60.

79. Wang L, Zhang P, Wang M, et al. Failure of remission induction by glucocorticoids alone or in combination with immunosuppressive agents in IgG4-related disease: a prospective study of 215 patients. Arthritis Res Ther 2018; 20(1): 65.

# 第八章
# 强直性脊柱炎、炎症性肠病和复发性多软骨炎的胸部表现

Abhijeet Danve，MD

关键词：

　胸；肺；呼吸；强直性脊柱炎；炎症性肠病；复发性多软骨炎；中轴型脊柱关节炎

关键点：

- 强直性脊柱炎、炎症性肠病和复发性多软骨炎是由免疫介导的、累及多系统的炎症性疾病，可伴不同程度的气道、肺和胸壁受累。
- 强直性脊柱炎可偶尔发生阻塞性睡眠呼吸暂停、肺活量下降、肺尖纤维化和自发性气胸等众所周知的肺部病变。
- 炎症性肠病可能与气管/支气管炎、支气管扩张和无菌坏死空洞性肺结节相关。
- 复发性多软骨炎患者中约50%可有气道受累，气道受累对复发性多软骨炎的病死率有显著影响。早期发现气道受累对预防复发性多软骨炎的远期并发症至关重要。

# 一、引　言

脊柱关节病或脊柱关节炎（spondyloarthropathy or spondyloarthritis，SpA）是指一组以中轴和外周关节炎、附着点炎及皮肤、眼睛和肠道受累为特征的免疫介导的风湿性疾病。这组疾病包括中轴型SpA、银屑病关节炎、炎症性肠病（inflammatory bowel disease，IBD）相关性关节炎和反应性关节炎[1]。这组疾病也被称为"血清阴性脊柱关节病"，因为其类风湿因子和抗核抗体通常呈阴性。"中轴型脊柱关节炎"（axial spondyloarthritis，axSpA）用于概括强直性脊柱炎（ankylosing spondylitis，AS）（也称为放射学 axSpA）及其早期阶段（也称为非放射学 axSpA，nr-axSpA）两种状态。复发性多软骨炎（relapsing

披露声明：The author has served on advisory board or has received research grants from Janssen and Novartis. Section of Rheumatology，Department of Medicine，Yale School of Medicine，300 Cedar Street，TACS-525，New Haven，CT 06520-8031，USA. E-mail address：abhijeet.danve@yale.edu.

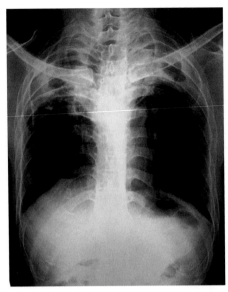

**图 8-1** 胸部 X 线片显示双侧上肺部有纤维空洞/大疱性改变，肺容积减少。气管右偏，两肺门抬高

polychondritis，RP）是一种主要累及各类器官软骨的系统性疾病，主要累及上、下呼吸道，耳和眼，但也可累及关节、皮肤和心血管系统[2]。SpA 和 RP 患者还可能有心肺受累。本章重点关注 axSpA、RP 和 IBD 的肺部表现（**图 8-1**）。

# 二、中轴型脊柱关节炎

骶髂关节（sacroiliac joint，SI 关节）和脊柱关节的慢性炎症可导致慢性炎症性下背痛，而炎症性下背痛是 axSpA 最具特征性的表现。axSpA 患者可有附着点炎（肌腱插入部位或韧带附着骨骼处炎症）和以下肢关节受累为主的外周关节炎。慢性炎症可导致骶髂关节和脊柱的结构损伤及新骨形成，在晚期阶段导致骶髂关节融合和脊柱融合（称为脊柱竹节样变）。放射学前期阶段称为"非放射学中轴型脊柱关节炎"，而当 X 线片上有明显的骶髂关节炎时，则使用术语"强直性脊柱炎"。axSpA 常见的关节外表现包括前葡萄膜炎（25%～35%）、无症状的（高达60%）或有症状的结肠炎（7%）、银屑病（10%），但 axSpA 也与骨质疏松症、呼吸系统异常、心脏传导异常、心瓣膜关闭不全、IgA 肾病及继发性淀粉样变性等关节外表现相关。axSpA 多影响 20～30 岁的年轻人，男女比例为 2∶1。HLA-B27 和 axSpA 之间存在很强的遗传关联。85%～95% 的 AS 患者 HLA-B27 呈阳性，约 50% 的 nr-axSpA 患者 HLA-B27 呈阳性。文献中关于 axSpA 胸部表现的描述，绝大部分数据来自 AS。AS 患者胸部受累的临床表现可按受累器官分为胸壁、气道、肺实质、心脏和大血管受累的表现（**表 8-1**）。

**表 8-1　强直性脊柱炎的胸部表现**

| | |
|---|---|
| 胸壁和吸气排气器官 | 前胸壁疼痛 |
| | 限制性肺病 |
| | 阻塞性睡眠呼吸暂停 |
| 胸膜肺实质疾病 | 肺尖纤维化 |
| | 自发性气胸 |
| | 无症状 HRCT 异常 |
| 气道疾病 | 环杓关节炎 |
| | COPD |
| 心脏和大血管 | 心脏瓣膜病 |
| | 心脏传导异常 |
| | 主动脉炎 |
| | 主动脉周围炎 |

注：COPD，慢性阻塞性肺疾病；HRCT，高分辨率计算机断层扫描。

## 1. 胸壁和通气相关器官的异常

### （1）前胸壁疼痛

前胸壁（anterior chest wall，ACW）疼痛是 SpA 患者的典型症状之一。在胸肋、胸锁和胸骨柄区域，疼痛可呈弥漫性或局限性。前胸壁疼痛一般呈急性发病、疼痛剧烈，并随着呼吸运动和上臂活动而加重。其发作往往持续数周，且频繁复发。非甾体抗炎药和肿瘤坏死因子（tumor necrosis factor，TNF）抑制剂均可缓解前胸壁疼痛[3]。前胸壁疼痛由胸肋附着点炎和胸锁或胸骨柄关节炎症所引起。axSpA的早期和晚期均可发生前胸壁疼痛[4,5]。总体而言，30%～60%的axSpA患者在病程中会出现前胸壁疼痛。4%～6%的患者以前胸壁疼痛起病[3,5]，但大多数患者在发生背痛后才出现前胸壁疼痛。前胸壁疼痛与病程长、疾病程度重、放射学骶髂关节炎和附着点炎评分高等相关[5]。据报道，17%～50%的患者累及胸锁关节[4,6]，51%的患者累及胸骨柄关节[6]。

### （2）限制性肺病

AS患者并发限制性肺病的患病率报道不一，为20%～57%[7]。晚期AS患者往往由于胸廓受累及肺实质疾病（肺部尖段纤维化）而更易发生肺活量下降。由于胸椎和肋椎关节的疼痛、僵硬及椎体融合，中晚期AS的胸廓扩张度减少[8]。胸椎和肋椎关节的炎症可导致融合、胸椎后凸、僵硬和胸壁运动受限，以及胸廓扩张度减少[9]。因此，AS的肺活量下降可由于器质性原因——胸廓和肺实质的结构损伤，以及功能性原因——炎症导致的疼痛、僵硬及由此导致的活动受限。一项纳入147例患者的横断面研究发现，肺功能下降与脊柱活动度和胸壁活动度降低相关[10]。

### （3）阻塞性睡眠呼吸暂停

据报道，AS患者中阻塞性睡眠呼吸暂停（obstructive sleep apnea，OSA）的患病率高于普通人群。Kang及其同事[11]研究发现，1411例AS患者中OSA的患病率为0.85%，而对照人群为0.50%。在一个全国性的保险理赔数据库中，6679例AS患者的OSA患病率为8.8%，高于19 951例匹配对照人群的5.1%，且＞45岁的AS患者合并OSA的风险增加[12]。在一项针对31例AS患者的小型前瞻性研究中，22%的患者患OSA[13]。OSA常见于年龄偏大（＞35岁）、病程较长的AS患者。并发OSA的AS患者平均体重指数（body mass index，BMI）稍高于未并发OSA的患者，但该差异无统计学意义[13]。并发OSA的可能机制包括由颈椎疾病导致的口咽气道受限、颈椎受累引起延髓呼吸中枢受压而导致呼吸中枢抑制或肺活量下降[14]。并发OSA的患者会出现更严重的疲乏，且高血压和心血管疾病等已知AS合并症的发生风险也增加。因此，在临床工作中，判断AS患者是否并发OSA的阈值应稍低于普通的OSA诊断标准。34例AS患者经TNF抑制剂治疗后，尽管睡眠质量得到改善，但多导睡眠仪记录的参数并无改善[15]。此外，由于缺氧诱导的细胞因子释放，OSA似乎是一种慢性促炎状态。有研究发现OSA患者发生类风湿关节炎（RA）、AS和系统性红斑狼疮等自身免疫性炎症性疾病的风险增加[11]。

（4）胸膜肺实质疾病

AS患者中胸膜肺实质受累的患病率因检测方法和病程时长不同而异。应用胸部高分辨率计算机断层扫描（HRCT），40%～90%的AS患者可检测到肺实质异常[8, 16-18]，20%～57%有肺功能检查异常[8, 19, 20]，1%～8%有胸部X线片异常[21, 22]。在常规临床工作中，症状性胸膜肺疾病的发生率小于既往的研究报告。

（5）肺部尖段纤维化

肺部尖段纤维化是晚期AS的已知并发症，也是已有报道中最常见的肺实质异常。AS的肺尖纤维化可以是单侧的或双侧的，且可与肺囊性变相关（图8-1）。该病变是由Dunham和Kautz首先在文献中描述的AS肺部异常[7]。肺尖组织切片显示肺泡内有慢性炎症细胞浸润，并伴有间质纤维化、致密胶原沉积灶。肺尖纤维化并非AS独有，也可见于RA等其他炎症性风湿性疾病[23]。在Maghraoui及其同事[24]发表的一篇系统性综述中，303例AS患者中有6.9%罹患肺尖纤维化。肺尖纤维化的发生率随病程延长而增加。复发性吸入性肺炎可能是肺尖纤维化的原因，但确切原因尚不清楚[25]。肺尖纤维化可并发大疱性或空洞性改变，因放射学表现与肺结核相似而可能被误诊[26, 27]。此外，肺尖纤维化是发生结核病（tuberculosis，TB）和曲霉菌二重感染的危险因素。在AS患者中鉴别肺纤维大疱性疾病和TB很重要，因为TNF抑制剂治疗AS会增加TB感染的风险。肺尖纤维化是曲霉菌定植和曲霉菌克隆形成的独立危险因素[28]。目前尚不清楚TNF抑制剂是否能阻止肺尖纤维化的发生或进展。

（6）自发性气胸

肺尖段的大疱会增加自发性气胸的概率。AS患者自发性气胸的发生率高于普通人群，预计为0.29%[29]。单侧和双侧自发性气胸已有相关文献报道[30]。吸烟和体型瘦弱已被认为是AS自发性气胸的危险因素[7]。

（7）影像学异常

对AS患者应用胸部HRCT检查，有一些非特异性发现。既往研究报道40%～98%的AS患者在HRCT影像上有异常，但这些异常是否和临床相关尚不完全清楚。在一篇纳入10项研究（303例患者）的系统综述中，AS患者HRCT肺部异常的发生率为61%（185例患者），其中21例（6.9%）肺上叶纤维化，55例（18.1%）肺气肿，33例（10.8%）支气管扩张，34例（11.2%）磨玻璃样改变，101例（33%）患者可观察到非特异性肺间质异常改变[17]。在最近的一项涉及41例AS患者的研究中，肺结节、支气管周边增厚、胸膜增厚、支气管扩张、肺尖纤维化和肺气肿是最常见的肺部异常表现[31]。

（8）其他

很少有AS相关环杓关节炎的报道[32]。RA患者中由环杓关节炎引起发音困难者比AS患者更常见。此外，既往有一些AS并发肺泡出血和AS与慢性阻塞性肺疾病相关的病例报道[33, 34]。

### 2. 心脏和大血管异常

（1）心脏瓣膜病和传导异常

AS可并发无症状和有症状的心脏瓣膜病及心脏传导异常。瓣膜疾病和传导阻滞与主动脉炎和HLA-B27阳性相关[35]。既往研究报道高达82%的AS患者可能存在亚临床的超声心动图异常[36]。不同的病例系列报告中，主动脉瓣关闭不全的发生率为0～34%，而二尖瓣关闭不全的发生率为5%～74%。瓣膜关闭不全通常是轻微的，并与AS长病程相关。AS患者中有临床意义的瓣膜关闭不全发生率为2%～12%[37-39]。超声心动图上观察到瓣叶增厚、主动脉根部扩张，以及异常瓣叶位移通过增厚的主动脉下组织导致主动脉瓣关闭不全[40]。尚不清楚AS患者是否应常规筛查瓣膜疾病和心脏传导异常。最近一项研究表明，老年AS患者心脏瓣膜病的终身患病率和起搏器使用率仅略高于对照组，这种轻度升高不支持对AS患者进行亚临床心脏病筛查[41]。AS患者中无症状传导异常的发生率为10%～33%，主要包括一度房室传导阻滞、QRS间期延长[42, 43]。据报道，AS患者中完全性心脏传导阻滞的发生率为0～9%[36]。

（2）主动脉炎

尸检研究发现，10%～20%的AS患者有临床无症状性主动脉炎[44]。通常，升主动脉在病程后期受到影响。主动脉炎在日常临床工作中很少见。在AS患者中也有慢性主动脉周围炎的报道[45]。

# 三、炎症性肠病

炎症性肠病（IBD）是一种概括溃疡性结肠炎（ulcerative colitis，UC）和克罗恩病（Crohn's disease，CD）这两种疾病的组合术语，以消化道慢性炎症为特征。UC主要影响结肠的黏膜层，呈连续性分布，而CD会导致透壁炎症，可呈跳跃性分布于整个胃肠道，回肠结肠炎是其最常见的特征。UC和CD常常有肠外表现（extraintestinal manifestation，EIM），可累及关节（中轴型和外周型炎症性关节炎）、眼（葡萄膜炎和巩膜外层炎）、皮肤（结节性红斑和坏疽性脓皮病）和肝脏（原发性硬化性胆管炎、脂肪肝）。据报道，UC和CD的肠外表现还可有肺部受累，但较少见。肺部受累以气道疾病、浆膜炎、肺实质疾病、肺栓塞及肺功能检查和影像学检查无症状异常为特征（表8-2）。

在不同文献报道中，IBD并发肺部疾病的发病率有所不同（表8-2）[46, 47]。气道并发症在女性中更常见，而浆膜炎在男性和女性中的发病率相当。气道和肺实质疾病的发生与IBD的严重程度无关；而结肠切除术后发生的气道疾病是已知的[46]。另外，浆膜炎会影响有活动性IBD症状的患者。大多数患者的肺部受累晚于胃肠道病变；然而，极少数情况下肺部疾病可成为IBD的首发症状。

表 8-2　炎症性肠病的肺部表现

| | |
|---|---|
| 气道 | 支气管扩张 |
| | 慢性支气管炎 |
| | 细支气管炎 |
| | 声门下狭窄 |
| | 瘘管 |
| 浆膜炎 | 心包炎 |
| | 胸膜炎 |
| | 心肌心包炎 |
| 肺实质疾病 | COOP |
| | ILD |
| | 坏死性结节 |
| | 结节病 |
| 血栓栓塞性疾病 | 肺栓塞 |
| 药物诱导的肺损伤 | 甲氨蝶呤 |
| | 美沙拉嗪 |
| | 柳氮磺吡啶 |
| | 英夫利昔单抗 |
| | 维多珠单抗 |
| 无症状异常 | DLCO减少 |
| | 支气管壁增厚 |

注：COOP，隐源性机化性肺炎；DLCO，肺一氧化碳弥散量；ILD，间质性肺病。

## 1. 气道疾病

IBD 可能与气管、支气管及细支气管的炎症相关[46, 48, 49]。上呼吸道疾病可表现为声门下狭窄、气管炎和气管狭窄[50-52]。患者可能出现咳嗽、呼吸困难、发声困难和喘鸣。

UC 患者中慢性支气管炎和更常见的支气管扩张的发生率不定，但高于 CD[53, 54]。IBD 相关支气管扩张与普通支气管扩张的不同之处在于其对类固醇反应更敏感。UC 并发支气管扩张比 CD 更为常见。患者通常有大量分泌物和慢性咳嗽。CD 可见肉芽肿性气道炎症。即使在结肠切除术后，患者也可能出现气道疾病的症状[52]。

IBD 相关肺部疾病还可有细支气管炎。随着 HRCT 的应用，细支气管炎被发现的概率高于已有报道。IBD 伴发的气道疾病对吸入性和全身系统性类固醇的治疗反应良好[55]。

据报道，在 CD 患者中，肠道与气道和肺之间可有瘘管形成，包括结肠支气管瘘、回肠支气管瘘和肠肺瘘[56, 57]。结肠胸膜瘘和气胸等并发症报道也罕见，这些并发症都需紧急手术干预[58, 59]。

## 2. 浆膜炎

胸膜炎、心包炎和心肌心包炎是 IBD 不常见的并发症[60, 61]，通常发生于 UC 处于静止期的年轻男性患者[55]。有时浆膜炎可能是药物的副作用，尤其TNF抑制剂或美沙拉嗪可能会诱发该症。

### 3. 肺实质疾病

大约1/4的IBD相关肺疾病患者有肺实质受累[46]。最常见的表现包括隐源性机化性肺炎（COOP）和间质性肺病（ILD）[51, 62]。急性或亚急性起病的咳嗽、气短是最常见的症状。COOP通常应用系统性类固醇治疗，但有时可以自发缓解。COOP也可见于RA、肌炎和血管炎等其他自身免疫性疾病，也可能是药物不良反应所致。

IBD中的ILD可表现为COOP、非特异性间质性肺炎、普通型间质性肺炎和嗜酸性粒细胞性肺炎[51]。IBD相关ILD中的支气管肺泡灌洗液通常以淋巴细胞为主，且CD4与CD8比例升高，类似于结节病[51, 63]。

CD患者中经常有坏死性肺结节的报道[64-66]。在影像学上，这些空洞结节类似化脓性栓塞或肉芽肿性多血管炎。CD肺部病变的多个特征与肉芽肿性多血管炎有相似之处，包括COOP、肉芽肿性炎症和坏死性结节[64]。从组织学上，这些结节表现为中性粒细胞聚集的无菌性坏死[67]。

文献中有许多关于结节病合并UC或CD的报道[68, 69]。结节病和CD都是肉芽肿性疾病，在病理学和遗传学上可能具有共同点[56, 70]，尽管在同一患者中它们具有独立的病程[71]。男性IBD患者罹患结节病的风险更高[72]。

### 4. 血栓栓塞性疾病

当前普遍认为IBD是静脉血栓栓塞（venous thromboembolism，VTE）的危险因素[73, 74]。IBD患者发生VTE的风险比年龄匹配的对照组高3～4倍[75, 76]。VTE是IBD患者死亡的重要原因，且活动性IBD发生VTE的风险更高[74]。

### 5. 药物诱导性肺损伤

有一些关于IBD患者由应用柳氮磺吡啶、美沙拉嗪和甲氨蝶呤引起肺炎的报道[77-79]。英夫利昔单抗可引起浆膜炎和狼疮样综合征。也有报道英夫利昔单抗可诱发间质性肺炎[80, 81]。据报道，1例IBD患者在应用维多珠单抗4个月后，出现症状性肺坏死性结节，停用维多珠单抗及应用类固醇治疗后，症状和影像学表现得到改善[82]。

### 6. 无症状异常

肺功能检查可显示高达50%的IBD患者存在无症状异常，包括肺活量和弥散量下降[47, 83]。一项观察性研究发现，经胸部HRCT检查的601例IBD患者中，有167例UC患者和93例CD患者存在异常，以小叶中心结节（分别为49%、45%）和支气管壁增厚（分别为31%、54%）最为常见。但是，疾病活动性和HRCT异常之间没有关联性[84]。

# 四、复发性多软骨炎

RP是一种免疫介导的炎症性疾病，主要累及机体的软骨结构，但也可影响其他器官。RP主要累及耳、鼻、呼吸道和关节的软骨部分。其确切的发病机制尚不清楚，可能是针对Ⅱ型胶原蛋白的自身免疫反应，而Ⅱ型胶原蛋白在软骨和巩膜中含量丰富[85]。RP发病无性别差异，在所有年龄组和种族中均有报道，50～60岁的成年人好发。RP患者的临床表现复杂多变，作为发作性或焖燃性（smoldering）疾病，随时间变化而进展和复发。该疾病尚无特异的实验室或影像学检查，其诊断依靠临床判断。RP患者可能存在抗中性粒细胞胞质抗体（ANCA）[86]。McAdam及其同事[87]提出了RP的诊断标准，即患者需要满足以下6项临床特征中的任意3项：①双侧耳廓软骨炎；②非侵蚀性血清阴性炎性关节炎；③鼻软骨炎；④眼部炎症；⑤呼吸道软骨炎；⑥前庭损伤。

耳廓软骨炎是RP最常见的表现，通常也是RP的起病表现[88, 89]。眼部疾病以巩膜炎、巩膜外层炎、外周溃疡性角膜炎和葡萄膜炎为特征[90, 91]。鼻软骨炎可导致马鞍鼻畸形。RP的其他相关表现包括关节痛和关节炎、皮肤受累、心脏瓣膜病和骨髓增生异常综合征等血液学异常。

30%～50%的RP累及呼吸道，呼吸道受累与预后不良相关[92, 93]。RP主要累及大气道的软骨部分，很少累及肺实质或肺血管[88]，在数年内可能会缓慢发生喉部、气管和支气管受累等危及生命的并发症[88]。喉气管病变可导致气管狭窄，气道一旦受累，其中约25%的患者可并发气道狭窄[88]。复发性气道软骨炎可引起气管软化、支气管软化或气管支气管软化，这些并发症均与预后不良相关[94]。有时大气道病变可能是RP的唯一临床表现[95]。气管软骨的破坏可导致在用力呼气时气道动力性塌陷和睡眠呼吸暂停。因气道炎症和损伤的范围和严重程度不同，RP气道受累的临床表现也不同。下呼吸道感染是RP患者的重要死亡原因。患者可能会出现咳嗽、气短、发声困难、喘鸣或声音嘶哑。活动性RP患者可有甲状软骨、喉和气管环的压痛。严重气管狭窄患者则可能需要置入气管支架[96]。许多RP患者最初被误诊为哮喘，因经常用逐渐减量的类固醇治疗"哮喘"而掩盖了潜在的多软骨炎，直到病情晚期才得以确诊RP[97]。与哮喘不同，RP的气道炎症对吸入的类固醇和支气管扩张剂没有反应。肺活量测定可显示上气道阻塞，CT扫描提示大气道增厚和狭窄及在用力呼气时气道发生动力性塌陷。支气管镜检查可显示气道炎症、狭窄或塌陷。如果及早发现，针对RP的气道病变可给予类固醇和TNF抑制剂治疗[88, 98]。然而，到了晚期阶段，患者可能需要气管切开、支架置入或气道重建等外科手术治疗[93, 99]。

**致谢：**

感谢Melissa Funaro女士（MLS，MS；耶鲁医学图书馆）在文献检索方面提供的帮助。

（童　强　译　戴生明　审校）

## 参考文献

1. Raychaudhuri SP, Deodhar A. The classification and diagnostic criteria of ankylosing spondylitis. J Autoimmun

2014; 48-49: 128-33.

2. Lahmer T, Treiber M, von Werder A, et al. Relapsing polychondritis: an autoimmune disease with many faces. Autoimmun Rev 2010; 9(8): 540-6.

3. Elhai M, Paternotte S, Burki V, et al. Clinical characteristics of anterior chest wall pain in spondyloarthritis: an analysis of 275 patients. Joint Bone Spine 2012; 79(5): 476-81.

4. Fournie B, Boutes A, Dromer C, et al. Prospective study of anterior chest wall involvement in ankylosing spondylitis and psoriatic arthritis. Rev Rhum Engl Ed 1997; 64(1): 22-5.

5. Wendling D, Prati C, Demattei C, et al. Anterior chest wall pain in recent inflammatory back pain suggestive of spondyloarthritis. data from the DESIR cohort. J Rheumatol 2013; 40(7): 1148-52.

6. Jurik AG. Anterior chest wall involvement in seronegative arthritides. A study of the frequency of changes at radiography. Rheumatol Int 1992; 12(1): 7-11.

7. Kanathur N, Lee-Chiong T. Pulmonary manifestations of ankylosing spondylitis. Clin Chest Med 2010; 31(3): 547-54.

8. Dincer U, Cakar E, Kiralp MZ, et al. The pulmonary involvement in rheumatic diseases: pulmonary effects of ankylosing spondylitis and its impact on functionality and quality of life. Tohoku J Exp Med 2007; 212(4): 423-30.

9. Fisher LR, Cawley MI, Holgate ST. Relation between chest expansion, pulmonary function, and exercise tolerance in patients with ankylosing spondylitis. Ann Rheum Dis 1990; 49(11): 921-5.

10. Berdal G, Halvorsen S, van der Heijde D, et al. Restrictive pulmonary function is more prevalent in patients with ankylosing spondylitis than in matched population controls and is associated with impaired spinal mobility: a comparative study. Arthritis Res Ther 2012; 14(1): R19.

11. Kang JH, Lin HC. Obstructive sleep apnea and the risk of autoimmune diseases: a longitudinal population-based study. Sleep Med 2012; 13(6): 583-8.

12. Walsh JA, Song X, Kim G, et al. Evaluation of the comorbidity burden in patients with ankylosing spondylitis using a large US administrative claims data set. Clin Rheumatol 2018; 37(7): 1869-78.

13. Solak O, Fidan F, Dundar U, et al. The prevalence of obstructive sleep apnoea syndrome in ankylosing spondylitis patients. Rheumatology (Oxford) 2009; 48(4): 433-5.

14. Erb N, Karokis D, Delamere JP, et al. Obstructive sleep apnoea as a cause of fatigue in ankylosing spondylitis. Ann Rheum Dis 2003; 62(2): 183-4.

15. Karatas G, Bal A, Yuceege M, et al. Evaluation of sleep quality in patients with ankylosing spondylitis and efficacy of anti-TNF-alpha therapy on sleep problems: a polisomnographic study. Int J Rheum Dis 2018; 21(6): 1263-9.

16. Turetschek K, Ebner W, Fleischmann D, et al. Early pulmonary involvement in ankylosing spondylitis: assessment with thin-section CT. Clin Radiol 2000; 55(8): 632-6.

17. El-Maghraoui A, Chaouir S, Bezza A, et al. Thoracic high resolution computed tomography in patients with ankylosing spondylitis and without respiratory symptoms. Ann Rheum Dis 2003; 62(2): 185-6.

18. Altin R, Ozdolap S, Savranlar A, et al. Comparison of early and late pleuropulmonary findings of ankylosing spondylitis by high-resolution computed tomography and effects on patients' daily life. Clin Rheumatol 2005; 24(1): 22-8.

19. Ayhan-Ardic FF, Oken O, Yorgancioglu ZR, et al. Pulmonary involvement in lifelong non-smoking patients with rheumatoid arthritis and ankylosing spondylitis without respiratory symptoms. Clin Rheumatol 2006; 25(2): 213-8.

20. Baser S, Cubukcu S, Ozkurt S, et al. Pulmonary involvement starts in early stage ankylosing spondylitis.

Scand J Rheumatol 2006; 35(4): 325-7.

21. Rosenow E, Strimlan CV, Muhm JR, et al. Pleuropulmonary manifestations of ankylosing spondylitis. Mayo Clin Proc 1977; 52(10): 641-9.

22. Sampaio-Barros PD, Cerqueira EM, Rezende SM, et al. Pulmonary involvement in ankylosing spondylitis. Clin Rheumatol 2007; 26(2): 225-30.

23. Cohen AA, Natelson EA, Fechner RE. Fibrosing interstitial pneumonitis in ankylosing spondylitis. Chest 1971; 59(4): 369-71.

24. El Maghraoui A, Dehhaoui M. Prevalence and characteristics of lung involvement on high resolution computed tomography in patients with ankylosing spondylitis: a systematic review. Pulm Med 2012; 2012: 965956.

25. Davies D. Lung fibrosis in ankylosing spondylitis. Thorax 1972; 27(2): 262.

26. Pamuk ON, Harmandar O, Tosun B, et al. A patient with ankylosing spondylitis who presented with chronic necrotising aspergillosis: report on one case and review of the literature. Clin Rheumatol 2005; 24(4): 415-9.

27. Kim DY, Lee SJ, Ryu YJ, et al. Progressive pulmonary fibrocystic changes of both upper lungs in a patient with ankylosing spondylitis. Tuberc Respir Dis (Seoul) 2015; 78(4): 459-62.

28. Thai D, Ratani RS, Salama S, et al. Upper lobe fibrocavitary disease in a patient with back pain and stiff-ness. Chest 2000; 118(6): 1814-6.

29. Lee CC, Lee SH, Chang IJ, et al. Spontaneous pneumothorax associated with ankylosing spondylitis. Rheumatology (Oxford) 2005; 44(12): 1538-41.

30. Ersoy E, Akgol G, Ozgocmen S. Bilateral spontaneous pneumothorax in a patient with longstanding ankylosing spondylitis. Acta Reumatol Port 2014; 39(4): 353-4.

31. Yuksekkaya R, Almus F, Celikyay F, et al. Pulmonary involvement in ankylosing spondylitis assessed by multidetector computed tomography. Pol J Radiol 2014; 79: 156-63.

32. Desuter G, Duprez T, Huart C, et al. The use of adalimumab for cricoarytenoid arthritis in ankylosing spondylitis-an effective therapy. Laryngoscope 2011; 121(2): 335-8.

33. Hara S, Sakamoto N, Ishimatsu Y, et al. Diffuse alveolar hemorrhage in a patient with ankylosing spon-dylitis. Intern Med 2013; 52(17): 1963-6.

34. Lai SW, Lin CL. Association between ankylosing spondylitis and chronic obstructive pulmonary disease in Taiwan. Eur J Intern Med 2018; 57: e28-9.

35. O'Neill TW, Bresnihan B. The heart in ankylosing spondylitis. Ann Rheum Dis 1992; 51(6): 705-6.

36. Roldan CA, Chavez J, Wiest PW, et al. Aortic root disease and valve disease associated with ankylosing spondylitis. J Am Coll Cardiol 1998; 32(5): 1397-404.

37. Graham DC, Smythe HA. The carditis and aortitis of ankylosing spondylitis. Bull Rheum Dis 1958; 9(3): 171-4.

38. Gran JT, Skomsvoll JF. The outcome of ankylosing spondylitis: a study of 100 patients. Br J Rheumatol 1997; 36(7): 766-71.

39. Szabo SM, Levy AR, Rao SR, et al. Increased risk of cardiovascular and cerebrovascular diseases in individuals with ankylosing spondylitis: a population-based study. Arthritis Rheum 2011; 63(11): 3294-304.

40. Moyssakis I, Gialafos E, Vassiliou VA, et al. Myocardial performance and aortic elasticity are impaired in patients with ankylosing spondylitis. Scand J Rheumatol 2009; 38(3): 216-21.

41. Ward MM. Lifetime risks of valvular heart disease and pacemaker use in patients with ankylosing spondylitis. J Am Heart Assoc 2018; 7(20): e010016.

42. Forsblad-d'Elia H, Wallberg H, Klingberg E, et al. Cardiac conduction system abnormalities in ankylosing

spondylitis: a cross-sectional study. BMC Musculoskelet Disord 2013; 14: 237.

43. Dik VK, Peters MJ, Dijkmans PA, et al. The relationship between disease-related characteristics and conduction disturbances in ankylosing spondylitis. Scand J Rheumatol 2010; 39(1): 38-41.

44. Davidson P, Baggenstoss AH, Slocumb CH, et al. Cardiac and aortic lesions in rheumatoid spondylitis. Proc Staff Meet Mayo Clin 1963; 38: 427-35.

45. Palazzi C, Salvarani C, D'Angelo S, et al. Aortitis and periaortitis in ankylosing spondylitis. Joint Bone Spine 2011; 78(5): 451-5.

46. Camus P, Piard F, Ashcroft T, et al. The lung in inflammatory bowel disease. Medicine (Baltimore) 1993; 72(3): 151-83.

47. Tunc B, Filik L, Bilgic F, et al. Pulmonary function tests, high-resolution computed tomography findings and inflammatory bowel disease. Acta Gastroenterol Belg 2006; 69(3): 255-60.

48. Bayraktaroglu S, Basoglu O, Ceylan N, et al. A rare extraintestinal manifestation of ulcerative colitis: tracheobronchitis associated with ulcerative colitis. J Crohns Colitis 2010; 4(6): 679-82.

49. Kuzniar T, Sleiman C, Brugiere O, et al. Severe tracheobronchial stenosis in a patient with Crohn's disease. Eur Respir J 2000; 15(1): 209-12.

50. Rickli H, Fretz C, Hoffman M, et al. Severe inflammatory upper airway stenosis in ulcerative colitis. Eur Respir J 1994; 7(10): 1899-902.

51. Black H, Mendoza M, Murin S. Thoracic manifestations of inflammatory bowel disease. Chest 2007; 131(2): 524-32.

52. Vasishta S, Wood JB, McGinty F. Ulcerative tracheobronchitis years after colectomy for ulcerative colitis. Chest 1994; 106(4): 1279-81.

53. Spira A, Grossman R, Balter M. Large airway disease associated with inflammatory bowel disease. Chest 1998; 113(6): 1723-6.

54. Eaton TE, Lambie N, Wells AU. Bronchiectasis following colectomy for Crohn's disease. Thorax 1998; 53(6): 529-31.

55. Ji XQ, Wang LX, Lu DG. Pulmonary manifestations of inflammatory bowel disease. World J Gastroenterol 2014; 20(37): 13501-11.

56. Storch I, Sachar D, Katz S. Pulmonary manifestations of inflammatory bowel disease. Inflamm Bowel Dis 2003; 9(2): 104-15.

57. Casella G, Villanacci V, Di Bella C, et al. Pulmonary diseases associated with inflammatory bowel diseases. J Crohns Colitis 2010; 4(4): 384-9.

58. Alameel T, Maclean DA, Macdougall R. Colobronchial fistula presenting with persistent pneumonia in a patient with Crohn's disease: a case report. Cases J 2009; 2: 9114.

59. Barisiae G, Krivokapiae Z, Adziae T, et al. Fecopneumothorax and colopleural fistulauncommon complications of Crohn's disease. BMC Gastroenterol 2006; 6: 17.

60. Faller M, Gasser B, Massard G, et al. Pulmonary migratory infiltrates and pachypleuritis in a patient with Crohn's disease. Respiration 2000; 67(4): 459-63.

61. Patwardhan RV, Heilpern RJ, Brewster AC, et al. Pleuropericarditis: an extraintestinal complication of inflammatory bowel disease. Report of three cases and review of literature. Arch Intern Med 1983; 143(1): 94-6.

62. Casey MB, Tazelaar HD, Myers JL, et al. Noninfectious lung pathology in patients with Crohn's disease. Am J Surg Pathol 2003; 27(2): 213-9.

63. Bewig B, Manske I, Bottcher H, et al. Crohn's disease mimicking sarcoidosis in bronchoalveolar lavage.

Respiration 1999; 66(5): 467-9.

64. Nelson BA, Kaplan JL, El Saleeby CM, et al. Case records of the Massachusetts General Hospital. Case 39-2014. A 9-year-old girl with Crohn's disease and pulmonary nodules. N Engl J Med 2014; 371(25): 2418-27.

65. Freeman HJ, Davis JE, Prest ME, et al. Granulomatous bronchiolitis with necrobiotic pulmonary nodules in Crohn's disease. Can J Gastroenterol 2004; 18(11): 687-90.

66. El-Kersh K, Fraig M, Cavallazzi R, et al. Pulmonary necrobiotic nodules in Crohn's disease: a rare extra-intestinal manifestation. Respir Care 2014; 59(12): e190-2.

67. Kasuga I, Yanagisawa N, Takeo C, et al. Multiple pulmonary nodules in association with pyoderma gangrenosum. Respir Med 1997; 91(8): 493-5.

68. Smiejan JM, Cosnes J, Chollet-Martin S, et al. Sarcoid-like lymphocytosis of the lower respiratory tract in patients with active Crohn's disease. Ann Intern Med 1986; 104(1): 17-21.

69. Theodoropoulos G, Archimandritis A, Davaris P, et al. Ulcerative colitis and sarcoidosis: a curious association-report of a case. Dis Colon Rectum 1981; 24(4): 308-10.

70. Fellermann K, Stahl M, Dahlhoff K, et al. Crohn's disease and sarcoidosis: systemic granulomatosis? Eur J Gastroenterol Hepatol 1997; 9(11): 1121-4.

71. Fries W, Grassi SA, Leone L, et al. Association between inflammatory bowel disease and sarcoidosis. Report of two cases and review of the literature. Scand J Gastroenterol 1995; 30(12): 1221-3.

72. Halling ML, Kjeldsen J, Knudsen T, et al. Patients with inflammatory bowel disease have increased risk of autoimmune and inflammatory diseases. World J Gastroenterol 2017; 23(33): 6137-46.

73. Yuhara H, Steinmaus C, Corley D, et al. Meta-analysis: the risk of venous thromboembolism in patients with inflammatory bowel disease. Aliment Pharmacol Ther 2013; 37(10): 953-62.

74. Solem CA, Loftus EV, Tremaine WJ, et al. Venous thromboembolism in inflammatory bowel disease. Am J Gastroenterol 2004; 99(1): 97-101.

75. Miehsler W, Reinisch W, Valic E, et al. Is inflammatory bowel disease an independent and disease specific risk factor for thromboembolism? Gut 2004; 53(4): 542-8.

76. Bernstein CN, Blanchard JF, Houston DS, et al. The incidence of deep venous thrombosis and pulmonary embolism among patients with inflammatory bowel disease: a population-based cohort study. Thromb Haemost 2001; 85(3): 430-4.

77. Parry SD, Barbatzas C, Peel ET, et al. Sulphasalazine and lung toxicity. Eur Respir J 2002; 19(4): 756-64.

78. Jain N, Petruff C, Bandyopadhyay T. Mesalamine lung toxicity. Conn Med 2010; 74(5): 265-7.

79. Margagnoni G, Papi V, Aratari A, et al. Methotrexate-induced pneumonitis in a patient with Crohn's disease. J Crohns Colitis 2010; 4(2): 211-4.

80. Perez-Alvarez R, Perez-de-Lis M, Diaz-Lagares C, et al. Interstitial lung disease induced or exacerbated by TNF-targeted therapies: analysis of 122 cases. Semin Arthritis Rheum 2011; 41(2): 256-64.

81. Heraganahally SS, Au V, Kondru S, et al. Pulmonary toxicity associated with infliximab therapy for ulcerative colitis. Intern Med J 2009; 39(9): 629-30.

82. Myc LA, Girton MR, Stoler MH, et al. Necrobiotic pulmonary nodules of Crohn's disease in a patient receiving vedolizumab. Am J Respir Crit Care Med 2019; 199(1): e1-2.

83. Marvisi M, Borrello PD, Brianti M, et al. Changes in the carbon monoxide diffusing capacity of the lung in ulcerative colitis. Eur Respir J 2000; 16(5): 965-8.

84. Sato H, Okada F, Matsumoto S, et al. Chest high-resolution computed tomography findings in 601 patients with inflammatory bowel diseases. Acad Radiol 2018; 25(4): 407-14.

85. Letko E, Zafirakis P, Baltatzis S, et al. Relapsing polychondritis: a clinical review. Semin Arthritis Rheum

2002; 31(6): 384-95.

86. Papo T, Piette JC, Le Thi Huong D, et al. Antineutrophil cytoplasmic antibodies in polychondritis. Ann Rheum Dis 1993; 52(5): 384-5.

87. McAdam LP, O'Hanlan MA, Bluestone R, et al. Relapsing polychondritis: prospective study of 23 patients and a review of the literature. Medicine (Baltimore) 1976; 55(3): 193-215.

88. Kent PD, Michet CJ Jr, Luthra HS. Relapsing polychondritis. Curr Opin Rheumatol 2004; 16(1): 56-61.

89. Chuah TY, Lui NL. Relapsing polychondritis in Singapore: a case series and review of literature. Singapore Med J 2017; 58(4): 201-5.

90. Sainz-de-la-Maza M, Molina N, Gonzalez-Gonzalez LA, et al. Scleritis associated with relapsing polychondritis. Br J Ophthalmol 2016; 100(9): 1290-4.

91. Isaak BL, Liesegang TJ, Michet CJ Jr. Ocular and systemic findings in relapsing polychondritis. Ophthalmology 1986; 93(5): 681-9.

92. Hazra N, Dregan A, Charlton J, et al. Incidence and mortality of relapsing polychondritis in the UK: a population-based cohort study. Rheumatology (Oxford) 2015; 54(12): 2181-7.

93. Ernst A, Rafeq S, Boiselle P, et al. Relapsing polychondritis and airway involvement. Chest 2009; 135(4): 1024-30.

94. Sarodia BD, Dasgupta A, Mehta AC. Management of airway manifestations of relapsing polychondritis: case reports and review of literature. Chest 1999; 116(6): 1669-75.

95. Suzuki S, Ikegami A, Hirota Y, et al. Fever and cough without pulmonary abnormalities on CT: relapsing polychondritis restricted to the airways. Lancet 2015; 385(9962): 88.

96. Gorard C, Kadri S. Critical airway involvement in relapsing polychondritis. BMJ Case Rep 2014; 2014 [pii: bcr2014205036].

97. Sato R, Ohshima N, Masuda K, et al. A patient with relapsing polychondritis who had been diagnosed as intractable bronchial asthma. Intern Med 2012; 51(13): 1773-8.

98. Mpofu S, Estrach C, Curtis J, et al. Treatment of respiratory complications in recalcitrant relapsing polychondritis with infliximab. Rheumatology (Oxford) 2003; 42(9): 1117-8.

99. Xie C, Shah N, Shah PL, et al. Laryngotracheal reconstruction for relapsing polychondritis: case report and review of the literature. J Laryngol Otol 2013; 127(9): 932-5.

# 第九章
## 具有自身免疫特征的间质性肺炎

Aryeh Fischer，MD[a]

关键词：

特发性间质性肺炎；结缔组织病；间质性肺病；肺纤维化

关键点：

具有自身免疫特征的间质性肺炎（interstitial pneumonia with autoimmune feature，IPAF）是一个介于特发性间质性肺炎和结缔组织病（connective tissue disease，CTD）相关间质性肺病之间疾病的分类与诊断。

- IPAF患者需要追踪监测病情进展，以确定是否可能发展为CTD。
- IPAF的命名标志着我们使用统一的命名法和一套标准化的准则，在研究和深入理解这组间质性肺病患者的自然病程方面迈出了重要的第一步。
- 仍需要进行前瞻性评估及跨学科、多中心合作，为疾病治疗和管理提供最佳方法，进一步指导优化IPAF标准。

## 一、引 言

间质性肺病（ILD）的特征是肺实质炎症或纤维化。根据其临床、放射学和组织病理学特征，ILD可分为特发性和明确病因的间质性肺炎。ILD的综合评估包括详细的病史和体格检查、肺功能检查、高分辨率计算机断层扫描（HRCT），通常还有外科肺活检。通过临床医生、放射科医生和病理学家之间的多学科合作，结合临床、放射学和组织病理学数据，有助于得出最准确的诊断，并将特发性间质性肺炎（IIP）与明确病因的ILD区分开来[1]。

系统性自身免疫性疾病通常被称为"结缔组织病"（CTD），是ILD的常见病因，可在高达30%的新诊断的ILD中被发现[2]。由于CTD相关性ILD（CTD-ILD）预后更好，并且

利益冲突：无。

a Divisions of Rheumatology，Pulmonary Sciences and Critical Care Medicine，University of Colorado Anschutz Medical Campus，University of Colorado School of Medicine，12631 East 17th Avenue，Academic Office Building One，Aurora，CO 80045，USA.

E-mail address：aryeh.fischer@ucdenver.edu.

治疗方案选择明显不同，因此区分CTD-ILD与IIP尤其是特发性肺间质纤维化（idiopathic pulmonary fibrosis，IPF）十分重要[3-5]。CTD尚无标准化的评估方法，评估程度取决于不同的诊疗中心和具体的临床医生，并受包括风湿病学科在内的多学科团队组成的影响。

此外，尽管对IIP患者的隐匿性CTD进行了广泛研究，但患者存在自身免疫异常的特征，不能明确诊断CTD的情况经常出现[6]。术语"未分化CTD"、"肺受累为主的CTD"或"自身免疫特征的ILD"都被用来描述这些患者，而每个术语会对应不同的标准[7-9]，这导致大家应用不同标准去确定不同的患者群。近期，将这些标准应用于119例IIP患者的队列研究表明，56%的患者至少满足其中一组标准，仅18%的患者满足所有标准[10]。在四个标准中，范围最宽泛而特异性最差的标准[8]囊括了41%的队列，而范围最狭窄但特异性最高的标准[3]仅囊括了21%的队列[10]。

欧洲呼吸学会（European Respiratory Society，ERS）/美国胸科学会（American Thoracic Society，ATS）未分化结缔组织病相关间质性肺病特别工作组，提出了"具有自身免疫特征的间质性肺炎"（IPAF）这一疾病的分类和相应标准，作为更统一地描述那些具有自身免疫特征但非某一特定CTD的ILD患者的初始诊断[11]。

## 二、具有自身免疫特征的间质性肺炎的标准

IPAF的分类必须满足几个先决条件（表9-1）：HRCT和（或）外科肺活检证实存在ILD的证据；详细的临床评估除外已知病因的ILD；不足以诊断为某一明确的CTD。分类标准包含三方面的表现：①临床表现，由特异性的胸部以外的表现组成；②血清学表现，指特异性循环中的自身抗体；③形态学表现，包括特异性胸部影像学特征、组织病理学或肺生理学等特征。IPAF的分类需满足所有的先决条件，并且至少出现3个表现中的2个，每个表现至少有1个特征（表9-1）[11]。

表9-1　IPAF的分类标准

1. HRCT或SLB证实存在间质性肺炎，并且

2. 除外其他病因，并且

3. 不能满足某一明确的CTD标准

4. 至少有如下2个方面表现，每方面至少有1个特征：

| 临床表现 | 血清学表现 | 形态学表现 |
|---|---|---|
| 1. 远端手指皮肤皲裂纹（如技工手） | 1. ANA滴度≥1：320、弥漫型、斑点型、均质型或 | 1. HRCT提示如下放射学类型： |
| 2. 远端指尖溃疡 | | （1）NSIP |
| 3. 炎性关节炎或多关节晨僵≥60分钟 | （1）ANA核仁型（任意滴度） | （2）OP |
| 4. 手掌的毛细血管扩张 | （2）ANA着丝点型（任意滴度） | （3）NSIP重叠OP |
| 5. 雷诺现象 | 2. 类风湿因子≥2倍正常值上限 | （4）LIP |
| 6. 不明原因的手指肿胀 | 3. 抗CCP | 2. 肺活检提示如下类型或特征： |
| 7. 不明原因的手指伸侧的固定性皮疹 | 4. 抗dsDNA | （1）NSIP |
| （Gottron征） | 5. 抗Ro（SSA） | （2）OP |
| | 6. 抗La（SSB） | （3）NSIP重叠OP |
| | 7. 抗核糖核蛋白 | （4）LIP |

续表

| | |
|---|---|
| 8. 抗 Sm | （5）间质淋巴细胞聚集伴生发中心形成 |
| 9. 抗拓扑异构酶（Scl-70） | （6）弥漫性淋巴浆细胞浸润（伴或不 |
| 10. 抗 tRNA 合成酶（如 Jo-1、PL7、 | 伴淋巴滤泡） |
| PL12；其他如 EJ、OJ、KS、Zo、 | 3. 多部位受累（间质性肺炎除外） |
| tRS） | （1）原因不明的胸腔积液或胸膜增厚 |
| 11. 抗 PM-Scl | （2）原因不明的心包积液或心包增厚 |
| 12. 抗 MDA5 | （3）原因不明的内在气道疾病ᵃ（经 |
| | PFT、影像或病理检查证实） |
| | （4）原因不明的肺血管病变 |

注：ANA，抗核抗体；LIP，淋巴细胞性间质性肺炎；NSIP，非特异性间质性肺炎；OP，机化性肺炎；PFT，肺功能检查；SLB，外科肺活检。

a 包括气流受阻、细支气管炎或细支气管扩张。

---

**Table 1**
**Classification criteria for IPAF**

1. Presence of an interstitial pneumonia by HRCT or SLB *and*
2. Exclusion of alternative etiologies *and*
3. Does not meet criteria for a defined CTD *and*
4. At least 2 feature from at least 2 of the following domains:

| A. Clinical domain | B. Serologic domain | C. Morphologic domain |
|---|---|---|
| 1. Distal digital fissuring (ie, "mechanic hands") | 1. ANA ≥1:320 titer, diffuse, speckled, homogeneous patterns *or* | 1. Suggestive radiology patterns by HRCT: |
| 2. Distal digital tip ulceration | a. ANA nucleolar pattern (any titer) *or* | a. NSIP |
| 3. Inflammatory arthritis *or* polyarticular morning joint stiffness ≥60 min | b. ANA centromere pattern (any titer) | b. OP |
| 4. Palmar telangiectasia | 2. Rheumatoid factor ≥2 × the upper limit of normal | c. NSIP with OP overlap |
| 5. Raynaud's phenomenon | 3. Anti-CCP | d. LIP |
| 6. Unexplained digital edema | 4. Anti-dsDNA | 2. Histopathology patterns or features by surgical lung biopsy: |
| 7. Unexplained fixed rash on the digital extensor surfaces (Gottron's sign) | 5. Anti-Ro (SS-A) | a. NSIP |
| | 6. Anti-La (SS-B) | b. OP |
| | 7. Anti-ribonucleoprotein | c. NSIP with OP overlap |
| | 8. Anti-Smith | d. LIP |
| | 9. Anti-topoisomerase (Scl-70) | e. Interstitial lymphoid aggregates with germinal centers |
| | 10. Anti-tRNA synthetase (eg, Jo-1, PL-7, PL-12; others are: EJ, OJ, KS, Zo, tRS) | f. Diffuse lymphoplasmacytic infiltration (with or without lymphoid follicles) |
| | 11. Anti–PM-Scl | 3. Multicompartment involvement (in addition to interstitial pneumonia): |
| | 12. Anti–MDA-5 | a. Unexplained pleural effusion or thickening |
| | | b. Unexplained pericardial effusion or thickening |
| | | c. Unexplained intrinsic airways diseaseᵃ (by PFT, imaging or pathology) |
| | | d. Unexplained pulmonary vasculopathy |

*Abbreviations:* ANA, antinuclear antibody; LIP, lymphocytic interstitial pneumonia; NSIP, nonspecific interstitial pneumonia; OP, organizing pneumonia; PFT, pulmonary function testing; SLB, surgical lung biopsy.
ᵃ Includes airflow obstruction, bronchiolitis or bronchiectasis.
*Reproduced* with permission of the © ERS 2019. European Respiratory Journal 2015;46(4):976–87; DOI: 10.1183/13993003.00150.

该表因第三方版权要求，保留英文原文。

# 三、具有自身免疫特征的间质性肺炎的回顾性研究

一些研究已经回顾性地描述了符合 IPAF 标准的 ILD 患者队列（**表 9-2**），每项研究都受到回顾—区分—标准应用的影响。Oldham 及其同事[12]从他们的 ILD 数据库中筛选出

422例IIP或未分化CTD的患者，其中144例（34%）符合IPAF标准，平均年龄为63.2岁，多数为女性（52%），有吸烟史（55%）。最常见的临床特征是雷诺现象（27.8%），最常见的血清学特征是抗核抗体（ANA）阳性（77.6%）。大部分患者HRCT（54.6%）和外科肺活检［参与活检的83例患者中61例（73.5%）］表现为普通型间质性肺炎（UIP）。26%的患者满足标准的全部3个区域表现。符合IPAF标准的患者预后相对好于IPF，但较CTD-ILD患者差[12]。对HRCT或外科肺活检提示存在UIP的患者进行分层分析，非UIP-IPAF的生存率与CTD-ILD相似（$P=0.45$），而UIP-IPAF与IPF生存率相似（$P=0.51$）。多变量分析显示，死亡率增加的预测因素为年龄和肺一氧化碳弥散量，提示性别、年龄、生理评分系统[13]这些已被验证的IPF的死亡率预测指标，也可能在IPAF中有意义。在另一项随访研究中，Chung等[14]证实影像学表现为蜂窝状或肺动脉增宽与较差的生存率有关。

表9-2　回顾性研究确定的IPAF队列比较

| | Oldham等[12]，2016年 | Chartrand等[15]，2016年 | Ahmad等[17]，2017年 | Ito等[19]，2017年 | Dai等[20]，2018年 | Yoshimura等[21]，2018年 | Kelly和Moua[22]，2018年 |
|---|---|---|---|---|---|---|---|
| 病例数（$n$） | 144 | 56 | 57 | 98 | 177 | 32 | 101 |
| 年龄（岁；均数±标准差） | 63.2±11 | 54.6±10.3 | 64.4±14 | 67.5±9 | 67.6±8.6 | 63.4±12.6 | 56.9±14.2 |
| 女性（%） | 52.1 | 71.4 | 49.1 | 58.2 | 55.9 | 40.6 | 39 |
| 吸烟史（%） | 54.9 | 32.1 | 34 | 38.8 | 19.2 | 56.2 | 31 |
| 临床表现（%） | 49.3 | 62.5 | 47.3 | NR | 20.3 | 53.1 | NR |
| 血清学表现（%） | 91.7 | 91.1 | 93 | 100[a] | 92.1 | 71.9 | NR |
| 形态学表现（%） | 85.4 | 98.2 | 78.9 | 100[b] | 95.5 | 96.9 | NR |
| 临床与血清学表现（%） | 14.6 | 2 | NR | NR | NR | 3.1 | 4 |
| 临床与形态学表现（%） | 8.3 | 9 | NR | NR | NR | 28.1 | 14 |
| 血清学与形态学表现（%） | 50.7 | 37.5 | NR | 100 | NR | 46.9 | 26 |
| 全部三方面表现（%） | 26.4 | 52 | NR | NR | NR | 21.9 | 56 |
| HRCT显示为UIP（%） | 54.6 | 8.9 | 28 | 0 | 4.5 | NR | NR |
| 外科肺活检数$n$（%） | 83（57.6） | 36（64.3） | 16（28.1） | 17（17.3） | 0[c] | 22（68.8） | 51（50.5） |
| 肺活检UIP数$n$（%） | 61（73.5） | 8（22.2） | 3（18.8） | 3（17.6） | — | — | 12（23.5） |
| 治疗 | | | | | | | |
| 　激素（%） | 32.2 | 81.8 | 67.9 | 17.3 | 72.3 | 59.4 | NR |
| 　抗纤维化（%） | NR | NR | 5.4 | 2 | NR | 25 | NR |
| 结局 | | | | | | | |
| 　死亡（%） | 39.6 | 0 | 12.3 | 27.6 | 19.8 | NR | 28 |
| 　肺移植（%） | 10.8 | NR | NR | NR | NR | NR | NR |

注：NR，未报告；UIP，普通型间质性肺炎。

a基于研究设计，纳入标准为血清学检查阳性。

b在全部98个病例中，HRCT结果报告为非特异性间质性肺炎（NSIP）、机化性肺炎（OP）或NSIP+OP。

c所有组织病理来源于经支气管肺活检。

已获美国胸科学会转载许可。引自Graney BA，Fischer A. Interstitial pneumonia with autoimmune features. Ann Am Thorac Soc 2019；16（5）：525-33。

Chartrand 等[15]分析了56例来自三级 ILD 转诊中心、符合 IPAF标准的患者队列,他们平均年龄为55岁,以女性为主(71%),并且多数无吸烟史(68%)。最常见的临床和血清学特征分别为雷诺现象(39%)和ANA阳性(48%)。56例患者中55例(98%)符合 IPAF 形态学标准。HRCT 显示的主要表现为非特异性间质性肺炎(NSIP,57%),其次是 NSIP合并机化性肺炎(OP,18%)。36例患者进行了外科肺活检,其中12例(33%)表现为NSIP,8例(22%)为UIP。大多数患者(52%)符合IPAF标准中全部3个方面的表现。36%的患者抗氨酰tRNA合成酶抗体阳性,提示这些患者可被视为具有抗合成酶综合征的部分表现[16]。

Ahmad 等[17]筛选出三年内出院的778例IIP或CTD-ILD患者,其中156例(20.1%)为IPF,167例(21.5%)为CTD-ILD,而57例(7.3%)为IPAF。患者的平均年龄为64岁,男女性别比例相当。最常见的临床和血清学特征分别为雷诺现象(74%)和ANA阳性(82%)。47%的患者具有临床特征。在形态学上,53%的患者HRCT表现为NSIP,而28%表现为UIP。16例IPAF患者接受了外科肺活检,其中5例(31%)被证实为NSIP,3例(19%)为UIP。IPAF患者(83.6%)和IPF患者(94.8%)的1年生存率没有显著性差异($P=0.05$)。在IPAF患者中,HRCT为UIP与生存率下降无关。23%的患者毛细血管镜检查异常,提示这些患者可能有系统性硬化的局部表现[18]。

Ito 等[19]试图从诊断为IPAF的98例患者队列的回顾性研究中确定影响预后的血清学和形态学特征。该队列的平均年龄为67.5岁,多数为女性(58.2%),无吸烟史(61.2%)。64%的患者HRCT显示NSIP。高龄患者且HRCT上表现为NSIP者,与NSIP重叠OP或仅有OP者相比生存期缩短。

Dai等[20]回顾性分析了ILD数据库中满足IPAF标准的177例患者队列,并且与不符合IPAF标准的1252例患者进行了比较。IPAF队列的平均年龄为60.2岁,55.9%为女性,80.8%无吸烟史。最常见的三大方面的特征分别为雷诺现象(12.9%)、ANA阳性(49.2%)、HRCT表现为NSIP(61.6%)。队列中20%的患者有明确的IPAF 临床特征。8例患者(4.5%)HRCT表现为UIP。所有患者均未接受外科肺活检。多变量分析表明年龄、吸烟史、抗RNP阳性和OP是生存较差的预测因素。

Yoshimura等[21]回顾性地将IPAF标准应用于其中心的194例患者队列,其中163例(84%)临床诊断为IPF,32例(16.5%)符合 IPAF 的标准,IPAF患者明显更加年轻,而且女性、无吸烟史者和NSIP 患者的比例较非IPAF者更高。满足IPAF标准成为患者的总体生存率(95%CI,0.017~0.952;$P=0.045$)和急性加重事件(95%CI,0.054~0.937;$P=0.040$)的独立预测因素。

Kelly 和 Moua[22]回顾了来自其三级 ILD 转诊中心、被诊断为未分化 CTD-ILD 的101例患者,并指出其中绝大多数(91%)满足IPAF标准。其常见特征有雷诺现象、ANA阳性和HRCT表现为NSIP。19%的患者组织学或CT影像学表现为UIP。与IPF相比,除UIP外,IPAF患者的总体生存期更好。

以上描述的队列研究反映了来自世界各地各个中心对IPAF标准的回顾性应用。每一项研究都受到转诊的偏倚、队列鉴定方法的局限性及IPAF标准的具体应用的限制。尽管有这些局限性,这些队列研究仍为IPAF提供了重要的信息。例如,这些研究证实IPAF的表现存在明显的异质性，而这与在CTD-ILD中所见到的情况相似并可能对指导预后有意义，因为纤维化的表现可能提示预后不良[23]。此外，与IIP类似[24]，IPAF具有潜在UIP表现的患者似乎生存率更差。这些研究也提示需要进一步修订IPAF标准，特别是在形态学方面。由于IPAF标准对形态学特征并无严格定义，因此不同病例提供者、研究人员和研究项目对其可以有不同的定义。

# 四、未来发展方向

IPAF是由该领域一个规模相对较小的专家小组提出的初步协商一致的分类办法。这一名称引发了医学界的跨学科对话及广泛关注，但显然需要修改以完善最初的分类标准。正如最近的一篇专家评论所述，IPAF标准具有内在可变更的结构，也许"这些标准最重要的作用是识别未明确定义的风湿病的灰色地带"[25]。关于每个表现领域中的单个项目还存在许多问题。在下一版标准中，除了扩展和增加专家组之外，还应该考虑采用更系统和全面的方法（如德尔菲法）。

IPAF的主要优点之一是采用了统一的命名法。来自不同项目的前瞻性研究正在使用相似的分类标准，所收集的数据便于作为对标准进行改进的循证医学证据，并且这一领域需要更多的跨学科研究。

关于该标准中排除了抗中性粒细胞胞质抗体和纳入了抗氨酰tRNA合成酶抗体一直存在争议[26, 27]。血清学表现是否应包括抗中性粒细胞胞质抗体、PR3和髓过氧化物酶抗体呢？事实上，各种形式的纤维性ILD中出现抗中性粒细胞胞质抗体阳性，已被作为系统性血管炎患者的特征[28, 29]。关于是否纳入抗氨酰tRNA合成酶抗体存在争议，因为这最终指向抗合成酶综合征的概念问题，以及对于存在抗合成酶抗体的ILD是否满足该分类标准的疑虑。依据目前特发性炎性肌病的诊断流程[30]，仅有抗合成酶抗体和ILD这两个特征是不符合标准的。出于对IPAF跨学科研究的兴趣及其与抗合成酶综合征的关系，目前国际上正在制定抗合成酶综合征的分类标准共识[25]。随着与ILD相关的新型自身抗体不断被发现，需进一步修订血清学表现的标准。

形态学表现是最重要的，也是最具争议的。一个普遍性的评价认为，UIP并未像其他IIP一样包含在IPAF的形态学表现中[31]。值得强调的是，UIP的存在并不排除IPAF诊断。事实上，很多已报道的队列研究中包含相当比例的表现为UIP的IPAF患者。回顾性队列中，UIP-IPAF患者的结局存在差异，这可能与不同队列的确定方式有关。前瞻性研究可为表现为UIP的IPAF的患病率和预后提供有价值的信息。

与特发性UIP（IPF）相比，HRCT或外科肺活检提示有UIP的CTD-ILD患者生存率提高[24, 32-34]，但是除外类风湿关节炎的UIP，因为其数据尚有争议[33, 35]。这些研究表明，即使在影像学或组织学上有类似的纤维化表现，以自身免疫介导的肺部疾病患者生存率也相对提高，这突出了病因学在ILD自然病史中的重要性。因此，将真正的特发性疾病合并UIP（如临床诊断的IPF）[24, 32-34]，与具有自身免疫性疾病的临床、血清学和（或）形态学表现的UIP患者（如UIP-IPAF）相鉴别和区分很重要，可能会明显影响预后，同时也可能会改变疾病的治疗方法。目前，抗纤维化治疗仅限于IPF患者，临床试验已表现出在该类患者中有益[36,37]。还需要进行前瞻性临床试验来确定抗纤维化治疗是否在其他具有UIP肺损伤的患者队列中有类似作用，其中要包括IPAF或具有纤维化表现的普通ILD患者。

从不同的回顾性队列研究中可了解到，在形态学表现的"多部位受累"特征中，关于如何界定除外原因不明的气道疾病或原因不明的肺血管病变缺乏统一的标准。如何界定肺血管病变是一个令人感兴趣的问题，目前PFT[12]、影像学[14]或组织病理学[38]证据都表明其与更差的结局相关。

我们还需要明确形态学表现中生发中心或淋巴浆细胞浸润的程度。例如，最近的一项研究指出[38]，在任何一个低倍视野中应至少有3个生发中心，并且在高倍视野中存在淋巴细胞和40个及以上的浆细胞才满足标准，但目前对此尚无统一定义。

尽管最初是用于研究提出的分类标准，但越来越多人认同IPAF是处于CTD与IIP交叉部分的一类疾病。关于IPAF的自然病程及如何管理等基本问题尚不明确。IPAF是一个独立的疾病，还是CTD患者的一个表现？仅肺部病变（如UIP与NSIP），还是特定自身免疫的临床表现、血清学或其他重要的形态学表现？哪个更能作为判断预后及治疗反应的预测指标？ IPAF患者应使用与CTD-ILD患者相似的免疫抑制治疗，还是与IPF相似的抗纤维化治疗？期待最近的一项关于吡非尼酮治疗未分类ILD的Ⅱ期临床试验的结果，其中一个亚组纳入了满足IPAF标准的患者（clinicaltrials.gov：NCT03099187）[39]。毫无疑问，前瞻性随机对照临床试验将会加深我们对IPAF患者管理的理解。

# 五、总　　结

IPAF描述了具有自身免疫特征而不符合CTD的ILD患者。在这之前，对于这类患者有多种命名方法和分类标准。IPAF提供了统一的命名和标准，促进了多学科合作共同参与对这类以往未明确界定的ILD亚组的研究。回顾性队列研究表明IPAF患者表现具有很强的异质性，其基础的肺组织病理学可能影响预后，该标准仍需进一步认识和修订。尽管最初是用于研究提出的分类标准，但越来越多的人认可 IPAF作为IIP和CTD-ILD 交叉部分的一个临床诊断。由于部分患者可能进展为明确的CTD，临床医生应对IPAF 患者进行追踪监测，目前仍需要前瞻性研究去了解IPAF患者的最佳管理方案。

（李　洋　译）

## 参 考 文 献

1. Raghu G, Remy-Jardin M, Myers JL, et al, American Thoracic Society, European Respiratory Society, Japanese Respiratory Society, and Latin American Thoracic Society. Diagnosis of idiopathic pulmonary fibrosis. An official ATS/ERS/JRS/ALAT clinical practice guideline. Am J Respir Crit Care Med 2018; 198: e44-68.
2. Lee CT, Oldham JM. Interstitial pneumonia with autoimmune features: overview of proposed criteria and recent cohort characterization. Clin Pulm Med 2017; 24: 191-6.

3. Corte TJ, Copley SJ, Desai SR, et al. Significance of connective tissue disease features in idiopathic interstitial pneumonia. Eur Respir J 2012; 39: 661-8.

4. Fischer A, du Bois R. Interstitial lung disease in connective tissue disorders. Lancet 2012; 380: 689-98.

5. Cottin V. Significance of connective tissue diseases features in pulmonary fibrosis. Eur Respir Rev 2013; 22: 273-80.

6. Collins BF, Spiekerman CF, Shaw MA, et al. Idiopathic interstitial pneumonia associated with autoantibodies: a large case series followed over 1 year. Chest 2017; 152: 103-12.

7. Fischer A, West SG, Swigris JJ, et al. Connective tissue disease-associated interstitial lung disease: a call for clarification. Chest 2010; 138: 251-6.

8. Kinder BW, Collard HR, Koth L, et al. Idiopathic nonspecific interstitial pneumonia: lung manifestation of undifferentiated connective tissue disease? Am J Respir Crit Care Med 2007; 176: 691-7.

9. Vij R, Noth I, Strek ME. Autoimmune-featured interstitial lung disease: a distinct entity. Chest 2011; 140: 1292-9.

10. Assayag D, Kim EJ, Elicker BM, et al. Survival in interstitial pneumonia with features of autoimmune disease: a comparison of proposed criteria. Respir Med 2015; 109: 1326-31.

11. Fischer A, Antoniou KM, Brown KK, et al, ERS/ATS Task Force on Undifferentiated Forms of CTD-ILD. An official European Respiratory Society/American Thoracic Society research statement: interstitial pneumonia with autoimmune features. Eur Respir J 2015; 46: 976-87.

12. Oldham JM, Adegunsoye A, Valenzi E, et al. Characterisation of patients with interstitial pneumonia with autoimmune features. Eur Respir J 2016; 47: 1767-75.

13. Ley B, Ryerson CJ, Vittinghoff E, et al. A multidimensional index and staging system for idiopathic pulmonary fibrosis. Ann Intern Med 2012; 156: 684-91.

14. Chung JH, Montner SM, Adegunsoye A, et al. CT findings, radiologic-pathologic correlation, and imaging predictors of survival for patients with interstitial pneumonia with autoimmune features. AJR Am J Roentgenol 2017; 208: 1229-36.

15. Chartrand S, Swigris JJ, Stanchev L, et al. Clinical features and natural history of interstitial pneumonia with autoimmune features: a single center experience. Respir Med 2016; 119: 150-4.

16. Chartrand S, Lee JS, Fischer A. Longitudinal assessment of interstitial pneumonia with autoimmune features is encouraged. Respir Med 2017; 132: 267.

17. Ahmad K, Barba T, Gamondes D, et al. Interstitial pneumonia with autoimmune features: clinical, radiologic, and histological characteristics and outcome in a series of 57 patients. Respir Med 2017; 123: 56-62.

18. Cutolo M, Pizzorni C, Sulli A, et al. Early diagnostic and predictive value of capillaroscopy in systemic sclerosis. Curr Rheumatol Rev 2013; 9: 249-53.

19. Ito Y, Arita M, Kumagai S, et al. Serological and morphological prognostic factors in patients with interstitial pneumonia with autoimmune features. BMC Pulm Med 2017; 17: 111.

20. Dai J, Wang L, Yan X, et al. Clinical features, risk factors, and outcomes of patients with interstitial pneumonia with autoimmune features: a population-based study. Clin Rheumatol 2018; 37: 2125-32.

21. Yoshimura K, Kono M, Enomoto Y, et al. Distinctive characteristics and prognostic significance of interstitial pneumonia with autoimmune features in patients with chronic fibrosing interstitial pneumonia. Respir Med 2018; 137: 167-75.

22. Kelly BT, Moua T. Overlap of interstitial pneumonia with autoimmune features with undifferentiated connective tissue disease and contribution of UIP to mortality. Respirology 2018; 23: 600-5.

23. Solomon JJ, Chung JH, Cosgrove GP, et al. Predictors of mortality in rheumatoid arthritis-associated interstitial lung disease. Eur Respir J 2016; 47: 588-96.

24. Park JH, Kim DS, Park IN, et al. Prognosis of fibrotic interstitial pneumonia: idiopathic versus collagen

vascular disease-related subtypes. Am J Respir Crit Care Med 2007; 175: 705-11.

25. Cavagna L, Gonzalez Gay MA, Allanore Y, et al. Interstitial pneumonia with autoimmune features: a new classification still on the move. Eur Respir Rev 2018; 27: 30.

26. Jee AS, Bleasel JF, Adelstein S, et al. A call for uniformity in implementing the IPAF (interstitial pneumonia with autoimmune features) criteria. Eur Respir J 2016; 48: 1811-3.

27. Jee AS, Adelstein S, Bleasel J, et al. Role of autoantibodies in the diagnosis of connective-tissue disease ILD (CTD-ILD) and interstitial pneumonia with autoimmune features (IPAF). J Clin Med 2017; 6 [pii: E51].

28. Hozumi H, Enomoto N, Oyama Y, et al. Clinical implication of proteinase-3-antineutrophil cytoplasmic antibody in patients with idiopathic interstitial pneumonias. Lung 2016; 194: 235-42.

29. Hozumi H, Oyama Y, Yasui H, et al. Clinical significance of myeloperoxidase-antineutrophil cytoplasmic antibody in idiopathic interstitial pneumonias. PLoS One 2018; 13: e0199659.

30. Lundberg IE, Tjarnlund A, Bottai M, et al, International Myositis Classification Criteria Project Consortium, the Euromyositis Register, and the Juvenile Dermatomyositis Cohort Biomarker Study and Repository (UK and Ireland). 2017 European league against rheumatism/American college of rheumatology classification criteria for adult and Juvenile idiopathic inflammatory myopathies and their major subgroups. Arthritis Rheumatol 2017; 69: 2271-82.

31. Collins B, Raghu G. Interstitial pneumonia with autoimmune features: the new consensus-based definition for this cohort of patients should be broadened. Eur Respir J 2016; 47: 1293-5.

32. Aggarwal R, McBurney C, Schneider F, et al. Myositis-associated usual interstitial pneumonia has a better survival than idiopathic pulmonary fibrosis. Rheumatology (Oxford) 2017; 56: 384-9.

33. Moua T, Zamora Martinez AC, Baqir M, et al. Predictors of diagnosis and survival in idiopathic pulmonary fibrosis and connective tissue disease-related usual interstitial pneumonia. Respir Res 2014; 15: 154.

34. Strand MJ, Sprunger D, Cosgrove GP, et al. Pulmonary function and survival in idiopathic vs secondary usual interstitial pneumonia. Chest 2014; 146: 775-85.

35. Song JW, Lee HK, Lee CK, et al. Clinical course and outcome of rheumatoid arthritis-related usual interstitial pneumonia. Sarcoidosis Vasc Diffuse Lung Dis 2013; 30: 103-12.

36. Richeldi L, du Bois RM, Raghu G, et al, INPULSIS Trial Investigators. Efficacy and safety of nintedanib in idiopathic pulmonary fibrosis. N Engl J Med 2014; 370: 2071-82.

37. King TE Jr, Bradford WZ, Castro-Bernardini S, et al. A phase 3 trial of pirfenidone in patients with idiopathic pulmonary fibrosis. N Engl J Med 2014; 370: 2083-92.

38. Adegunsoye A, Oldham JM, Valenzi E, et al. Interstitial pneumonia with autoimmune features: value of histopathology. Arch Pathol Lab Med 2017; 141: 960-9.

39. Maher TM, Corte TJ, Fischer A, et al. Pirfenidone in patients with unclassifiable progressive fibrosing interstitial lung disease: design of a double-blind, randomised, placebo-controlled phase II trial. BMJ Open Respir Res 2018; 5: e000289.

# 第十章
# 结缔组织病相关间质性肺病的评估和治疗

Danielle Antin-Ozerkis，MD[a, *]，Monique Hinchcliff，MD，MS[b]

---

**关键词：**

间质性肺病；结缔组织病；肺纤维化；免疫抑制；系统性硬化症；类风湿关节炎；支持治疗

**关键点：**

- 间质性肺病在结缔组织病患者中很常见，可引起并发症和死亡。
- 做出恰当的诊断需要进行综合评估，包括考虑甄别感染和药物引起的肺炎。
- 应多学科团队合作，关注治疗指征、并发症、评估治疗反应和预防并发症。
- 需要开展结缔组织病相关间质性肺病药物治疗的对照试验。

# 一、引 言

肺部受累是结缔组织病（connective tissue disease，CTD）发生合并症和死亡的重要因素，间质性肺病（ILD）尤为如此。当结缔组织病相关间质性肺病（CTD-ILD）出现临床症状时，其表现可从轻微、非特异性症状到暴发性呼吸衰竭。此外，ILD可能是系统性风湿性疾病的首发表现。CTD-ILD的影像学和组织病理学表现与特发性间质性肺炎相似。然而，特征性的表现可能为潜在的CTD提供诊断线索。在评估肺间质病变患者时，诊断过

---

披露声明：Dr D. Antin-Ozerkis has received grants and contracts to her institution from Biogen，Boehringer Ingelheim，FibroGen，Genentech，and Promedior. Dr M. Hinchcliff has received grants and research support from Gilead Sciences and Actelion Pharmaceuticals.

a Section of Pulmonary and Critical Care Medicine，Yale School of Medicine，PO Box 208057，New Haven，CT 06520-8057，USA.

b Section of Rheumatology，Allergy and Immunology，Yale School of Medicine，PO Box 208031，New Haven，CT 06520-8031，USA.

* Corresponding author. E-mail address：danielle.antin-ozerkis@yale.edu.

程中必须鉴别其他病因，如药物毒性反应或机会性感染。

对这类患者的诊断方法通常取决于患者就诊时的情况。有些患者既往未被诊断为CTD，因此需要对ILD进行全面评估，包括仔细寻找CTD的证据。CTD的存在与否会改变患者预后和特异性治疗方法的选择。对于其他患者，ILD是在已知CTD的情况下出现的。对于此类患者，重要的是遵循诊断ILD的基本原则。无论哪种情况，多学科的讨论通常都是有益的。

在制订治疗方案时，首先应通过主观和客观指标评估疾病严重程度及疾病进展速度。在决定是否开始治疗及在诸多免疫抑制剂和免疫调节剂中选择何种药物治疗时，肺外病变的活动度也是一个需要考量的重要因素。由于关于CTD-ILD的大型随机对照研究很少，许多治疗决策是基于病例系列报告和临床经验。在治疗过程中，对药物疗效和毒性的判断有助于指导临床医生调整治疗方案。支持治疗与合并症处理也是CTD-ILD患者综合治疗的重要方面。

# 二、流行病学

ILD是一组在临床表现、影像学和病理特点等方面具有许多共同特征的肺部疾病，临床病程和治疗策略因ILD类型差异而各不相同，尤其特发性肺纤维化（idiopathic pulmonary fibrosis，IPF）是一个独特的临床类型，必须与其他类型，特别是CTD-ILD进行区分[1, 2]。ILD对CTD的影响已经得到认识（**表10-1**）。ILD最常见于类风湿关节炎（RA）和系统性硬化症（SSc）[3, 4]。ILD亦常见于多肌炎/皮肌炎（PM/DM）谱系疾病、干燥综合征（SS）及混合性结缔组织病（MCTD），而较少见于系统性红斑狼疮（SLE）[5]。

表10-1　结缔组织病中间质性肺病的患病频率

| 疾病 | 间质性肺病 | CT类型 |
| --- | --- | --- |
| 系统性硬化症 | ++++ | NSIP, UIP |
| 肌炎 | ++++ | NSIP, OP, DAD, UIP |
| 类风湿关节炎 | +++ | UIP, NSIP, OP |
| 干燥综合征 | ++ | NSIP, LIP |
| 系统性红斑狼疮 | + | NSIP, DAH |
| 强直性脊柱炎 | + | 肺上叶纤维化 |

注：CT，计算机断层扫描；DAD，弥漫性肺泡损伤；DAH，弥漫性肺泡出血；LIP，淋巴细胞性间质性肺炎；NSIP，非特异性间质性肺炎；OP，机化性肺炎；UIP，普通型间质性肺炎。

ILD的识别取决于检测方法及对有临床意义病变的定义。当单独使用胸部X线检查一系列早期RA患者时，发现仅不足5%的患者存在类风湿相关肺部疾病[6]；当行肺功能检查时，患病率升为33%～45%[7, 8]；而应用高分辨率计算机断层扫描（HRCT）检查则显示患病率高达61%[8-10]。一项对RA患者尸检结果进行的回顾性研究显示，超过1/3的患者存在

ILD病理表现[11]。在SSc人群中合并ILD的数量高得惊人，据报道SSc患者尸检中ILD的检出率为74%，而使用HRCT评估SSc时，ILD检出率为64%～91%[12]。虽然部分患者长期无症状，也无疾病进展，但ILD仍然是CTD发生并发症和死亡的重要因素[13-15]。

临床上，HRCT最常用于确认ILD的存在。在描述ILD的影像学特征时，多借用诊断特发性间质性肺炎时采用的基于组织病理学特征的相关术语[16]。特发性间质性肺炎中最常见的类型是普通型间质性肺炎（UIP），这也是IPF（一种进展性致死性疾病）的标志特征。UIP的特征是肺底部和胸膜下网格影伴或不伴牵张性支气管扩张，以及胸膜下蜂窝囊状影而无其他疾病的特征（**图10-1**）[1]。在特发性间质性肺炎中，影像学上的UIP型特征高度预测其组织学特点亦为UIP型[17, 18]。而至少在RA中，这一规律似乎仍然正确[19, 20]。

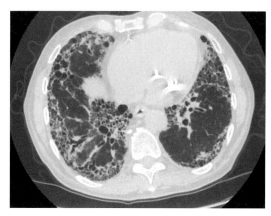

**图10-1**　UIP型，其特征是以分布于肺下叶和外周为主的纤维化病变、牵张性支气管扩张及蜂窝影

非特异性间质性肺炎（NSIP）可以分为富细胞型和纤维化型，一般预后较好（特别是富细胞型NSIP）[21, 22]。NSIP的影像学特征是磨玻璃影伴网格影和牵张性支气管扩张（**图10-2**）[23, 24]。UIP是RA-ILD最常见的类型，与其他类型相比，其预后似乎更差[19, 25]。NSIP更常见于SSc，也常见于其他类型CTD，如PM/DM（**图10-3**）、SS及SLE[26, 27]。CTD-ILD的其他特征包括机化性肺炎（OP）和淋巴细胞性间质性肺炎，前者常见于PM/DM，而常与SS相关。

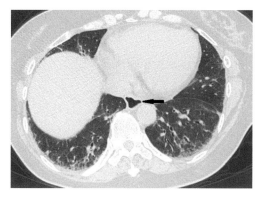

**图10-2**　NSIP型，其特征为主要分布于下肺的牵张性支气管扩张伴磨玻璃影。箭头所示为一SSc患者的食管扩张

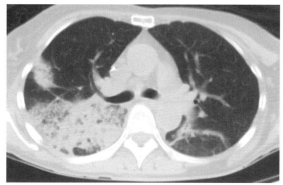

**图10-3**　OP型，其特征为分布于肺外周和支气管血管束周的实变影及磨玻璃影，外观常呈结节状

# 三、诊断和治疗的总体思路

## 1. 诊断

在CTD-ILD的诊断过程中，考虑患者的基础情况是非常关键的。患者可分为两种情况：基础CTD既往已被诊断者及新发ILD并在甄别其病因时CTD新获诊断者。对于以ILD就诊而无已知CTD基础疾病的患者，近来的临床实践指南和共识声明为其诊断评估提供了重要的管理建议[1,2]。

（1）患者既往未被诊断结缔组织病

对于这类患者，通过详细采集的临床病史大多能够得出特定的ILD诊断。病史采集内容包括对环境和职业暴露史（包括有机物暴露史，如霉菌和鸟类羽毛/粪便）的全面评估，对既往用药史的了解以评估药物毒性，以及对CTD症状和体征的全面评估[28,30]。例如，出现肌无力、向阳性皮疹、Gottron征或者技工手可能提示DM[31]；既往皮肤增厚、毛细血管扩张、雷诺现象，或者点凹甲可能提示SSc[32]；反酸、食物反流，或者吞咽困难可能提示食管运动障碍，提示SSc或者MCTD[31,32]；关节疼痛、肿胀、炎症、晨僵可能提示RA[33]。一些特殊的检测，如甲襞毛细血管镜、食管压力测定也许能够帮助诊断[34,35]。

最新的美国胸科学会（ATS）/欧洲呼吸学会（ERS）指南建议进行血清学检测，以排除CTD作为ILD的潜在原因[1]。许多ILD中心常通过检测自身抗体谱筛查潜在的CTD（**表10-2**）；然而，目前对于检测哪些指标或哪类特定患者通过此类检测有更多获益尚无共识。通过仔细识别临床CTD特征，估计至少15%的ILD患者有潜在CTD的证据[36]。

**表10-2　结缔组织病相关间质性肺病诊断中常用的实验室检测指标和自身抗体**

| 疾病 | 实验室检测指标/自身抗体 |
| --- | --- |
| 类风湿关节炎 | 抗CCP |
| | RF |
| 干燥综合征 | 抗Ro（SSA） |
| | 抗La（SSB） |
| 多肌炎/皮肌炎/抗合成酶综合征 | CPK/CK |
| | 醛缩酶 |
| | 抗ARS抗体 |
| | 抗Jo-1 |
| | 抗PL7 |
| | 抗PL12 |
| | 抗EJ |
| | 抗OJ |
| | 抗KS |
| | 抗Zo |
| | 抗Ha |

| 疾病 | 实验室检测指标/自身抗体 |
| --- | --- |
| 多肌炎/皮肌炎/抗合成酶综合征 | 特异性自身抗体 |
| | 抗MDA5 |
| | 抗Mi2（解旋酶） |
| | SRP |
| 系统性硬化症 | 抗Scl-70 |
| | RNA聚合酶Ⅲ |
| 系统性红斑狼疮 | ANA |
| | dsDNA |
| | Sm |
| ANCA相关性血管炎 | ANCA |
| | MPO |
| | PR3 |
| 一般的炎症指标 | CRP |
| | ESR |

注：ANA，抗核抗体；ANCA，抗中性粒细胞胞质抗体；ARS，氨酰tRNA合成酶；CCP，环瓜氨酸肽；CPK/CK，肌酸激酶；CRP，C反应蛋白；dsDNA，双链DNA；ESR，红细胞沉降率；MDA5，黑色素瘤分化因子5；MPO，髓过氧化物酶；PR3蛋白酶3；RF，类风湿因子；Sm，史密斯抗原；SRP，信号识别颗粒；SSA，干燥综合征相关抗原A；SSB，干燥综合征相关抗原B。

CTD-ILD的影像学特征包括磨玻璃结节（实质密度增加的模糊影，但并不掩盖底层的肺纹理）、网状结构（一系列纵横交错的线形成网状）和小叶中心结节，此外还有更晚期的纤维化特征，如结构变形、牵拉性支气管扩张、蜂窝影[37-40]。除了肺实质异常外，还可观察到阻塞性小气道疾病导致的空气滞留，如闭塞性细支气管炎。最常见于UIP和NSIP。然而，尽管特定的类型（如UIP）可能用于评估预后，但CTD中经常出现混合性CTD或未分型CTD[21,41]。

当确证CTD时，很少进行外科肺活检，因为病理结果通常不会改变临床管理方案[42]。非典型特征，如单侧或以上叶为主的实性结节，或者其他提示感染或恶性肿瘤的特征，可能是考虑侵入性检查的指征。支气管肺泡灌洗最有助于排除其他诊断，如嗜酸性粒细胞性肺炎、弥散性肺泡出血或者机会性感染[43-46]。当怀疑感染、恶性肿瘤、OP或者肉芽肿性疾病（包括药物毒性）时，支气管活检可能有帮助，但其在未分化纤维化肺疾病的评估方面仍有争议[47]。过去，支气管肺泡灌洗用于SSc的预后评估，但不再常规推荐[48]。最终进行任何类型肺活检的决定应包括风险和益处的个体化评估及多学科讨论[49]。

（2）患者既往诊断为结缔组织病

对于已知存在CTD和新诊断ILD的患者，在将ILD的发现归因于CTD本身之前，必须进行类似于前面描述的过程。这一过程包括仔细调查可疑的环境和职业暴露史，以及对既往用药进行彻底审查。值得注意的是，据报道，许多用于CTD治疗的"改善病情抗风湿药"（DMARD）会引起肺毒性，其中最常见的药物包括甲氨蝶呤和来氟米特[30]。也有报道抗肿瘤坏死因子（TNF）能够诱导ILD，尽管证据尚存争议[50]。因托珠单抗和利妥昔单抗引起的肺炎在肿瘤患者中更常见[30]。在一系列文献中，很难确定这些DMARD和CTD-ILD之间的因果关系。疾病严重程度、免疫背景或遗传易感性可能是混杂因素[50]。尽管如此，对于个体患者，必须通过检查ILD发病相对于开始使用药物的时间来评估药物引起肺部疾病的可能性。停药后的临床症状改善可以帮助诊断。

社区获得性感染和机会性感染是潜在CTD患者HRCT异常结果鉴别诊断的另一个主要考虑因素[51]。这些患者可能会出现与自身疾病相关的免疫失调，也可能正在接受免疫抑制药物治疗[52]。HRCT表现（如树状征）有时提示感染，但也可能是非特异性的（磨玻璃影和实变）。在诊断前预防性使用抗生素可能会减少对某些类型感染的怀疑，如肺孢子菌肺炎；然而，必须保持高度怀疑，特别是对接受皮质类固醇治疗的患者[53]。在不确定性仍然存在的情况下，常考虑支气管镜检查。

**2. 疾病严重程度的评估**

（1）症状

CTD-ILD病程早期，患者通常无症状。当症状出现时，通常是非特异性的，包括用力或咳嗽时的呼吸困难。肺部疾病的进展通常会加重呼吸困难，这与肺部硬化和低氧血症相关[54]。除了ILD，导致呼吸困难的其他原因包括身体机能下降、肌无力、肺动脉高压（pulmonary hypertension，PH）、胸膜受累及SSc患者皮肤受累而引起的胸腔受限。在决定治疗CTD-ILD时，症状本身通常不是唯一的考虑因素，而以患者为中心的结果是一个重要的考虑因素。一些中心推荐常规使用标准化呼吸困难指数，如多维健康评估问卷（Multidimensional Health Assessment Questionnaire）、加利福尼亚大学圣地亚哥分校呼吸困难问卷（University of California San Diego Dyspnea Questionnaire）或呼吸困难12问卷（Dyspnea 12 Questionnaire），以纵向跟踪主观呼吸困难的程度[42]。

（2）肺功能检查和步行血氧测定

通常CTD-ILD最早期的生理改变是肺一氧化碳弥散量（DLCO）下降。弥散功能缺陷可能表现为6分钟步行试验评估的劳力性低氧血症。已证实DLCO和6分钟步行距离的纵向变化对IPF的预后评估有重要意义[55, 56]。但是在CTD-ILD患者中，尚不清楚这些变量是否有相同的特异性，因为它们可能会受到其他心肺疾病（如PH）及肌肉骨骼无力或疼痛的影响[57]。尽管如此，两者都是治疗决策中通常考虑的指标，特别是在这些指标逐渐下降的情况下。在临床试验中，用力肺活量（FVC）通常被用作主要结局指标[58]。这个指标通常也可能受到其他因素的影响，如肌无力或者胸腔受限，但其仍然与其他指标联合使用。一些针对SSc的研究已经证实FVC和DLCO是疾病进展与死亡率的预测因子[59, 60]。同样，在RA患者中FVC基线水平较低及随访期间任意时间FVC基线下降10%都与死亡风险的增加有关[61]。ILD-GAP模型是最早在IPF中发展起来的综合死亡率的预测模型，此模型综合ILD亚型、性别、年龄和生理（FVC和DLCO），可能有助于预测CTD-ILD的死亡率[62]。值得注意的是，FVC正常不能够排除ILD，尤其是在肺部疾病进展的高危患者中，因为与患者发病前的状态相比，该值仍然可能反映肺功能的明显丧失[63]。

（3）纤维化的影像学评估

在SSc患者中，HRCT上对肺部受累大于20%的视觉评估是一个可用于预测死亡率的因素，特别是与70%的FVC阈值相结合作为分期系统的一部分[64]。无论使用这种视觉方法还是计算机辅助纤维化评分，HRCT上纤维化程度的增加均与FVC更大幅度的下降相关[65]。类似的，在RA-ILD患者中，使用SSc评分系统、IPF指南或计算机辅助评分系统进行的影像学评估都能对预后做出比较强的预测[66]。其他形式的针对CTD-ILD的研究很少，目前尚不清楚类似的评估是否同样适用。

### 3. 结缔组织病相关间质性肺病的一般治疗策略

治疗决策必须根据患者的具体情况而定，考虑因素包括疾病严重程度、疾病进展速度、胸外疾病活动及合并症。对于一些稳定性慢性纤维化疾病或者早期轻度亚临床疾病患者，不进行治疗而密切监测是合适的，然而对于急性发作的炎症性疾病或者进展期患者，可以采取积极策略。如果采取治疗策略，则每3～6个月进行肺功能检查（PFT）。对于需要治疗的有胸外受累的肺部疾病患者，需要肺科医生和风湿科医生共同决策。既往存在ILD的患者更容易因甲氨蝶呤发生肺毒性反应[67]，同时也因为很难从药物毒性中区分进行性CTD-ILD，因此研究者通常避免对既往存在ILD的患者使用该药物。尽管有报道称抗TNF制剂能够导致肺炎，但通常是在做出治疗决策时评估潜在CTD的时间进程和疾病活动，经常在谨慎和密切观察的情况下使用它们来缓解关节症状。通常，将具有抗滑膜炎和肌炎活性的DMARD，如抗TNF或者利妥昔单抗，与针对肺部疾病的药物，如吗替麦考酚酯和硫唑嘌呤联合使用。其他调查者也报道了类似的做法[68]。

合并症的评估在治疗决策中至关重要，有的会影响药物的选择，有的则混淆了对疾病严重程度或对治疗反应的评估。例如，对于患有糖尿病、肥胖症和严重骨质疏松的患者，在选择皮质类固醇的治疗上就必须非常谨慎，目的是尽可能快地将剂量减至最低。辅助治疗（如积极血糖控制、骨质疏松的治疗）旨在防止并发症进一步发展。一些合并症可能使疾病严重程度和治疗反应评估更加困难。特别是，PH可能会导致进一步的呼吸困难并可能影响肺弥散功能。任意肌无力可以进一步加重呼吸困难并可影响FVC的测量。阻塞性气道疾病会影响呼吸困难的主观感觉，严重时可导致空气潴留造成的气道假性限制。

开始CTD-ILD治疗方案时，临床医生必须建立一个治疗反应、治疗时间和安全性的评估。笔者的做法是考虑患者的主观评估，但同时也为客观评估反应建立基线值，包括PFT、步行血氧仪，以及经常进行HRCT。在某些情况下，虽然没有得到改善，但是进展的疾病得以稳定也可认为治疗有效。另外，则是能够减少甚至停用皮质类固醇。应考虑根据所选择的治疗方案进行基线和定期实验室监测。预防措施包括卡氏肺孢菌预防和骨健康监测（如下文所述）。对于SSc-ILD患者，可能需要长期免疫抑制剂维持治疗[69]。在其他情况下，通常考虑在疾病稳定6～12个月后逐渐减少药物治疗剂量，但治疗时间必须个体化。

# 四、药物治疗

## 1. 皮质类固醇

皮质类固醇是许多CTD-ILD患者的主要治疗手段，尽管很少有数据支持其应用[70-72]。SSc-ILD是这一贯例的一个重要例外，因为患者使用糖皮质激素治疗的好处尚未确定[73]。每日泼尼松用量≥15mg与SSc肾危象的发生相关[74]。大剂量皮质类固醇用于SSc相关的炎性肌病时，应建议每日监测血压，并提醒患者对持续升高的血压进行紧急评估的必要性。SSc肾危象在血压正常时也可能发生，因此SSC患者接受泼尼松治疗时应该监测肾功能。炎症在HRCT上通常表现为磨玻璃或实变影，且往往对皮质类固醇治疗较敏感，而纤维化程度高的患者则不太可能得到改善[75]。

## 2. 硫唑嘌呤

硫唑嘌呤是一种前体药物，在肝脏和胃肠道中被代谢为活性产物[76]。硫代嘌呤甲基转移酶（thiopurine methyltransferase，TPMT）或核苷二磷酸连接基序15（nucleoside diphosphate-linked motif 15，NUDT15）的遗传变异者、肝病患者或正在服用别嘌醇或非布司他者，发生硫唑嘌呤引起的骨髓毒性的风险增加[77]。在使用硫唑嘌呤之前，应考虑基因检测或者TPMT酶活性评估，同时在治疗期间监测全血细胞计数和肝功能[77]。

有学者初步研究了在CTD-ILD患者（特别是SSc患者）中使用环磷酰胺诱导缓解后硫唑嘌呤作为维持治疗的作用[71, 78-82]。由于缺乏前瞻性的安慰剂对照试验和可能受到混杂因素的干扰，很难确定硫唑嘌呤的益处[83]。对接受硫唑嘌呤治疗的SSc-ILD患者的回顾性研究结论是不一致的[84, 85]。当对纤维化CTD-ILD（所有类型）患者进行评估时，硫唑嘌呤的耐受性劣于吗替麦考酚酯，但是两者稳定率相同[86]。

## 3. 吗替麦考酚酯

吗替麦考酚酯是淋巴细胞增殖的有效抑制剂[87]。根据经验，滴定吗替麦考酚酯2～3g/d通常具有良好的耐受性，并避免了使用肠溶性霉酚酸钠。后者的胃肠道副作用更小，但成本更高。SSc患者使用吗替麦考酚酯并没有像研究报道的系统性红斑狼疮患者那样发生进行性多灶性脑白质病变，但会出现淋巴细胞抑制和肝肾毒性，因此需要定期监测全血细胞计数和肝肾功能。建议在治疗前进行乙型肝炎病毒或者丙型肝炎病毒的血清学检测及潜在结核病的筛查。

一项对125例CTD-ILD患者的回顾性研究表明，吗替麦考酚酯的耐受性良好，并能使FVC和DLCO稳定（UIP）或改善（非UIP）[88]。

另外，在 SLE-ILD、肌炎-ILD 及 RA-ILD 的无对照病例或回顾性研究等中显示出潜在益处的数据有限[71, 89, 90]。吗替麦考酚酯在 SSc 患者中进行了深入研究。这项前瞻性、多中心随机 SSc 肺部研究 Ⅱ 比较了 SSc 患者的肺功能，其中 73 例口服环磷酰胺治疗 12 个月联合安慰剂治疗 12 个月，69 例使用吗替麦考酚酯（1500mg，每日 2 次）治疗 24 个月[91]。两种药物均改善了 SSc 患者的预期结局（吗替麦考酚酯 FVC 变化的百分比为 2.19，环磷酰胺为 2.88），但吗替麦考酚酯组出现不良事件较少。吗替麦考酚酯已成为 SSc-ILD 治疗的新的金标准。

### 4. 环磷酰胺

环磷酰胺是一种烷化剂，最初用于癌症化疗，其一直是快速进展的 CTD-ILD 的标准治疗药物[71, 90, 92, 93]，但很少有相关前瞻性、随机研究[71, 72, 91, 94-98]。鉴于其药物毒性（包括卵巢功能衰竭），环磷酰胺最好用于这些高危患者而不是慢性肺病患者。值得注意的是，在 FVC 下降之前，早期使用环磷酰胺治疗 SSc-ILD 可能会有更好的结果。在 SSc 肺部研究 Ⅰ 和 Ⅱ 中，148 例 SSc 患者中的 111 例被随机分配到环磷酰胺组，分析结果显示，基线 FVC 较高的患者预后更好[69]。

### 5. 环孢素 / 他克莫司

环孢素和他克莫司是钙调磷酸酶抑制剂，主要影响 T 细胞，可抑制 IL-2 和其他炎性细胞因子的产生[99]。它们可用于其他免疫抑制剂治疗无效的 CTD-ILD，但因为明显的药物相互作用和潜在的肾脏毒性，必须谨慎使用[100-103]。它们可能有助于治疗炎性肌病相关的 ILD，特别是抗 MDA5 抗体阳性的快速进展的 ILD 患者[93, 104, 105]。一项荟萃分析显示，553 例肌炎相关的慢性 ILD 患者，使用环孢素治疗的患者中 80.7% 肺功能有了客观性改变（95% CI，49.6～94；6 项研究，$n$=38），而使用他克莫司治疗的患者中 86.2% 肺功能有了客观性改变（95% CI，61.5～96；2 项研究，$n$=23）[72]。对严重 SSc-ILD 的小型研究显示，环孢素或他克莫司并未改善 FVC 或 DLCO，而且有明显的肾脏毒性[106-109]。

### 6. 利妥昔单抗

利妥昔单抗是抗 CD20 的单克隆抗体，可清除浆细胞，效能持续 6～9 个月。根据作用机制，利妥昔单抗似乎对 CTD-ILD 病例有帮助，其中血清自身抗体（如 RA 中的类风湿因子和抗环瓜氨酸肽抗体及肌炎中的抗 tRNA 合成酶抗体）的产生与 ILD 的存在和（或）疾病严重程度相关[90, 110]。一项纳入 700 例 RA-ILD 患者的回顾性研究显示，通过 HRCT 或者 PFT 评估利妥昔单抗治疗效果发现，ILD 改善或稳定[70]。多项研究涉及肌炎相关的肺间质病变[93, 111]。小型研究表明，利妥昔单抗是治疗其他类型 CTD-ILD 的一种合理选择，特别是在传统治疗无效的情况下[112-118]。但需注意，有关利妥昔相关肺损伤报道的数量在增加。这种肺炎可能无症状，通常对类固醇有效[119]。一项多中心、前瞻性、随机、双盲对照的利妥昔单抗与环磷酰胺治疗 CTD-ILD 患者的 24 周试验（RECITAL 利妥昔单抗 vs 环磷酰胺治疗 CTD-ILD）方案已经公布[120]。这项研究的结果将加深我们对利妥昔单抗在这些患者中作用的了解。

### 7. 托珠单抗

IL-6已经被证明在RA患者的滑膜及SSc患者的皮肤中表达；它还具有多种炎症作用，已成为CTD-ILD有潜力的治疗靶点[121, 122]。托珠单抗是IL-6受体α的抗体，已被批准用于RA。尽管考虑IL-6与RA-ILD相关[123-125]，但是大型上市后的研究不支持此观点[126]。对于担心甲氨蝶呤相关肺毒性的患者，托珠单抗可以作为单药治疗而不使用甲氨蝶呤。然而最近一项回顾性研究显示，使用托珠单抗治疗的7例RA-ILD患者ILD在HRCT改变上无获益[127]。2016年发表的Ⅱ期FaSScinate（皮下注射托珠单抗在SSc中的安全性和有效性）试验结果显示，SSc-ILD患者每周使用托珠单抗，治疗48周，预测FVC（%）在24～48周发生了有利的变化，即使皮肤改变才是主要结局事件[128]。目前，托珠单抗在SSc-ILD的Ⅲ期研究正在进行中。托珠单抗在其他CTD-ILD中的作用目前只限于病例报告[129]。

### 8. 阿巴西普

阿巴西普是一种完全人源性的抗CD80/86的单克隆抗体，CD80/86是一种存在于抗原提呈细胞上的受体，与T细胞表面的CD28结合。阿巴西普与CD80/86的结合能够阻止第二信使的激活和T细胞的活化。一项对49例接受生物制剂治疗的RA患者进行的小型单中心回顾性研究中，使用阿巴西普与发生或进展的气道疾病或ILD风险呈负相关[127]。病例报告描述了1例干燥综合征患者在使用他克莫司和阿巴西普治疗后ILD得到了改善[100]。目前还没有专门评估阿巴西普在CTD-ILD中作用的研究，但基于其机制，阿巴西普可作为SSc-ILD的治疗选择[130]。

### 9. 静脉注射免疫球蛋白

静脉注射免疫球蛋白对多肌炎/皮肌炎相关ILD，特别是MDA5相关ILD有效[131, 132]，对SSc-ILD的疗效尚不清楚[133]。尽管静脉注射免疫球蛋白成本很高，但是它越来越多地被作为难治性CTD-ILD的辅助治疗[134]。需注意，免疫球蛋白注射必须要缓慢，从而避免无菌性脑炎等不良反应的发生。

### 10. 干细胞移植

3项随机研究的结果表明，自体干细胞移植（autologous stem cell transplant，ASCT）对严格筛选的SSC-ILD患者可能有益。值得注意的是，自体干细胞移植后住院时间延长且情况复杂，同时移植（如感染）相关的死亡率为5%～10%。另外，自体干细胞移植不能治愈SSc，移植后患者仍然需要继续进行免疫抑制剂治疗以防止疾病复发。为了降低移植相关的死亡率，移植前方案被重新设计，包括心脏MRI和（或）PET扫描，以评估亚临床心肌疾病。由于感染而不能增加心输出量的广泛性心脏病患者常被排除在外。自体干细胞移植方案是淋巴结清除或者骨髓清除，哪种方法效果最好还存在争议。淋巴结清除疗法的支持者认为其有提高安全性的潜力，包括降低与治疗相关的严重感染和死亡的风险。而骨髓清除疗法的支持者则认为其具有更好的反应时间。3项关于SSc患者自体干细胞移植的研究结果已经发表（**表10-3**）。对于病情严重的患者，可以考虑转诊到有自体干细胞移植经验的专科中心。

表10-3　系统性硬化症自体干细胞移植

| | 研究（结果公布的年份） | | |
| --- | --- | --- | --- |
| | SCOT（2018） | ASTIS（2014） | ASSIST（2013） |
| 研究设计类型 | 多中心<br>前瞻性<br>ITT | 多中心<br>前瞻性<br>ITT | 单中心<br>回顾性研究 |
| 主办方 | NIH NIAID | 研究者发起 | 研究者发起 |
| SSc特点 | 严重SSc持续时间＜5年，肺、肾脏受累 | dcSSc持续时间＜4年，mRSS＞15；心、肺、肾受累<br>dcSSc持续时间＜2年无器官受累 | dcSSc和mRSS＞14，伴肺、心或者胃肠道受累 |
| 对照组治疗 | 诱导期：CYC 500mg/m²<br>维持期：CYC 750mg/m² | CYC 750mg/m² | CYC 1g/m²，每月 |
| 患者数量（例） | 75（目标226） | 156 | 90 |
| 全身放射治疗 | 是（800cGy） | 否 | 否 |
| 方式 | 骨髓清除 | 淋巴结清除 | 淋巴结清除 |
| 动员 | CYC 120mg/kg<br>G-CSF | CYC 4g/m²至100mg/kg<br>G-CSF | CYC 2g/m²至50mg/kg<br>G-CSF |
| 预处理 | ATG 90mg/kg | CYC 200mg/kg，超过4天<br>ATG 7.5mg/kg，超过3天<br>GC 1mg/kg | CYC 200mg/kg<br>ATG 0.5mg/kg，干细胞输注前第5天<br>GC 250～1000mg |
| 移植后护理 | G-CSF<br>GC<br>赖诺普利<br>阿昔洛韦 | ACEI<br>EBV负荷监测 | G-CSF<br>ACEI/ARB和CCB<br>Cef/pip-tazo<br>伐昔洛韦/阿昔洛韦<br>氟康唑<br>复方新诺明/喷他脒 |
| 移植相关死亡率 | 3% | 10.7%（CI，4.5～19）持续1年 | 6%（4例因为心脏合并症死亡） |
| 随访（年，中位数） | 4.5～6 | 5.8～7 | 2.6（均数） |
| 主要结局事件 | 54个月时全球排名综合得分 | 无事件（心脏、肺、肾）存活 | mRSS降低＞25%<br>FVC增加＞10% |
| 数据公开 | 是 | 否 | 否 |

注：ACEI，血管紧张素转换酶抑制剂；ARB，血管紧张素受体阻滞剂；ASSIST，自体干细胞系统性硬化症免疫抑制试验；ASTIS，自体造血干细胞移植vs静脉脉冲环磷酰胺治疗弥漫性皮肤型系统性硬化症；ATG，抗胸腺细胞球蛋白；CCB，钙通道阻滞剂；Cef/pip-tazo，头孢吡肟/哌拉西林-他唑巴坦；CYC，环磷酰胺；dcSSc，弥漫性皮肤型系统性硬化症；EBV，EB病毒；GC，糖皮质激素；G-CSF，粒细胞集落刺激因子；ITT，意向性分析；mRSS：改良Rodnan皮肤评分；NIH NIAID，美国国立卫生研究院国家过敏症和传染病研究所；SCOT，系统性硬化症：环磷酰胺或移植。

### 11. 抗纤维化治疗

许多抗纤维化疗法已得到研究，且主要是针对SSc-ILD，然而并非所有方法都取得了成功。CAT192是人IgG4单克隆抗体，可作为转化生长因子（TGF）-β1受体特异性的拮抗剂。在一项纳入32例SSc患者的随机研究中，使用CAT192没有增加皮肤评分，相反，积极治疗组有更多的死亡事件（4人死亡，安慰剂组0人）、更多的不良事件和严重不良事件[135]。

酪氨酸激酶抑制剂（甲磺酸伊马替尼、达沙替尼和尼罗替尼）改变了TGF-β1和血小板源性生长因子的信号级联，这些是重要的促纤维化细胞因子。研究者已经在SSc患者中对这些药物进行了研究[136-138]，但对药物引起的毒性存在担忧[139-142]。一项31例SSc-ILD患者接受达沙替尼治疗的开放标签研究结果显示,65%的患者肺纤维化无进展，39%的患者总体ILD无进展[138]。尼达尼布（一种被批准用于治疗IPF的新型酪氨酸激酶抑制剂）治疗SSc-ILD患者的SENSCIS（尼达尼布在SSc中的安全性和有效性）Ⅲ期临床试验已经完成入组。美国食品药品监督管理局（FDA）已经授予该药物快速通道资格，这将使审批评估更加迅速。尼达尼布在其他CTD-ILD中的研究数据有限[143]。从尼达尼布对进行性纤维化ILD的治疗效果，能够预期其治疗非进行性纤维化ILD（包括各种CTD-ILD纤维化患者）的试验结果[144]。

吡非尼酮是另一种被批准用于IPF的抗纤维化药物，它有多种作用机制，包括下调TGF-β和TNF-α表达，同时减少胶原合成与成纤维细胞增生[145]。已发表的2例病例报告和一项吡非尼酮用于SSc-ILD治疗的开放标签的Ⅱ期试验数据，显示了其可接受的耐受性和可能的疗效，但需要大型的前瞻性试验验证[146-148]。在一项研究中，30例早期无肌病性皮肌炎相关快速进展性ILD患者接受吡非尼酮加常规治疗，27例病例对照仅接受常规治疗，结果显示吡非尼酮组没有生存获益[149]。

### 12. 肺移植

尽管ILD和PH的治疗取得了进展，但仍有相当一部分CTD会发展为终末期呼吸衰竭，促使人们考虑进行肺移植[150]。人们已经认识到，肺外疾病的表现会影响移植后的结果，导致最近许多中心将CTD，特别是SSc视为肺移植的相对（并非绝对）禁忌，部分原因是担心食管运动障碍会引起反复性误吸，对异体移植功能产生负面的早期影响，导致慢性排斥[151, 152]。对于CTD患者，肌肉骨骼限制可能会损伤患者移植前后的活动能力和参与康复计划的能力，CTD可能会增加血栓栓塞、自身过敏反应及肾衰竭的风险。然而，越来越多的近期证据表明，CTD患者移植后的结果可能与严格筛选的无CTD者相似，这表明仅诊断为CTD也能考虑移植[153-156]。尽管有这些数据，但各中心在患者和检测方法选择方面仍然存在很大的差异。建议尽早对这些患者进行多学科评估，以改善相关合并症[152, 157]。

# 五、其他支持治疗方法

### 1. 氧疗

CTD-ILD的劳力性低氧血症通常是由弥散功能障碍和通气–灌注不匹配引起的，肺部血管异常也可能是原因之一[158]。这种低血氧饱和度可能很严重，并导致显著的呼吸困难，而呼吸困难本身与抑郁和功能状态差有关[159]。长期低氧血症也可能导致PH恶化[160]。许多小型研究表明，氧疗可以提高运动能力和改善生活质量[161-165]。然而，在ILD患者中长期使用氧疗的研究仍然很少，对其使用的建议基于在慢性阻塞性肺疾病患者中使用氧疗的死亡率降低数据[166,167]。ILD没有类似的相关数据，同时氧化应激引起的潜在危险问题还没有得到充分解决[168]。正在进行的研究可能会更好地解决这些问题[169]。

尽管存在不确定性，笔者和许多医生仍然推荐对静息性和劳力性低氧血症患者进行氧疗，正如大多数国家ILD指南推荐的那样[170]。在这些人群中还需要进行额外的研究，因为一些患者会受到设备重量、个人期望和与氧气使用相关耻辱感的负面影响[171-173]。建议与患者和护理人员单独合作，评估具体的生活方式，并允许在任何可能的情况下根据这些需求分配单元。尽管缺乏数据，但通常通过滴定氧流量使氧饱和度达到或者超过90%，这与其他ILD中心一致[171]。鼓励在肺功能康复和其他运动中使用氧疗，因为氧气补充确实可以增加耐力和增强这些项目的效果[174]。然而，对于严重肌病患者，高流速和悬挂装置的使用可能会限制便携性[175]，特别是CTD患者，肌肉骨骼限制可能会导致设备管理受到挑战。用于帮助患者及其护理人员的多学科服务是非常必要的。

### 2. 肺功能康复

肺功能康复是为肺部疾病患者设计的一项结构完整的康复计划。一个多学科团队开发的个性化的治疗方案，可能包括运动训练、教育和行为干预[176]。近期研究证实了肺功能康复训练在ILD中的益处，显示6分钟步行距离、呼吸困难、肌肉力量和健康相关的生活质量明显改善[177-179]。目前尚不清楚CTD-ILD患者是否会和IPF或者其他类型的ILD患者有相同受益，因为存在合并症和治疗（如皮质类固醇）、肌肉骨骼疼痛和无力或其他原因的影响。尽管如此，在这组中还是观察到了益处[177]。肺功能康复似乎对轻度和重度弥散功能障碍患者有改善作用[180]。虽然在一项针对欧美患者的大型调查中，大多数参与者进行肺功能康复后在症状、日常生活活动、情绪或幸福感、对肺部状况的了解及社交功能方面都有所改善，但是仍有许多可能符合条件的患者从未听说过这样的项目，或者很难接触这样的项目[181]。

### 3. 肺孢子菌肺炎预防

卡氏肺孢菌（*Pneumocystis carinii*）在接受免疫抑制剂治疗的CTD-ILD患者中其与潜在及威胁生命的肺炎相关[182]。卡氏肺孢菌定植很常见（发生在30%系统性自身免疫性疾病患者），但感染罕见，部分原因可能是有效的预防策略[182]。虽然缺乏针对CTD的正式指南，但建议患者使用泼尼松超过15～20mg/d，治疗时间超过4周或者接受免疫抑制剂治疗时进行肺孢子菌肺炎的预防（**表10-4**）[183]。

表 10-4　肺孢子菌肺炎的预防

| 药物 | 剂量 | 注意 |
| --- | --- | --- |
| 复方新诺明 | 80mg/400mg PO QD | 肾功能正常 |
|  | 160mg/800mg PO TIW | 磺胺过敏者避免使用 |
| 氨苯砜 | 50～100mg PO QD | G6PD缺乏者避免使用 |
|  |  | 磺胺过敏者避免使用 |
| 阿托伐醌 | 1500mg PO QD | 通常价格较高 |
| 喷他脒 | 300mg雾化 Q3～4w | 会引起咳嗽和支气管痉挛 |
| 克林霉素+伯氨喹 | 300mg+115mg PO QD 或 TIW | 胃肠道反应常见 |

注：G6PD，葡萄糖-6-磷酸脱氢酶；GI，胃肠道；PO，口服；Q3～4w，每3～4周；QD，每天，TIW，每周3次。

### 4. 骨骼健康管理

美国风湿病学会2017年临床实践指南建议，根据患者和疾病因素对糖皮质激素诱导的骨质疏松症（GIOP）进行预防[184, 185]，至少应为患者开具钙和维生素D，进行跌倒评估，并应建议患者参加负重运动（步行、跑步或举重，而不是骑自行车或游泳）[184, 185]。当开始进行GIOP预防时，需要考虑的因素包括年龄、绝经状态、性别、种族、既往骨质疏松性骨折史、父母既往骨质疏松性骨折史、饮酒、吸烟、跌倒风险和体重[186]。疾病因素包括RA和预期糖皮质激素的剂量、给药途径和持续时间。骨折风险评估工具（fracture risk assessment tool，FRAX）计算器（https://www.sheffield.ac.uk/FRAX/）在有骨密度数据和无骨密度数据的情况下，提供了10年的骨折概率，可为抗骨吸收（双膦酸盐）或合成代谢（特立帕肽）的治疗决定提供参考[186]。对于每日服用泼尼松大于7.5mg的低或中骨折风险患者或者每日服用泼尼松大于5mg超过3个月的高骨折风险患者，应考虑进行骨折预防。食管运动障碍患者需要避免使用双膦酸盐，因为可能会导致药物性食管炎[187]。

### 5. 疫苗

所有需要使用糖皮质激素和免疫抑制剂的CTD-ILD患者，在开始治疗前均应接种流感疫苗和1种或全部的肺炎疫苗[188]。对于年龄超过50岁的患者，可以考虑接种带状疱疹疫苗。在开始进行免疫抑制治疗前，死疫苗间隔2周（重组带状疱疹疫苗/Shingrix）、活疫苗间隔4周（带状疱疹疫苗/Zostavax）最佳[188]。如果患者从未接种过肺炎疫苗，应先接种13价疫苗（PCV13），8周或8周后再接种23价疫苗（PPSV23）。如果患者至少8周前接种了PPSV23，则可以给予PCV13。Zostavax不应与PCV13或者PPSV23同时注射。Zostavax和PCV13或PPSV23的注射应间隔4周，以最大限度地提高免疫力。允许同时注射Shingrix或Zostavax和流感疫苗。

### 6. 并发症的评估和管理

PH在CTD-ILD患者中很常见，根据第六届世界肺动脉高压研讨会的分类，可能属于一个或多个类别[189]。通常ILD患者属于第三组［由慢性肺疾病和（或）低氧血症引起］。然而，重要的是要考虑第一组（由CTD引起的PH）和第二组（由左心疾病引起），特别是在SSc中，舒张功能障碍可能同时存在[190]。许多PH筛查指南侧重于SSc-PH，可能不适用于其他类型的CTD[191]。目前的筛查指南建议每年进行经胸超声心动图检查。综合测量方法如DETECT（早期、简单、可靠地检测SSc-PH）和ASIG（澳大利亚硬皮病兴趣小组）算法，包括脑钠肽等生物标志物和PFT等指标，提高了诊断敏感性[192]。与FVC相比，DLCO不成比例的下降时应高度怀疑合并PH[193]。右心导管检查仍然是诊断的金标准。建议由专门的PH中心进行评估，以解决合并PH和ILD的个体化治疗决策问题[193]。

胃食管反流在CTD患者，尤其是SSc和混合性结缔组织病患者中很常见。由于运动障碍，食管蠕动减弱及食管下端括约肌功能丧失可能会导致反复的微误吸。食管异常与肺纤维化的增加有关，尽管这种关联的确切机制仍未得到证实[194]。咨询熟悉运动能力测试的胃肠病学家和使用促进胃肠运动的药物可能有用，但其效果需要进一步研究[195]。

CTD-ILD患者存在过早发生动脉粥样硬化的风险，在评估呼吸困难的患者时应考虑到这一点，这可能成为治疗决策的影响因素[196-198]。此外，除吸烟史外，ILD患者患肺癌的风险也会增加[199]。应谨记这一点，并鼓励戒烟。阻塞性睡眠呼吸暂停似乎在ILD患者中特别普遍，即使没有过度嗜睡或肥胖，由于夜间低氧血症的影响，其也可能预示着更糟糕的预后[200]。所有类型的ILD患者，特别是CTD患者，发生血栓栓塞性疾病的风险似乎增加了，因此当发生新的腿部肿胀、呼吸急促或其他无法解释的肺弥散功能下降的情况时，应考虑到这一点[201-203]。

## 7. 姑息治疗

ILD患者通常表现为呼吸困难、咳嗽、劳累、焦虑和抑郁[204]。这类人群的姑息治疗是一个未得到满足的重要需求，往往使患者及其护理者缺乏有效的药物和社会心理干预措施来改善患者症状、生活质量及其家庭在患者生命末期的痛苦[205, 206]。然而，这是一个不断发展的研究领域，对有效的结果检测、纵向症状评估和改进的干预措施评估的关注度也在提高。早期姑息治疗干预是否有帮助，将在IPF人群中进行研究[207]。鉴于许多病例的患者群体和预后不同，对于CTD-ILD患者需要进行个体化研究。

苯二氮䓬类药物和阿片类药物能够减轻呼吸困难的不适感。由于担心会增加死亡率和呼吸衰竭的风险，很多内科医生限制这些药物的使用。最近一项以人群为基础的对进行性纤维化ILD患者的纵向队列研究显示，高剂量的苯二氮䓬类药物与高死亡率有关（低剂量的则无相关性）[208]。较高的剂量也可能反映了临终关怀的背景。小型研究证实吗啡也可安全用于ILD患者[209]。对于考虑肺移植患者，必须谨慎使用，因为在一些中心，长期使用麻醉剂可能是相对禁忌证。多种非药物干预措施，包括放松和呼吸练习、冷气风扇、定位和认知疗法，可能是有帮助的[205]。

咳嗽可能是一个令人不安的症状，可以考虑使用阿片类药物、加巴喷丁、低剂量泼尼松龙和沙利度胺等[205, 210]。应寻找诱因，如鼻后滴液和胃食管反流。同样，对于全身性症状，如疲劳，应寻找其他潜在原因，如阻塞性睡眠呼吸暂停、内分泌失调和贫血。对抑郁症和焦虑症的社会心理干预是多学科治疗的一个重要组成部分[211, 212]。

# 六、总　结

ILD在CTD患者中很常见，其诊断和治疗仍然是一个具有挑战性的领域。诊断和治疗方法应始终包括评估引起肺部表现的其他原因，包括感染和药物毒性。尽管很少有对照试验支持免疫抑制治疗的使用，但免疫抑制治疗仍然是主要的治疗方法。预计会有更多关于新型药物的信息。多学科治疗是至关重要的，其中应包括支持性和非药物管理策略。

（彭　昭　译　王　迁　审校）

## 参 考 文 献

1. Raghu G, Remy-Jardin M, Myers JL, et al. Diagnosis of idiopathic pulmonary fibrosis. An official ATS/ERS/JRS/ALAT clinical practice guideline. Am J Respir Crit Care Med 2018; 198(5): e44-68.

2. Lynch DA, Sverzellati N, Travis WD, et al. Diagnostic criteria for idiopathic pulmonary fibrosis: a Fleischner Society white paper. Lancet Respir Med 2018; 6(2): 138-53.

3. Price TM, Skelton MO. Rheumatoid arthritis with lung lesions. Thorax 1956; 11(3): 234-40.

4. Weaver AL, Divertie MB, Titus JL. The lung scleroderma. Mayo Clin Proc 1967; 42(11): 754-66.

5. Castelino FV, Varga J. Interstitial lung disease in connective tissue diseases: evolving concepts of pathogenesis and management. Arthritis Res Ther 2010; 12(4): 213.

6. Stack BH, Grant IW. Rheumatoid interstitial lung disease. Br J Dis Chest 1965; 59(4): 202-11.

7. Frank ST, Weg JG, Harkleroad LE, et al. Pulmonary dysfunction in rheumatoid disease. Chest 1973; 63(1): 27-34.

8. Robles-Perez A, Luburich P, Rodriguez-Sanchon B, et al. Preclinical lung disease in early rheumatoid arthritis. Chron Respir Dis 2016; 13(1): 75-81.

9. Dawson JK, Fewins HE, Desmond J, et al. Fibrosing alveolitis in patients with rheumatoid arthritis as assessed by high resolution computed tomography, chest radiography, and pulmonary function tests. Thorax 2001; 56(8): 622-7.

10. Gochuico BR, Avila NA, Chow CK, et al. Progressive preclinical interstitial lung disease in rheumatoid arthritis. Arch Intern Med 2008; 168(2): 159-66.

11. Suzuki A, Ohosone Y, Obana M, et al. Cause of death in 81 autopsied patients with rheumatoid arthritis. J Rheumatol 1994; 21(1): 33-6.

12. Lee JS, Fischer A. Current and emerging treatment options for interstitial lung disease in patients with rheumatic disease. Expert Rev Clin Immunol 2016; 12(5): 509-20.

13. Bongartz T, Nannini C, Medina-Velasquez YF, et al. Incidence and mortality of interstitial lung disease in rheumatoid arthritis: a population-based study. Arthritis Rheum 2010; 62(6): 1583-91.

14. Olson AL, Swigris JJ, Sprunger DB, et al. Rheumatoid arthritis-interstitial lung disease-associated mortality. Am J Respir Crit Care Med 2011; 183(3): 372-8.

15. Morisset J, Vittinghoff E, Elicker BM, et al. Mortality risk prediction in scleroderma-related interstitial lung disease: the SADL model. Chest 2017; 152(5): 999-1007.

16. Travis WD, Costabel U, Hansell DM, et al. An official American Thoracic Society/European Respiratory

Society statement: update of the international multidisciplinary classification of the idiopathic interstitial pneumonias. Am J Respir Crit Care Med 2013; 188(6): 733-48.

17. Hunninghake GW, Lynch DA, Galvin JR, et al. Radiologic findings are strongly associated with a pathologic diagnosis of usual interstitial pneumonia. Chest 2003; 124(4): 1215-23.

18. Lynch DA, Godwin JD, Safrin S, et al. High-resolution computed tomography in idiopathic pulmonary fibrosis: diagnosis and prognosis. Am J Respir Crit Care Med 2005; 172(4): 488-93.

19. Assayag D, Elicker BM, Urbania TH, et al. Rheumatoid arthritis-associated interstitial lung disease: radiologic identification of usual interstitial pneumonia pattern. Radiology 2014; 270(2): 583-8.

20. Kim EJ, Collard HR, King TE Jr. Rheumatoid arthritis-associated interstitial lung disease: the relevance of histopathologic and radiographic pattern. Chest 2009; 136(5): 1397-405.

21. Travis WD, Hunninghake G, King TE Jr, et al. Idiopathic nonspecific interstitial pneumonia: report of an American Thoracic Society project. Am J Respir Crit Care Med 2008; 177(12): 1338-47.

22. Bjoraker JA, Ryu JH, Edwin MK, et al. Prognostic significance of histopathologic subsets in idiopathic pulmonary fibrosis. Am J Respir Crit Care Med 1998; 157(1): 199-203.

23. Batra K, Butt Y, Gokaslan T, et al. Pathology and radiology correlation of idiopathic interstitial pneumonias. Hum Pathol 2018; 72: 1-17.

24. MacDonald SL, Rubens MB, Hansell DM, et al. Nonspecific interstitial pneumonia and usual interstitial pneumonia: comparative appearances at and diagnostic accuracy of thin-section CT. Radiology 2001; 221(3): 600-5.

25. Yunt ZX, Chung JH, Hobbs S, et al. High resolution computed tomography pattern of usual interstitial pneumonia in rheumatoid arthritis-associated interstitial lung disease: relationship to survival. Respir Med 2017; 126: 100-4.

26. Fischer A, Swigris JJ, Groshong SD, et al. Clinically significant interstitial lung disease in limited scleroderma: histopathology, clinical features, and survival. Chest 2008; 134(3): 601-5.

27. Urisman A, Jones KD. Pulmonary pathology in connective tissue disease. Semin Respir Crit Care Med 2014; 35(2): 201-12.

28. Salisbury ML, Gross BH, Chughtai A, et al. Development and validation of a radiological diagnosis model for hypersensitivity pneumonitis. Eur Respir J 2018; 52(2) [pii: 1800443].

29. Vasakova M, Morell F, Walsh S, et al. Hypersensitivity pneumonitis: perspectives in diagnosis and management. Am J Respir Crit Care Med 2017; 196(6): 680-9.

30. Skeoch S, Weatherley N, Swift AJ, et al. Drug-induced interstitial lung disease: a systematic review. J Clin Med 2018; 7(10) [pii: E356].

31. Khan S, Christopher-Stine L. Polymyositis, dermatomyositis, and autoimmune necrotizing myopathy: clinical features. Rheum Dis Clin North Am 2011; 37(2): 143-58, v.

32. Hachulla E, Launay D. Diagnosis and classification of systemic sclerosis. Clin Rev Allergy Immunol 2010; 40(2): 78-83.

33. Arnett FC, Edworthy SM, Bloch DA, et al. The American Rheumatism Association 1987 revised criteria for the classification of rheumatoid arthritis. Arthritis Rheum 1988; 31(3): 315-24.

34. Minier T, Guiducci S, Bellando-Randone S, et al. Preliminary analysis of the very early diagnosis of systemic sclerosis (VEDOSS) EUSTAR multicentre study: evidence for puffy fingers as a pivotal sign for suspicion of systemic sclerosis. Ann Rheum Dis 2014; 73(12): 2087-93.

35. Carlson DA, Hinchcliff M, Pandolfino JE. Advances in the evaluation and management of esophageal disease of systemic sclerosis. Curr Rheumatol Rep 2015; 17(1): 475.

36. Strange C, Highland KB. Interstitial lung disease in the patient who has connective tissue disease. Clin Chest Med 2004; 25(3): 549-59, vii.

37. Tanaka N, Kim JS, Newell JD, et al. Rheumatoid arthritis-related lung diseases: CT findings. Radiology 2004; 232(1): 81-91.

38. Miller W. Diagnostic thoracic imaging. McGraw-Hill; 2006.

39. Mori S, Cho I, Koga Y, et al. Comparison of pulmonary abnormalities on high-resolution computed tomography in patients with early versus longstanding rheumatoid arthritis. J Rheumatol 2008; 35(8): 1513-21.

40. Kocheril SV, Appleton BE, Somers EC, et al. Comparison of disease progression and mortality of connective tissue disease-related interstitial lung disease and idiopathic interstitial pneumonia. Arthritis Rheum 2005; 53(4): 549-57.

41. Walsh SL, Hansell DM. Diffuse interstitial lung disease: overlaps and uncertainties. Eur Radiol 2010; 20(8): 1859-67.

42. Fischer A, Chartrand S. Assessment and management of connective tissue disease-associated interstitial lung disease. Sarcoidosis Vasc Diffuse Lung Dis 2015; 32(1): 2-21.

43. Costabel U, Guzman J, Bonella F, et al. Bronchoalveolar lavage in other interstitial lung diseases. Semin Respir Crit Care Med 2007; 28(5): 514-24.

44. Schnabel A, Richter C, Bauerfeind S, et al. Bronchoalveolar lavage cell profile in methotrexate induced pneumonitis. Thorax 1997; 52(4): 377-9.

45. Ramirez P, Valencia M, Torres A. Bronchoalveolar lavage to diagnose respiratory infections. Semin Respir Crit Care Med 2007; 28(5): 525-33.

46. Meyer KC, Raghu G, Baughman RP, et al. An official American Thoracic Society clinical practice guideline: the clinical utility of bronchoalveolar lavage cellular analysis in interstitial lung disease. Am J Respir Crit Care Med 2012; 185(9): 1004-14.

47. Lentz RJ, Argento AC, Colby TV, et al. Transbronchial cryobiopsy for diffuse parenchymal lung disease: a state-of-the-art review of procedural techniques, current evidence, and future challenges. J Thorac Dis 2017; 9(7): 2186-203.

48. Kowal-Bielecka O, Kowal K, Highland KB, et al. Bronchoalveolar lavage fluid in scleroderma interstitial lung disease: technical aspects and clinical correlations: review of the literature. Semin Arthritis Rheum 2010; 40(1): 73-88.

49. Mathai SC, Danoff SK. Management of interstitial lung disease associated with connective tissue disease. BMJ 2016; 352: h6819.

50. Hallowell RW, Horton MR. Interstitial lung disease in patients with rheumatoid arthritis: spontaneous and drug induced. Drugs 2014; 74(4): 443-50.

51. Rutherford AI, Subesinghe S, Hyrich KL, et al. Serious infection across biologic-treated patients with rheumatoid arthritis: results from the British Society for Rheumatology biologics register for rheumatoid arthritis. Ann Rheum Dis 2018; 77(6): 905-10.

52. Falagas ME, Manta KG, Betsi GI, et al. Infection-related morbidity and mortality in patients with connective tissue diseases: a systematic review. Clin Rheumatol 2007; 26(5): 663-70.

53. Wolfe RM, Peacock JE Jr. Pneumocystis pneumonia and the rheumatologist: which patients are at risk and how can PCP Be prevented? Curr Rheumatol Rep 2017; 19(6): 35.

54. Faisal A, Alghamdi BJ, Ciavaglia CE, et al. Common mechanisms of dyspnea in chronic interstitial and obstructive lung disorders. Am J Respir Crit Care Med 2016; 193(3): 299-309.

55. Flaherty KR, Mumford JA, Murray S, et al. Prognostic implications of physiologic and radiographic changes

in idiopathic interstitial pneumonia. Am J Respir Crit Care Med 2003; 168(5): 543-8.

56. Lama VN, Flaherty KR, Toews GB, et al. Prognostic value of desaturation during a 6-minute walk test in idiopathic interstitial pneumonia. Am J Respir Crit Care Med 2003; 168(9): 1084-90.

57. Sanges S, Giovannelli J, Sobanski V, et al. Factors associated with the 6-minute walk distance in patients with systemic sclerosis. Arthritis Res Ther 2017; 19(1): 279.

58. Kafaja S, Clements PJ, Wilhalme H, et al. Reliability and minimal clinically important differences of forced vital capacity: results from the Scleroderma Lung Studies (SLS-Ⅰand SLS-Ⅱ). Am J Respir Crit Care Med 2018; 197(5): 644-52.

59. Winstone TA, Assayag D, Wilcox PG, et al. Predictors of mortality and progression in scleroderma-associated interstitial lung disease: a systematic review. Chest 2014; 146(2): 422-36.

60. Goh NS, Hoyles RK, Denton CP, et al. Short-term pulmonary function trends are predictive of mortality in interstitial lung disease associated with systemic sclerosis. Arthritis Rheumatol 2017; 69(8): 1670-8.

61. Solomon JJ, Chung JH, Cosgrove GP, et al. Predictors of mortality in rheumatoid arthritis-associated interstitial lung disease. Eur Respir J 2016; 47(2): 588-96.

62. Ryerson CJ, Vittinghoff E, Ley B, et al. Predicting survival across chronic interstitial lung disease: the ILD-GAP model. Chest 2014; 145(4): 723-8.

63. Showalter K, Hoffmann A, Rouleau G, et al. Performance of forced vital capacity and lung diffusion cutpoints for associated radiographic interstitial lung disease in systemic sclerosis. J Rheumatol 2018; 45(11): 1572-6.

64. Goh NS, Desai SR, Veeraraghavan S, et al. Interstitial lung disease in systemic sclerosis: a simple staging system. Am J Respir Crit Care Med 2008; 177(11): 1248-54.

65. Khanna D, Nagaraja V, Tseng CH, et al. Predictors of lung function decline in scleroderma-related interstitial lung disease based on highresolution computed tomography: implications for cohort enrichment in systemic sclerosis-associated interstitial lung disease trials. Arthritis Res Ther 2015; 17: 372.

66. Jacob J, Hirani N, van Moorsel CHM, et al. Predicting outcomes in rheumatoid arthritis related interstitial lung disease. Eur Respir J 2019; 53(1) [pii: 1800869].

67. Golden MR, Katz RS, Balk RA, et al. The relationship of preexisting lung disease to the development of methotrexate pneumonitis in patients with rheumatoid arthritis. J Rheumatol 1995; 22(6): 1043-7.

68. Chartrand S, Fischer A. Management of connective tissue disease-associated interstitial lung disease. Rheum Dis Clin North Am 2015; 41(2): 279-94.

69. Volkmann ER, Tashkin DP, Sim M, et al. Cyclophosphamide for systemic sclerosis-related interstitial lung disease: a comparison of scleroderma lung study Ⅰ and Ⅱ. J Rheumatol 2019. [Epub ahead of print].

70. Kabia A, Lettieri G, Vital EM, et al. Effect of rituximab on the progression of rheumatoid arthritis-related interstitial lung disease: 10 years' experience at a single centre. Rheumatology 2017; 56(8): 1348-57.

71. Robles-Perez A, Molina-Molina M. Treatment considerations of lung involvement in rheumatologic disease. Respiration 2015; 90(4): 265-74.

72. Barba T, Fort R, Cottin V, et al. Treatment of idiopathic inflammatory myositis associated interstitial lung disease: a systematic review and meta-analysis. Autoimmun Rev 2019; 18(2): 113-22.

73. Adler S, Huscher D, Siegert E, et al. Systemic sclerosis associated interstitial lung disease-individualized immunosuppressive therapy and course of lung function: results of the EUSTAR group. Arthritis Res Ther 2018; 20(1): 17.

74. Steen VD, Medsger TA Jr. Case-control study of corticosteroids and other drugs that either precipitate or protect from the development of scleroderma renal crisis. Arthritis Rheum 1998; 41(9): 1613-9.

75. Ha YJ, Lee YJ, Kang EH. Lung involvements in rheumatic diseases: update on the epidemiology,

pathogenesis, clinical features, and treatment. Biomed Res Int 2018; 2018: 6930297.

76. Maltzman JS, Koretzky GA. Azathioprine: old drug, new actions. J Clin Invest 2003; 111(8): 1122-4.

77. Lennard L, Van Loon JA, Weinshilboum RM. Pharmacogenetics of acute azathioprine toxicity: relationship to thiopurine methyltransferase genetic polymorphism. Clin Pharmacol Ther 1989; 46(2): 149-54.

78. Jensen ML, Lokke A, Hilberg O, et al. Clinical characteristics and outcome in patients with antisynthe-tase syndrome associated interstitial lung disease: a retrospective cohort study. Eur Clin Respir J 2019; 6(1): 1583516.

79. Kundu S, Paul S, Hariprasath K, et al. Effect of Sequential intravenous pulse cyclophosphamide-azathioprine in systemic sclerosis-interstitial lung disease: an open-label study. Indian J Chest Dis Allied Sci 2016; 58(1): 7-10.

80. Iudici M, Cuomo G, Vettori S, et al. Low-dose pulse cyclophosphamide in interstitial lung disease associated with systemic sclerosis (SSc-ILD): efficacy of maintenance immunosuppression in responders and non-responders. Semin Arthritis Rheum 2015; 44(4): 437-44.

81. Paone C, Chiarolanza I, Cuomo G, et al. Twelve-month azathioprine as maintenance therapy in early diffuse systemic sclerosis patients treated for 1-year with low dose cyclophosphamide pulse therapy. Clin Exp Rheumatol 2007; 25(4): 613-6.

82. Berezne A, Ranque B, Valeyre D, et al. Therapeutic strategy combining intravenous cyclophosphamide followed by oral azathioprine to treat worsening interstitial lung disease associated with systemic sclerosis: a retrospective multicenter open-label study. J Rheumatol 2008; 35(6): 1064-72.

83. Pavlov-Dolijanovic S, Vujasinovic Stupar N, Zugic V, et al. Long-term effects of immunosuppressive therapy on lung function in scleroderma patients. Clin Rheumatol 2018; 37(11): 3043-50.

84. Dheda K, Lalloo UG, Cassim B, et al. Experience with azathioprine in systemic sclerosis associated with interstitial lung disease. Clin Rheumatol 2004; 23(4): 306-9.

85. Nadashkevich O, Davis P, Fritzler M, et al. A randomized unblinded trial of cyclophosphamide versus azathioprine in the treatment of systemic sclerosis. Clin Rheumatol 2006; 25(2): 205-12.

86. Oldham JM, Lee C, Valenzi E, et al. Azathioprine response in patients with fibrotic connective tissue disease-associated interstitial lung disease. Respir Med 2016; 121: 117-22.

87. Villarroel MC, Hidalgo M, Jimeno A. Mycophenolate mofetil: an update. Drugs Today (Barc) 2009; 45(7): 521-32.

88. Fischer A, Brown KK, Du Bois RM, et al. Mycophenolate mofetil improves lung function in connective tissue disease-associated interstitial lung disease. J Rheumatol 2013; 40(5): 640-6.

89. Morganroth PA, Kreider ME, Werth VP. Mycophenolate mofetil for interstitial lung disease in dermato-myositis. Arthritis Care Res 2010; 62(10): 1496-501.

90. Brito Y, Glassberg MK, Ascherman DP. Rheumatoid arthritis-associated interstitial lung disease: current concepts. Curr Rheumatol Rep 2017; 19(12): 79.

91. Tashkin DP, Roth MD, Clements PJ, et al. Mycophenolate mofetil versus oral cyclophosphamide in scleroderma-related interstitial lung disease (SLS II): a randomised controlled, double-blind, parallel group trial. Lancet Respir Med 2016; 4(9): 708-19.

92. Fu Q, Wang L, Li L, et al. Risk factors for progression and prognosis of rheumatoid arthritis-associated interstitial lung disease: single center study with a large sample of Chinese population. Clin Rheumatol 2019; 38(4): 1109-16.

93. Mecoli CA, Christopher-Stine L. Management of interstitial lung disease in patients with myositis specific autoantibodies. Curr Rheumatol Rep 2018; 20(5): 27 (1534-6307 [Electronic]).

94. Sullivan KM, Goldmuntz EA, Keyes-Elstein L, et al. Myeloablative autologous stem-cell transplantation for severe scleroderma. N Engl J Med 2018; 378(1): 35-47.

95. Burt RK, Shah SJ, Dill K, et al. Autologous non-myeloablative haemopoietic stem-cell transplantation compared with pulse cyclophosphamide once per month for systemic sclerosis (ASSIST): an open-label, randomised phase 2 trial. Lancet 2011; 378(9790): 498-506.

96. van Laar JM, Farge D, Sont JK, et al. Autologous hematopoietic stem cell transplantation vs intravenous pulse cyclophosphamide in diffuse cutaneous systemic sclerosis: a randomized clinical trial. JAMA 2014; 311(24): 2490-8.

97. Tashkin DP, Elashoff R, Clements PJ, et al. Cyclophosphamide versus placebo in scleroderma lung disease. N Engl J Med 2006; 354(25): 2655-66.

98. Muangchan C, van Vollenhoven RF, Bernatsky SR, et al. Treatment algorithms in systemic lupus erythematosus. Arthritis Care Res (Hoboken) 2015; 67(9): 1237-45.

99. Matsuda S, Koyasu S. Mechanisms of action of cyclosporine. Immunopharmacology 2000; 47(2-3): 119-25.

100. Thompson G, McLean-Tooke A, Wrobel J, et al. Sjogren syndrome with associated lymphocytic interstitial pneumonia successfully treated with tacrolimus and abatacept as an alternative to rituximab. Chest 2018; 153(3): e41-3.

101. Sharma N, Putman MS, Vij R, et al. Myositis-associated interstitial lung disease: predictors of failure of conventional treatment and response to tacrolimus in a US cohort. J Rheumatol 2017; 44(11): 1612-8 (0315-162X [Print]).

102. Witt LJ, Demchuk C, Curran JJ, et al. Benefit of adjunctive tacrolimus in connective tissue disease-interstitial lung disease. Pulm Pharmacol Ther 2016; 36: 46-52 (1522-9629 [Electronic]).

103. Hanaoka HA, Iida H, Kiyokawa T, et al. Mycophenolate mofetil treatment with or without a calcineurin inhibitor in resistant inflammatory myopathy. Clin Rheumatol 2019; 38(2): 585-90 (1434-9949 [Electronic]).

104. Kawasumi H, Gono T, Kawaguchi Y, et al. Recent treatment of interstitial lung disease with idiopathic inflammatory myopathies. Clin Med Insights Circ Respir Pulm Med 2015; 9(Suppl 1): 9-17 (1179-5484 [Print]).

105. Shimojima Y, Ishii W, Matsuda M, et al. Effective use of calcineurin inhibitor in combination therapy for interstitial lung disease in patients with dermatomyositis and polymyositis. J Clin Rheumatol 2017; 23(2): 87-93 (1536-7355 [Electronic]).

106. Filaci G, Cutolo M, Scudeletti M, et al. Cyclosporin A and iloprost treatment of systemic sclerosis: clinical results and interleukin-6 serum changes after 12 months of therapy. Rheumatology (Oxford) 1999; 38(10): 992-6.

107. Konma J, Kotani T, Shoda T, et al. Efficacy and safety of combination therapy with prednisolone and oral tacrolimus for progressive interstitial pneumonia with systemic sclerosis: a retrospective study. Mod Rheumatol 2018; 28(6): 1009-15.

108. Matsui A, Ikeuchi H, Shimizu A, et al. Case report: posterior reversible encephalopathy syndrome and scleroderma renal crisis developed in a patient with overlap syndrome after treatment with high-dose steroids and tacrolimus. Nihon Naika Gakkai Zasshi 2012; 101(7): 2051-4 [in Japanese].

109. Nunokawa T, Akazawa M, Yokogawa N, et al. Late-onset scleroderma renal crisis induced by tacrolimus and prednisolone: a case report. Am J Ther 2014; 21(5): e130-3.

110. Doyle TJ, Dhillon N, Madan R, et al. Rituximab in the treatment of interstitial lung disease associated with antisynthetase syndrome: a multicenter retrospective case review. J Rheumatol 2018; 45(6): 841-50.

111. So H, Wong VTL, Lao VWN, et al. Rituximab for refractory rapidly progressive interstitial lung disease

related to anti-MDA5 antibody-positive amyopathic dermatomyositis. Clin Rheumatol 2018; 37(7): 1983-9.

112. Fraticelli P, Fischetti C, Salaffi F, et al. Combination therapy with rituximab and mycophenolate mofetil in systemic sclerosis. A single-centre case series study. Clin Exp Rheumatol 2018; 36 Suppl 113(4): 142-5.

113. Sircar G, Goswami RP, Sircar D, et al. Intravenous cyclophosphamide vs rituximab for the treatment of early diffuse scleroderma lung disease: open label, randomized, controlled trial. Rheumatology (Oxford) 2018; 57(12): 2106-13.

114. Thiebaut M, Launay D, Riviere S, et al. Efficacy and safety of rituximab in systemic sclerosis: French retrospective study and literature review. Autoimmun Rev 2018; 17(6): 582-7.

115. Ebata S, Yoshizaki A, Fukasawa T, et al. Unprecedented success of rituximab therapy for prednisolone- and immunosuppressant-resistant systemic sclerosis-associated interstitial lung disease. Scand J Rheumatol 2017; 46(3): 247-52.

116. Sari A, Guven D, Armagan B, et al. Rituximab experience in patients with long-standing systemic sclerosis-associated interstitial lung disease: a se-ries of 14 patients. J Clin Rheumatol 2017; 23(8): 411-5.

117. Ogawa Y, Kishida D, Shimojima YAO, et al. Effective administration of rituximab in anti-MDA5 anti-body-positive dermatomyositis with rapidly progressive interstitial lung disease and refractory cutaneous involvement: a case report and literature review. Case Rep Rheumatol 2017; 2017: 5386797 (2090-6889 [Print]).

118. Roofeh D, Jaafar S, Vummidi D, et al. Management of systemic sclerosis-associated interstitial lung disease. Curr Opin Rheumatol 2019; 31(3): 241-9.

119. Roden AC, Camus P. Iatrogenic pulmonary lesions. Semin Diagn Pathol 2018; 35(4): 260-71.

120. Saunders P, Tsipouri V, Keir GJ, et al. Rituximab versus cyclophosphamide for the treatment of connective tissue disease-associated interstitial lung disease (RECITAL): study protocol for a rando-mised controlled trial. Trials 2017; 18(1): 275.

121. Koch AE, Kronfeld-Harrington LB, Szekanecz Z, et al. *In situ* expression of cytokines and cellular adhesion molecules in the skin of patients with systemic sclerosis. Their role in early and late disease. Pathobiology 1993; 61(5-6): 239-46.

122. Nishimoto N, Kishimoto T, Yoshizaki K. Anti-interleukin 6 receptor antibody treatment in rheumatic disease. Ann Rheum Dis 2000; 59(Suppl 1): i21-7.

123. Akiyama M, Kaneko Y, Yamaoka K, et al. Association of disease activity with acute exacerbation of interstitial lung disease during tocilizumab treatment in patients with rheumatoid arthritis: a retrospective, case-control study. Rheumatol Int 2016; 36(6): 881-9.

124. Roubille C, Haraoui B. Interstitial lung diseases induced or exacerbated by DMARDS and biologic agents in rheumatoid arthritis: a systematic literature review. Semin Arthritis Rheum 2014; 43(5): 613-26.

125. Kawashiri SY, Kawakami A, Sakamoto N, et al. A fatal case of acute exacerbation of interstitial lung disease in a patient with rheumatoid arthritis during treatment with tocilizumab. Rheumatol Int 2012; 32(12): 4023-6.

126. Curtis JR, Sarsour K, Napalkov P, et al. Incidence and complications of interstitial lung disease in users of tocilizumab, rituximab, abatacept and antitumor necrosis factor alpha agents, a retrospective cohort study. Arthritis Res Ther 2015; 17: 319 (1478-6362 [Electronic]).

127. Kurata I, Tsuboi H, Terasaki M, et al. Effect of biological disease-modifying anti-rheumatic drugs on airway and interstitial lung disease in patients with rheumatoid arthritis. Intern Med 2019; 58(12): 1703-12.

128. Khanna D, Denton CP, Lin CJF, et al. Safety and efficacy of subcutaneous tocilizumab in systemic sclerosis: results from the open-label period of a phase Ⅱ randomised controlled trial (faSScinate). Ann Rheum Dis 2018; 77(2): 212-20.

129. Moroncini G, Calogera G, Benfaremo D, et al. Biologics in inflammatory immune-mediated systemic diseases. Curr Pharm Biotechnol 2017; 18(12): 1008-16.

130. Bruni C, Praino E, Allanore Y, et al. Use of biologics and other novel therapies for the treatment of systemic sclerosis. Expert Rev Clin Immunol 2017; 13(5): 469-82.

131. Koguchi-Yoshioka H, Okiyama N, Iwamoto K, et al. Intravenous immunoglobulin contributes to the control of antimelanoma differentiation-associated protein 5 antibody-associated dermatomyositis with palmar violaceous macules/papules. Br J Dermatol 2017; 177(5): 1442-6(1365-2133 [Electronic]).

132. Takai M, Katsurada N, Nakashita T, et al. Rapidly progressive interstitial lung disease associated with dermatomyositis treated with combination of immunosuppressive therapy, direct hemoperfusion with a polymyxin B immobilized fiber column and intravenous immunoglobulin. Intern Med 2015; 54(17): 2225-9.

133. Gomes JP, Santos L, Shoenfeld Y. Intravenous immunoglobulin (IVIG) in the vanguard therapy of systemic sclerosis. Clin Immunol 2019; 199: 25-8.

134. Hallowell RW, Amariei D, Danoff SK. Intravenous immunoglobulin as potential adjunct therapy for interstitial lung disease. Ann Am Thorac Soc 2016; 13(10): 1682-8.

135. Denton CP, Merkel PA, Furst DE, et al. Recombinant human anti-transforming growth factor beta1 antibody therapy in systemic sclerosis: a multi-center, randomized, placebo-controlled phase I / II trial of CAT-192. Arthritis Rheum 2007; 56(1): 323-33.

136. Gordon JK, Spiera RF. Targeting tyrosine kinases: a novel therapeutic strategy for systemic sclerosis. Curr Opin Rheumatol 2010; 22(6): 690-5.

137. Gordon JK, Martyanov V, Magro C, et al. Nilotinib (Tasigna) in the treatment of early diffuse systemic sclerosis: an open-label, pilot clinical trial. Arthritis Res Ther 2015; 17: 213.

138. Martyanov V, Kim GJ, Hayes W, et al. Novel lung imaging biomarkers and skin gene expression subsetting in dasatinib treatment of systemic sclerosis-associated interstitial lung disease. PLoS One 2017; 12(11): e0187580.

139. Go SI, Lee WS, Lee GW, et al. Nilotinib-induced interstitial lung disease. Int J Hematol 2013; 98(3): 361-5.

140. Zhang P, Huang J, Jin F, et al. Imatinib-induced irreversible interstitial lung disease: a case report. Medicine 2019; 98(8): e14402.

141. Hinchcliff ME, Lomasney J, Johnson JA, et al. Fulminant capillary leak syndrome in a patient with systemic sclerosis treated with imatinib mesylate. Rheumatology (Oxford) 2016; 55(10): 1916-8.

142. Pope J, McBain D, Petrlich L, et al. Imatinib in active diffuse cutaneous systemic sclerosis: results of a six-month, randomized, double-blind, placebo-controlled, proof-of-concept pilot study at a single center. Arthritis Rheum 2011; 63(11): 3547-51.

143. Kakuwa T, Izumi S, Sakamoto K, et al. A successful treatment of rheumatoid arthritis-related interstitial pneumonia with nintedanib. Respir Med Case Rep 2019; 26: 50-2.

144. Flaherty KR, Brown KK, Wells AU, et al. Design of the PF-ILD trial: a double-blind, randomised, placebo-controlled phase III trial of nintedanib in patients with progressive fibrosing interstitial lung disease. BMJ Open Respir Res 2017; 4(1): e000212.

145. Kolb M, Bonella F, Wollin L. Therapeutic targets in idiopathic pulmonary fibrosis. Respir Med 2017; 131: 49-57.

146. Huang H, Feng RE, Li S, et al. A case report: the efficacy of pirfenidone in a Chinese patient with progressive systemic sclerosis-associated interstitial lung disease: a CARE-compliant article. Medicine 2016; 95(27): e4113.

147. Udwadia ZF, Mullerpattan JB, Balakrishnan C, et al. Improved pulmonary function following pirfenidone

treatment in a patient with progressive interstitial lung disease associated with systemic sclerosis. Lung India 2015; 32(1): 50-2.

148. Khanna D, Albera C, Fischer A, et al. An open-label, phase Ⅱ study of the safety and tolerability of pirfenidone in patients with scleroderma-associated interstitial lung disease: the LOTUSS trial. J Rheumatol 2016; 43(9): 1672-9.

149. Li T, Guo L, Chen Z, et al. Pirfenidone in patients with rapidly progressive interstitial lung disease associated with clinically amyopathic dermatomyositis. Sci Rep 2016; 6: 33226.

150. Elhai M, Meune C, Boubaya M, et al. Mapping and predicting mortality from systemic sclerosis. Ann Rheum Dis 2017; 76(11): 1897-905.

151. De Cruz S, Ross D. Lung transplantation in patients with scleroderma. Curr Opin Rheumatol 2013; 25(6): 714-8.

152. Shah RJ, Boin F. Lung transplantation in patients with systemic sclerosis. Curr Rheumatol Rep 2017; 19(5): 23.

153. Crespo MM, Bermudez CA, Dew MA, et al. Lung transplant in patients with scleroderma compared with pulmonary fibrosis. Short-and long-term outcomes. Ann Am Thorac Soc 2016; 13(6): 784-92.

154. Pradere P, Tudorache I, Magnusson J, et al. Lung transplantation for scleroderma lung disease: an international, multicenter, observational cohort study. J Heart Lung Transplant 2018; 37(7): 903-11.

155. Courtwright AM, El-Chemaly S, Dellaripa PF, et al. Survival and outcomes after lung transplantation for non-scleroderma connective tissue-related interstitial lung disease. J Heart Lung Transplant 2017; 36(7): 763-9.

156. Eberlein M, Mathai SC. Lung transplantation in scleroderma. Time for the pendulum to swing? Ann Am Thorac Soc 2016; 13(6): 767-9.

157. Bissell LA, Md Yusof MY, Buch MH. Primary myocardial disease in scleroderma-a comprehensive review of the literature to inform the UK Systemic Sclerosis Study Group cardiac working group. Rheumatology (Oxford) 2017; 56(6): 882-95.

158. Agusti AG, Roca J, Gea J, et al. Mechanisms of gas-exchange impairment in idiopathic pulmonary fibrosis. Am Rev Respir Dis 1991; 143(2): 219-25.

159. Ryerson CJ, Berkeley J, Carrieri-Kohlman VL, et al. Depression and functional status are strongly associated with dyspnea in interstitial lung disease. Chest 2011; 139(3): 609-16.

160. Strange C, Highland KB. Pulmonary hypertension in interstitial lung disease. Curr Opin Pulm Med 2005; 11(5): 452-5.

161. Schaeffer MR, Ryerson CJ, Ramsook AH, et al. Effects of hyperoxia on dyspnoea and exercise endurance in fibrotic interstitial lung disease. Eur Respir J 2017; 49(5).

162. Visca D, Montgomery A, de Lauretis A, et al. Ambulatory oxygen in interstitial lung disease. Eur Respir J 2011; 38(4): 987-90.

163. Edvardsen A, Jarosch I, Grongstad A, et al. A randomized cross-over trial on the direct effects of oxygen supplementation therapy using different devices on cycle endurance in hypoxemic patients with Interstitial Lung Disease. PLoS One 2018; 13(12): e0209069.

164. Visca D, Mori L, Tsipouri V, et al. Effect of ambulatory oxygen on quality of life for patients with fibrotic lung disease (AmbOx): a prospective, open-label, mixed-method, crossover randomised controlled trial. Lancet Respir Med 2018; 6(10): 759-70.

165. Khor YH, Goh NSL, McDonald CF, et al. Oxygen therapy for interstitial lung disease. A mismatch between patient expectations and experiences. Ann Am Thorac Soc 2017; 14(6): 888-95.

166. McDonald CF. Exercise desaturation and oxygen therapy in ILD and COPD: similarities, differences and therapeutic relevance. Respirology 2018; 23(4): 350-1.

167. Bell EC, Cox NS, Goh N, et al. Oxygen therapy for interstitial lung disease: a systematic review. Eur Respir Rev 2017; 26(143) [pii: 160080].

168. Page DB, Thannickal VJ. Ambulatory oxygen and quality of life in interstitial lung disease. Lancet Respir Med 2018; 6(10): 730-1.

169. Ryerson CJ, Camp PG, Eves ND, et al. High oxygen delivery to preserve exercise capacity in patients with idiopathic pulmonary fibrosis treated with nintedanib. Methodology of the HOPE-IPF study. Ann Am Thorac Soc 2016; 13(9): 1640-7.

170. Morisset J, Ryerson CJ, Johannson KA. Oxygen prescription in interstitial lung disease: 2.5 billion years in the making. Ann Am Thorac Soc 2017; 14(12): 1755-6.

171. Swigris JJ. Supplemental oxygen for patients with interstitial lung disease: managing expectations. Ann Am Thorac Soc 2017; 14(6): 831-2.

172. Ramadurai D, Riordan M, Graney B, et al. The impact of carrying supplemental oxygen on exercise capacity and dyspnea in patients with interstitial lung disease. Respir Med 2018; 138: 32-7.

173. Jacobs SS, Lederer DJ, Garvey CM, et al. Optimizing home oxygen therapy. An official American Thoracic Society workshop report. Ann Am Thorac Soc 2018; 15(12): 1369-81.

174. Holland AE, Dowman LM, Hill CJ. Principles of rehabilitation and reactivation: interstitial lung disease, sarcoidosis and rheumatoid disease with respiratory involvement. Respiration 2015; 89(2): 89-99.

175. Lindell KO, Collins EG, Catanzarite L, et al. Equipment, access and worry about running short of oxygen: key concerns in the ATS patient supplemental oxygen survey. Heart Lung 2019; 48(3): 245-9.

176. Fischer A, Antoniou KM, Brown KK, et al. An official European Respiratory Society/American Thoracic Society research statement: interstitial pneumonia with autoimmune features. Eur Respir J 2015; 46(4): 976-87.

177. Dowman LM, McDonald CF, Hill CJ, et al. The evidence of benefits of exercise training in interstitial lung disease: a randomised controlled trial. Thorax 2017; 72(7): 610-9.

178. Sciriha A, Lungaro-Mifsud S, Fsadni P, et al. Pulmonary rehabilitation in patients with interstitial lung disease: the effects of a 12-week programme. Respir Med 2019; 146: 49-56.

179. Perez-Bogerd S, Wuyts W, Barbier V, et al. Short and long-term effects of pulmonary rehabilitation in interstitial lung diseases: a randomised controlled trial. Respir Res 2018; 19(1): 182.

180. Deniz S, Sahin H, Yalniz E. Does the severity of interstitial lung disease affect the gains from pulmonary rehabilitation? Clin Respir J 2018; 12(6): 2141-50.

181. Rochester CL, Vogiatzis I, Powell P, et al. Patients' perspective on pulmonary rehabilitation: experiences of European and American individuals with chronic respiratory diseases. ERJ Open Res 2018; 4(4) [pii: 00085-2018].

182. Braga BP, Prieto-Gonzalez S, Hernandez-Rodriguez J. *Pneumocystis jirovecii* pneumonia prophylaxis in immunocompromised patients with systemic autoimmune diseases. Med Clin (Barc) 2019; 152(12): 502-7.

183. Ognibene FP, Shelhamer JH, Hoffman GS, et al. *Pneumocystis carinii* pneumonia: a major complication of immunosuppressive therapy in patients with Wegener's granulomatosis. Am J Respir Crit Care Med 1995; 151(3 Pt 1): 795-9.

184. Rizzoli R. Bone: towards a better management of glucocorticoid-induced osteoporosis? Nat Rev Rheumatol 2017; 13(11): 635-6.

185. Buckley L, Guyatt G, Fink HA, et al. 2017 American College of Rheumatology guideline for the prevention

and treatment of glucocorticoid-induced osteoporosis. Arthritis Care Res (Hoboken) 2017; 69(8): 1095-110.

186. Rizzoli R, Biver E. Glucocorticoid-induced osteoporosis: who to treat with what agent? Nat Rev Rheu-matol 2015; 11(2): 98-109.

187. Lin D, Kramer JR, Ramsey D, et al. Oral bisphosphonates and the risk of Barrett's esophagus: case-control analysis of US veterans. Am J Gastroenterol 2013; 108(10): 1576-83.

188. Rubin LG, Levin MJ, Ljungman P, et al. 2013 IDSA clinical practice guideline for vaccination of the immunocompromised host. Clin Infect Dis 2014; 58(3): 309-18.

189. Simonneau G, Montani D, Celermajer DS, et al. Haemodynamic definitions and updated clinical classification of pulmonary hypertension. Eur Respir J 2019; 53(1) [pii: 1801913].

190. Allanore Y, Meune C, Vonk MC, et al. Prevalence and factors associated with left ventricular dysfunction in the EULAR Scleroderma Trial and Research group (EUSTAR) database of patients with systemic sclerosis. Ann Rheum Dis 2010; 69(1): 218-21.

191. Young A, Vummidi D, Visovatti S, et al. Prevalence, treatment and outcomes of coexistent pulmonary hypertension and interstitial lung disease in systemic sclerosis. Arthritis Rheumatol 2019. [Epub ahead of print].

192. Young A, Nagaraja V, Basilious M, et al. Update of screening and diagnostic modalities for connective tissue disease-associated pulmonary arterial hypertension. Semin Arthritis Rheum 2019; 48(6): 1059-67.

193. Margaritopoulos GA, Antoniou KM, Wells AU. Comorbidities in interstitial lung diseases. Eur Respir Rev 2017; 26(143) [pii: 160027].

194. Strek ME. Systemic sclerosis-associated interstitial lung disease: role of the oesophagus in outcomes. Respirology 2018; 23(10): 885-6.

195. Denaxas K, Ladas SD, Karamanolis GP. Evaluation and management of esophageal manifestations in systemic sclerosis. Ann Gastroenterol 2018; 31(2): 165-70.

196. Khanna NN, Jamthikar AD, Gupta D, et al. Rheumatoid arthritis: atherosclerosis imaging and cardiovascular risk assessment using machine and deep learning-based tissue characterization. Curr Atheroscler Rep 2019; 21(2): 7.

197. Ozen G, Inanc N, Unal AU, et al. Subclinical atherosclerosis in systemic sclerosis: not less frequent than rheumatoid arthritis and not detected with cardiovascular risk indices. Arthritis Care Res (Hoboken) 2016; 68(10): 1538-46.

198. Tektonidou MG, Kravvariti E, Konstantonis G, et al. Subclinical atherosclerosis in systemic lupus erythematosus: comparable risk with diabetes mellitus and rheumatoid arthritis. Autoimmun Rev 2017; 16(3): 308-12.

199. Naccache JM, Gibiot Q, Monnet I, et al. Lung cancer and interstitial lung disease: a literature review. J Thorac Dis 2018; 10(6): 3829-44.

200. Troy LK, Young IH, Lau EMT, et al. Nocturnal hypoxaemia is associated with adverse outcomes in interstitial lung disease. Respirology 2019. [Epub ahead of print].

201. Ungprasert P, Srivali N, Kittanamongkolchai W. Risk of venous thromboembolism in patients with Sjogren's syndrome: a systematic review and meta-analysis. Clin Exp Rheumatol 2015; 33(5): 746-50.

202. Ungprasert P, Srivali N, Kittanamongkolchai W. Systemic sclerosis and risk of venous thromboembolism: a systematic review and meta-analysis. Mod Rheumatol 2015; 25(6): 893-7.

203. Yusuf HR, Hooper WC, Grosse SD, et al. Risk of venous thromboembolism occurrence among adults with selected autoimmune diseases: a study among a U.S. cohort of commercial insurance enrollees. Thromb Res 2015; 135(1): 50-7.

204. Carvajalino S, Reigada C, Johnson MJ, et al. Symptom prevalence of patients with fibrotic interstitial lung disease: a systematic literature review. BMC Pulm Med 2018; 18(1): 78.

205. Kreuter M, Bendstrup E, Russell AM, et al. Palliative care in interstitial lung disease: living well. Lancet Respir Med 2017; 5(12): 968-80.

206. Bajwah S, Koffman J, Higginson IJ, et al. 'I wish I knew more…' the end-of-life planning and information needs for end-stage fibrotic interstitial lung disease: views of patients, carers and health professionals. BMJ Support Palliat Care 2013; 3(1): 84-90.

207. Lindell KO, Nouraie M, Klesen MJ, et al. Randomised clinical trial of an early palliative care intervention (SUPPORT) for patients with idiopathic pulmonary fibrosis (IPF) and their caregivers: protocol and key design considerations. BMJ Open Respir Res 2018; 5(1): e000272.

208. Bajwah S, Davies JM, Tanash H, et al. Safety of benzodiazepines and opioids in interstitial lung disease: a national prospective study. Eur Respir J 2018; 52(6) [pii: 1801278].

209. Matsuda Y, Morita T, Miyaji T, et al. Morphine for refractory dyspnea in interstitial lung disease: a phase I study (JORTC-PAL 05). J Palliat Med 2018. [Epub ahead of print].

210. Mintz S, Lee JK. Gabapentin in the treatment of intractable idiopathic chronic cough: case reports. Am J Med 2006; 119(5): e13-5.

211. Lindell KO, Kavalieratos D, Gibson KF, et al. The palliative care needs of patients with idiopathic pulmonary fibrosis: a qualitative study of patients and family caregivers. Heart Lung 2017; 46(1): 24-9.

212. Barratt SL, Morales M, Spiers T, et al. Specialist palliative care, psychology, interstitial lung disease (ILD) multidisciplinary team meeting: a novel model to address palliative care needs. BMJ Open Respir Res 2018; 5(1): e000360.

# 第十一章
# 结缔组织病患者的肺移植

Tanmay S. Panchabhai，MD[a, b, *]，Hesham A. Abdelrazek，MD[a, b]，Ross M. Bremner，MD，PhD[b, c]

关键词：

系统性硬化症；结缔组织病；肺移植；供肺分配评分；食管运动障碍；肺移植后胃食管反流

关键点：

- 尽管免疫抑制治疗有所进展，但肺移植仍需考虑用于结缔组织病肺广泛受累（肺实质或肺血管）的患者。

- 来自大型移植中心的报告显示，结缔组织病[尤其是系统性硬化症（SSc）]肺移植患者的1年、3年和5年生存率，与其他常见具有肺移植适应证（如特发性肺纤维化和慢性阻塞性肺疾病）的患者相似，但需要注意的是，这些结缔组织病患者是经过严格筛选的移植对象。

- 对于结缔组织病患者肺移植前后胃食管反流和食管运动障碍的处理需要考虑多学科方法，包括使用质子泵抑制剂、鼻空肠管喂养以尽量降低误吸风险、将头部抬高至45°、抗反流手术如胃底折叠术和Roux-en-Y食管空肠吻合术。

- 抗人类白细胞抗原抗体水平升高（以计算出的群体反应性抗体衡量）被认为在结缔组织病患者中更为普遍，尽管这在单中心报告中并未获得一致反映（可能是由于选择偏倚）。该患者组中群体反应性抗体水平的增加可以减少潜在供体和延长等待时间。建议尽早转诊至肺移植流程。

披露声明：无。

a Lung Transplant Program，John and Doris Norton Thoracic Institute，St. Joseph's Hospital and Medical Center，500 West Thomas Road，Suite 500，Phoenix，AZ 85013，USA；

b Creighton University School of Medicine（Phoenix Campus），Omaha，NE，USA；

c Thoracic Diseases and Transplantation，John and Doris Norton Thoracic Institute，Norton Thoracic Institute，St. Joseph's Hospital and Medical Center，500 West Thomas Road，Suite 500，Phoenix，AZ 85013，USA

* Corresponding author. Lung Transplant Program，John and Doris Norton Thoracic Institute，St. Joseph's Hospital and Medical Center，500 West Thomas Road，Suite 500，Phoenix，AZ 85013. E-mail address：tspanchabhai@gmail.com

172

# 一、引　言

对于药物治疗无效或最大限度药物治疗仍进展的终末期肺疾病患者，肺移植已成为一种公认的治疗方式[1]。肺移植的历史概述如**图11-1**[2]。肺移植发展的一个重要里程碑是2005年供肺分配评分（lung allocation score，LAS）的引入，它改变了美国供体肺的分配方式[2]。LAS在1～100的范围内衡量临床敏锐度，使用一个复杂的算法来说明医疗紧急情况（即等待名单死亡率或无移植的预测生存率）和移植净效益（即有无移植的预测生存率）[3,4]。LAS的一个显著影响是，与慢性阻塞性肺疾病（COPD）患者相比，因间质性肺病（ILD）尤其是特发性肺纤维化（IPF）而接受肺移植的患者比例增加，而COPD是前LAS时代肺移植的主要适应证[5,6]。肺移植最常见的适应证包括IPF、COPD、囊性纤维化（cystic fibrosis，CF）和肺动脉高压（PH）。较小比例的患者因其他罕见的肺部疾病接受肺移植，如ILD和PH等结缔组织病（CTD）引起的肺损害、淋巴管平滑肌瘤病、结节病、非CF支气管扩张症和重做肺移植[5,7]。

无论是ILD还是PH引起的肺部受累，都是导致CTD患者发病和死亡的重要原因[8]。对于常规药物治疗无效或尽管常规药物治疗仍有进展的CTD肺损害患者，可能会进行肺移植评估。没有单独的指南针对CTD患者肺移植的转诊和等候标准。目前，国际心肺移植学会（ISHLT）发布的指南具体说明了IPF和PH的转诊和等候标准，可以根据肺损害（即ILD或PH）的情况，将该指南应用于CTD患者[2,4]。本章概述了对CTD患者进行肺移植评估的具体挑战，并描述了大型肺移植中心对CTD患者进行肺移植的前后管理实践。

本章将CTD分为以下几组。

## 1. SSc 相关肺损害

（1）SSc相关ILD。

（2）SSc相关PH。

## 2. 非 SSc-CTD 相关肺损害（ILD 和 PH）

（1）类风湿关节炎（RA）。

（2）皮肌炎和多肌炎（DM/PM）。

（3）干燥综合征（SS）。

（4）系统性红斑狼疮（SLE）。

（5）混合性结缔组织病（MCTD）。

（6）重叠综合征。

（7）自身免疫性间质性肺炎/结缔组织相关性肺病/具有自身免疫特征的ILD。

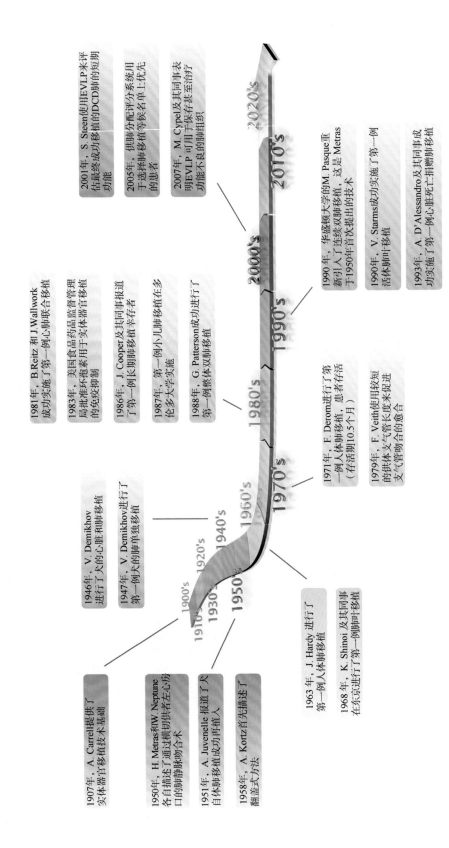

图 11-1　肺移植史（由亚利桑那州圣尼克斯诺顿胸科研究所所提供）

EVLP. 体外肺灌注，DCD. 心脏死亡供者

# 二、肺移植适应证

截至2015年6月，在美国进行的55 795例肺移植中，只有0.7%的患者是由CTD引起的肺损害[7]。

## 1. SSc

SSc是一种慢性自身免疫性疾病，以小血管病变和皮肤及内脏器官纤维化为特征。SSc-ILD影响了将近40%的SSc患者[9]。90%的SSc患者可见肺部影像学异常，尽管只有约60%的患者出现生理上的异常[8, 10]。大多数SSc-ILD患者的主要表现是非特异性间质性肺炎（NSIP）（**图11-2**），尽管也可表现为普通型间质性肺炎（UIP）。SSc其他形式的肺部受累不是肺移植的适应证（但在肺移植评估期间对其进行诊断是至关重要的），包括闭塞性细支气管炎、胸腔积液、神经肌肉损伤（包括膈肌无力）和呼吸相关肺损伤[11]。

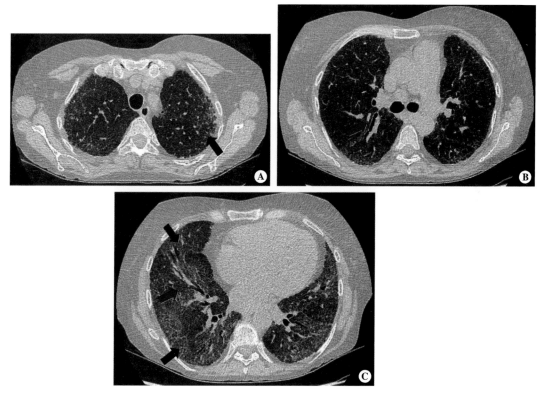

**图11-2**　1例接受肺移植评估的SSc-ILD患者胸部CT显示有网状结构的NSIP（图A、C黑色箭头）、牵拉性支气管扩张（图B、C红色箭头）和磨玻璃样病变（图C紫色箭头）

## 2. 非 SSc-CTD 相关肺损害（间质性肺病和肺动脉高压）

ILD是RA患者最常见的肺部表现形式，RA-ILD也是CTD中唯一一种比NSIP更常见的UIP[11]。尽管伴有弥漫性肺泡出血的狼疮性肺炎可进展为纤维性肺部疾病，但肺部受累出现胸腔积液仍是胸膜炎最常见的表现形式。ILD类型如UIP、NSIP和机化性肺炎在SLE

中已有描述，但并不常见。肺萎缩综合征（被认为由膈肌炎症引起）导致的限制性肺疾病需要在移植前测试中被排除[12]。SS肺部受累除了由ILD（UIP、NSIP）引起的限制性肺损伤外，还表现为特征性的缩窄性毛细支气管炎（肺功能检查为阻塞特征）和淋巴细胞性间质性肺炎[11,13]。

尽管在MCTD和DM/PM患者中所有的病理类型均有报道，但NSIP是进展性肺疾病更常见的类型，并可最终导致患者进行肺移植的转诊。典型抗合成酶综合征通常表现为炎性肌病时ILD引起的快速进展性呼吸衰竭，许多急症及肺移植成功病例已经被报道（**图11-3**）[14,15]。然而，患者在进行肺移植评估时通常没有以下一项或多项：明确的CTD表型、重叠的表型或最近描述很多的具有自身免疫特征的间质性肺炎（或CTD相关性肺病或具有自身免疫特征的ILD）。

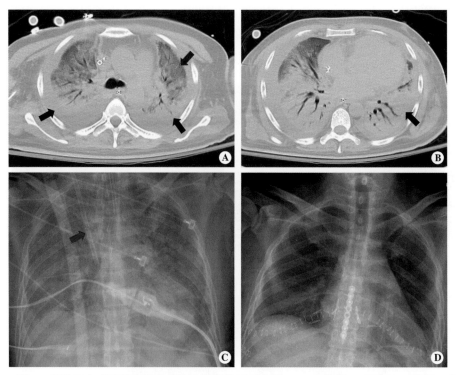

**图11-3** 1例Jo-1阳性抗合成酶综合征患者快速进展性呼吸衰竭。A、B胸部CT示与ILD影像一致的致密实变（黑色箭头）和磨玻璃影（紫色箭头）。C.同一患者通过单根套管进行静脉–静脉体外膜肺氧合时的胸部X线片（红色箭头）。D.同一患者在肺移植后30天的胸部X线片，无实质浸润

## 三、结缔组织病的特征可能使肺移植结果复杂化

尽管目前还没有明确的指南用于CTD患者的肺移植前评估，但以下临床特征通常与CTD相关，在肺移植前应仔细评估，因为它们可能影响肺移植的结果。

### 1. 胃肠道功能障碍

（1）胃食管反流病（gastroesophageal reflux disease，GERD）（胃食管和食管食管反流）。

（2）食管运动障碍。

（3）胃排空延迟。

（4）小肠细菌过度生长。

（5）吸收不良综合征。

### 2. 肾功能障碍

（1）SSc肾危象病史。

（2）免疫抑制相关的慢性肾脏疾病。

### 3. 心脏功能障碍

（1）左心室功能不全（心肌受累）。

（2）舒张功能障碍。

### 4. 神经肌肉受累

（1）活动性肌炎。

（2）膈肌受累。

### 5. 血管受累

（1）雷诺现象。

（2）抗磷脂抗体综合征。

### 6. 抗 HLA 抗体

这些挑战将在下文中详细介绍，涉及接受肺移植患者的转诊、评估、等候、外科手术程序和术后管理。

## 四、移植前注意事项

### 1. 肺移植的转诊

ISHLT规定的转诊CTD-ILD患者（和其他非CTD-ILD患者）的标准与IPF患者的标准相同（**表11-1**）。同样，转诊CTD-PH患者和非CTD-PH患者的标准相同（**表11-1**）[16]。在ILD患者中，若存在以下情况，应立即转诊进行肺移植：有UIP或NSIP的组织学或影像学证据；肺功能异常（用力肺活量＜80%或肺一氧化碳弥散量＜40%）；呼吸困难或功能受限；有任何氧气需求（即使仅在用力的情况下）；呼吸困难和肺功能难以改善，药物治疗后仍有氧气需求[16]。对于PH患者，若应用大量血管活性药物但纽约心脏协会（New York Heart Association，NYHA）心功能分级仍为Ⅲ级或Ⅳ级及疾病快速进展、应用注射血管扩张剂疗法，或者已知或怀疑为肺静脉阻塞性疾病或肺毛细血管瘤，则应促使其转诊进行肺移植[16]。尽管没有具体的指南规定哪些因素表明需要提前转诊，但建议提前转诊，因为其他的情况［如并发胃食管反流病（GERD）或抗体级别增加，可能限制潜在供体库］可能会使情况复杂化。涉及呼吸科专家、风湿科专家和肺移植团队合作的多学科管理对于确保适当的医疗优化（如营养、康复、免疫抑制）至关重要。

**表 11-1　肺移植评估转诊标准**

| ILD |
| --- |
| UIP 或 NSIP 的证据（组织学或放射学） |
| 用力肺活量＜80% 或肺—氧化碳弥散量＜40% |
| 呼吸困难或功能受限 |
| 任何氧气需求 |
| 经治疗后未能改善（呼吸困难、肺功能或氧气需求） |
| PH |
| 接受血管扩张剂治疗，但仍有纽约心脏协会（NYHA）心功能分级 Ⅲ 级或 Ⅳ 级症状 |
| 疾病进展迅速 |
| 使用胃肠外血管扩张剂治疗 |
| 已知或疑似肺静脉闭塞性疾病或肺毛细血管瘤 |

改编自 Weill D，Benden C，Corris PA，et al. A consensus document for the selection of lung transplant candidates：2014–an update from the pulmonary transplantation council of the international society for heart and lung transplantation. J Heart Lung Transplant 2015；34（1）：1-15。

## 2. 肺移植评估

由于CTD的系统性特征，肺移植评估的重点是确保很少或没有非肺器官受累的证据，非肺器官受累可能会影响移植后的存活。该评估要求多学科团队遵循以下一般标准。

1）如果不进行肺移植，2年内死于肺疾病的风险超过50%。

2）肺移植后90天存活率大于80%。

3）假设同种异体移植肺功能稳定，肺移植后5年生存率超过80%[16]。

CTD患者需要进行详细的病史和体格检查，以寻找是否存在皮肤溃疡、钙质沉积及周围神经病变和（或）自主神经功能障碍的证据（这些在SSc患者中是常见的）[17]。应探讨是否存在端坐呼吸史，以评估任何膈肌的功能障碍。需要详细讨论的问题包括SSc肾危象病史（尽管这很少见）、症状性GERD病史、吸入预防措施的使用（尤其是SSc患者）、雷诺现象发作史和严重程度、恶性肿瘤史（尤其是DM / PM患者）和静脉血栓栓塞史（特别是在SLE患者中）。**表 11-2** 提供了在大多数肺移植中心进行测试的详细清单；根据疾病的严重程度，在移植后可省略或进行其他评估。评估CTD患者器官系统功能障碍的测试没有另外说明，详见**表 11-3**。

表 11-2 肺移植评估

| 顾问 | 影像 |
|---|---|
| 　移植肺科医生 | 　胸部计算机断层扫描 |
| 　移植外科医生 | 　通气灌注扫描 |
| 　移植精神科医生 | 　吸气试验 |
| 　社工 | 　颈动脉多普勒检查 |
| 　金融顾问 | 　股骨超声检查 |
| 　物理治疗师 | 　心脏检查 |
| 　药师 | 　　左心导管术 |
| 　营养师 | 　　右心导管术 |
| 实验室检查 | 　　二维超声心动图 |
| 　全血细胞计数 | 　年龄相关和性别相关筛查 |
| 　综合的代谢筛查 | 　　乳房X线检查 |
| 　凝血功能 | 　　巴氏试验 |
| 　肌酐清除率 | 　　结肠镜检查 |
| 　血清学[人类免疫缺陷病毒（HIV）、乙型肝炎、丙型 | 　　筛查骨质疏松的双能X线骨密度扫描 |
| 　　肝炎、巨细胞病毒、EB病毒、弓形体病、梅毒] | 　胃食管反流检查 |
| 　尿液药物筛查 | 　　食管胃十二指肠镜检查 |
| 　疫苗接种史/滴度 | 　　食管压力测定 |
| 　群体反应性抗体 | 　　pH测定 |
| 生理测试 | 　　食管造影 |
| 　肺活量、肺容量、肺弥散量测定 | 　　胃排空检查 |
| 　动脉血气分析 | |
| 　6分钟步行试验 | |

表 11-3 结缔组织病患者的额外检查

上消化道钡餐（如果患者有吞咽问题的病史）
经食管超声心动图
　评估CTD患者的心功能，尤其是SSc患者
心脏MRI
　评估CTD患者心脏受累，尤其是SSc患者
实验室检查
　CTD血清学检测，包括肌炎检查（尤其是在没有明确诊断的患者中）
　RNA pol Ⅲ检测（因为SSc肾危象的风险较高）
　肌炎标志物，如肌酸激酶和醛缩酶
膈肌功能评估
　仰卧位肺活量测定
　最大吸气压力
　最大呼气压力
　膈肌超声/肌电图

ISHLT 规定了肺移植的绝对禁忌证（**表 11-4**）和相对禁忌证（**表 11-5**）[16]。有许多存在相对禁忌证（**表 11-5**）的患者仍然可以在经验丰富的肺移植中心根据具体情况判断是否可以进行肺移植。例如，无肝硬化或门静脉高压迹象且经药物治疗（或完全治疗）稳定的

乙型或丙型肝炎患者可考虑进行肺移植。尽管评价相对禁忌证有关具体项目细节超出了本部分的范围，但在经验丰富的中心，CTD且伴有GERD和群体反应性抗体（panel-reactive antibody，PRA）水平升高的患者越来越多地被考虑在个案基础上进行肺移植。CTD患者尤其是SSc患者GERD的诊断和治疗是临床面临的主要挑战。这一方法将在后文详细介绍。

表11-4　肺移植的绝对禁忌证

| |
|---|
| 近期恶性肿瘤病史 |
| 　非黑色素瘤皮肤癌的2年无病生存 |
| 　其他实体器官肿瘤的5年无病生存 |
| 另一个主要器官系统（心脏、肾脏、肝脏或大脑）无法治愈的功能障碍 |
| 急性医学不稳定性 |
| 无法纠正的出血特质 |
| 高毒力或抗药性微生物的慢性感染 |
| 结核分枝杆菌感染 |
| 胸壁或脊柱畸形 |
| Ⅱ级或Ⅲ级肥胖（体重指数≥35kg/m$^2$） |
| 长期不依从药物治疗 |
| 导致无法配合医疗护理的精神或心理状况 |
| 康复潜力差 |
| 持续滥用药物 |

改编自 Weill D，Benden C，Corris PA，et al. A consensus document for the selection of lung transplant candidates：2014-an update from the pulmonary transplantation council of the international society for heart and lung transplantation. J Heart Lung Transplant 2015；34（1）：1-15。

表11-5　肺移植的相对禁忌证

| |
|---|
| 高龄（由个人移植计划决定） |
| Ⅰ级肥胖（体重指数30～34.9kg/m$^2$），特别是躯干肥胖 |
| 严重营养不良 |
| 严重症状性骨质疏松 |
| 既往广泛的胸部手术 |
| 机械通气或体外生命支持 |
| 高耐药性或毒性细菌的定植 |
| 乙型或丙型肝炎 |
| HIV感染 |
| 感染洋葱伯克霍尔德菌、唐菖蒲伯克霍尔德菌或多重耐药脓肿分枝杆菌 |
| 冠状动脉疾病不适合移植前经皮冠脉介入治疗或冠状动脉旁路移植手术 |
| 无法获得最佳治疗的身体状况（如糖尿病、高血压、胃食管反流病、消化性溃疡、中心静脉阻塞） |

改编自 Weill D，Benden C，Corris PA，et al. A consensus document for the selection of lung transplant candidates：2014-an update from the pulmonary transplantation council of the international society for heart and lung transplantation. J Heart Lung Transplant 2015；34（1）：1-15。

### 3. 肺移植等候名单

（1）列入等候名单标准

对于将CTD患者列入肺移植等候名单，尚没有疾病特异性的标准。用于列出ILD和PH患者的ISHLT肺移植标准与用于列出CTD患者的ISHLT肺移植标准相同（**表11-6**）。列入等候名单的时间取决于对疾病自然病程、可能出现的影响生存的并发症及ISHLT指南的评估。

**表11-6　肺移植的列入等候名单标准**

| |
| --- |
| ILD |
| 6个月内用力肺活量下降≥10% |
| 肺一氧化碳弥散量在6个月内下降≥15% |
| 氧饱和度＜88%，或6分钟步行距离＜250m，或6个月内6分钟步行距离下降50m以上 |
| 右心导管检查或超声心动图显示PH的证据 |
| 因肺功能下降、气胸或ILD恶化而住院 |
| PH |
| 至少3个月的联合治疗包括前列腺素类药物试验后，仍有NYHA Ⅲ级或Ⅳ级症状 |
| 心脏指数＜2L/（min·m²） |
| 平均右心房压力＞15mmHg |
| 6分钟步行距离＜250m |
| 出现咯血、心包积液或右心衰竭征象 |

改编自 Weill D，Benden C，Corris PA，et al. A consensus document for the selection of lung transplant candidates：2014-an update from the pulmonary transplantation council of the international society for heart and lung transplantation. J Heart Lung Transplant 2015；34（1）：1-15。

（2）列入等候名单时间

肺移植团队负责确定每位患者的疾病稳定性。CTD患者可能表现出临床稳定性，尽管仅符合ISHLT推荐的几个标准。在这种情况下，建议进行密切的多学科监测，以确保患者在肺移植"窗口"中被列入名单。如果患者临床稳定超过1年，大多数移植的流程需要在列入名单时进行更新测试（特别是心脏导管检查、超声心动图等心脏检查），具体取决于个体方案。

（3）抗HLA抗体与脱敏

CTD患者的HLA Ⅰ型和Ⅱ型抗体水平普遍升高[18]。通过测定单个HLA抗体的特异性，可以计算出允许的PRA值，从这个值就可以估计出捐赠者池。根据计算的PRA百分比，可能大量的捐赠器官不能用于等候肺移植的CTD患者。这些人的等待时间可能比中心特定的年龄匹配、性别匹配和疾病匹配的候选者更长。抗HLA抗体可对抗供体抗原发生超急性排斥、急性细胞排斥和同种异体移植物慢性排斥[19-21]。

根据PRA的水平，需要避免供体池中的某些HLA抗原，以防止超急性排斥反应和早期发生的其他并发症。有时需要进行前瞻性交叉匹配，即在获取和植入器官之前，对供体和受体的血液样本进行交叉反应测试。涉及免疫学家的多学科管理是确定哪些 HLA 抗原需要避免，哪些与背景活动有关的关键。如果认为有必要进行前瞻性交叉配血，供体血液将储存在移植中心供体的区域 HLA 实验室。如前所述，PRA 水平升高可显著延长 CTD 患者的等待时间。

脱敏是一种抑制和消除致敏肺移植候选者体内抗 HLA 抗体的方法；脱敏的目的是扩大捐赠者的范围。美国各地经验丰富的中心采用了几种脱敏方法（**表 11-7**）。与未接受脱敏治疗的患者或致敏患者相比，脱敏治疗的患者总体生存率参差不齐[22, 23]，中心特殊的经验在是否进行脱敏治疗的决策中起着重要作用。

**表 11-7　用于脱敏的方法**

| 抗体类 | 药物 |
| --- | --- |
| 阿仑单抗（单克隆） | 硼替佐米 |
| 依库珠单抗（单克隆） | 环磷酰胺 |
| 利妥昔单抗（单克隆） | 手术 |
| 抗胸腺细胞球蛋白（多克隆） | 血浆置换 |
| 静脉注射免疫球蛋白（多克隆） | 脾切除术 |

# 五、外科手术注意事项

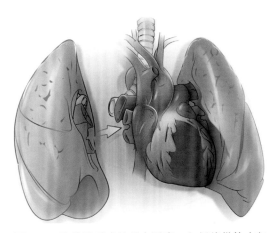

**图 11-4　肺移植手术的基本要素，包括将供体支气管、肺动脉和肺静脉分别与受体支气管、肺动脉和肺静脉进行手术吻合（由亚利桑那州菲尼克斯诺顿胸科研究所提供）**

大多数被诊断为 CTD（尤其是 SSc-ILD）的患者都是年轻人，并且有一定程度的 PH。双侧序贯肺移植的效果优于单肺移植，尤其是 PH 患者（**图 11-4**）[24]。一个重要的考虑因素是，PRA 水平升高的患者可能比 PRA 水平未升高的患者等待时间更长。初始评估时肺动脉压正常的患者，可能在移植时发展为 PH。SSc 患者左心室受累情况，可以通过心导管（左和右）和心脏 MRI 对筛选患者进行评估。由于并发右心室功能障碍，这类患者的心脏舒张功能障碍常被低估。尽管舒张功能障碍不是肺移植的禁忌证，但它可能与术后面临的挑战有关。

体外支持正越来越多地被用于接受肺移植患者的管理。体外膜肺氧合（extracorporeal membrane oxygenation，ECMO）可通过静脉–静脉途径（主要用于氧合；**图 11-5**）或静脉–动脉方法（主要用于心脏支持）使用。在大型肺移植中心，接受 ECMO 作为肺移植桥梁治疗的患者在移植后 1 年的生存率和功能状态相当[25, 26]。对于 PRA 水平高的 CTD 患者，是否选择 ECMO 作为肺移植的桥梁需要进行仔细评估，因为其等待时间可能很长。抗合成酶综合征患者的快速进展性呼吸衰竭已通过ECMO作为肺移植桥梁得到成功治疗（**图11-3**）[14, 15]。当患者PH严重且需要血流动力学支持时，应考虑术中ECMO（中心或外周插管）。如果使用血管升压药，应进行严密的监测，尤其是有雷诺现象发作史的患者，应避免使用桡动脉穿刺。对于重度PH伴右心室功能不全的患者，使用延长清醒时间的术后静脉-动脉ECMO（腹股沟插管）有助于降低术后死亡率和改善心功能[27]。其他用于CTD（主要是SSc）和存在雷诺现象患者的方法包括移植时的交感神经切除术（用于存在雷诺现象的患者）和术中血浆置换术（用于PRA负荷非常高的患者）。

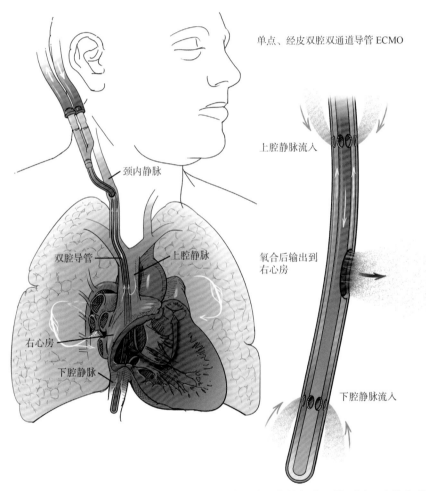

**图11-5**　静脉ECMO可用于增加其他呼吸辅助策略治疗失败患者的氧合，并可用于连接患者及移植器官。该图显示了一种插管策略，其中血液从上腔静脉和下腔静脉流出、氧合，然后返回右心房，再流向右心室（由亚利桑那州菲尼克斯诺顿胸科研究所提供）

# 六、结缔组织病患者移植后的处理

## 1. 胃食管反流病的处理

误吸和GERD的风险与肺移植后的不良预后有关，主要是因为它们与慢性肺功能不全（chronic lung allograft dysfunction，CLAD）有关[28, 29]。在终末期肺病接受肺移植评估的患者中，存在GERD的患者比例可高达50%[28, 30]。在最初的评估中，胸部CT出现食管扩张或气液平可以初步评估为食管蠕动不良[31]。在笔者所在研究所，在移植评估期间对GERD（无论是症状性的还是无症状的）进行的详细评估包括24小时动态pH监测、食管造影及测压、食管胃十二指肠镜检查和活组织检查，以评估提示巴雷特（Barrett）食管或高度不典型增生的改变。

患者在停止服用抗反流药物至少10天后进行动态pH测试，主要使用基于标准导管的双电极探针。双电极探针中酸接触时间的正常值通常大于4.2%，直立时小于6.3%，仰卧时小于1.2%。所有研究均由胸外科医师进行临床相关性分析。然后使用标准变量计算DeMeester得分（参考得分<14.72分）。肺移植选择委员会会议期间会对GERD的总体评估进行详细审查，同时护理小组会讨论考虑进行肺移植的所有患者。食管图和测压数据用于评估食管的运动，并确定是否存在食管反流。如果通过食管活检诊断为巴雷特食管，笔者小组的方案是每2年进行1次食管胃十二指肠镜检查，因为有转化为高度不典型增生和食管腺癌的风险[32]。

GERD对接受肺移植的CTD患者的影响导致许多机构在考虑移植候选资格时采用保守的方法。然而，来自经验丰富的多中心的数据表明，CTD和GERD患者可以进行肺移植，其结局与未被诊断为CTD或GERD的患者相当（稍后讨论）。然而，这组患者可能是经过严格筛选的，因为晚期SSc伴广泛食管受累是严重GERD、狭窄和误吸的最高风险子集。研究人员最近表明，扩张的无蠕动的食管不太可能在移植后得到改善，并且这些患者比对照队列有更大的误吸风险[33]。

正在接受肺移植评估的CTD患者的GERD管理原则是相似的，尽管具体情况可能因每个肺移植流程的经验不同而异。在移植前后进行完整的前置测试是很重要的。管理策略可包括如下几方面。

1）客观存在的GERD应在移植前和移植后继续采用质子泵抑制剂进行积极治疗。

2）保守措施，包括在移植前阶段将床头抬高至45°。

3）对于自然病程进展较慢的GERD患者，可考虑在肺移植前进行抗反流手术。可考虑进行部分胃底折叠术，因为疾病进展可能与食管蠕动的紊乱有关。

4）GERD和异常食管运动患者（典型SSc患者称为非蠕动性食管；**图11-6**），可考虑放置一个胃空肠管并启动空肠营养，以避免移植后误吸和移植物功能障碍的风险。胃空肠置管时机取决于肺部疾病的严重程度，然而大多数情况下是在移植后，以避免移植前并发症。这些患者在移植后3个月内不能通过口腔摄入任何口服药物。然而，在大多数情况下，只让他们在早上和中午进食，这取决于移植后的进展情况。然后通过前置测试评估患者移植后食管运动的变化。

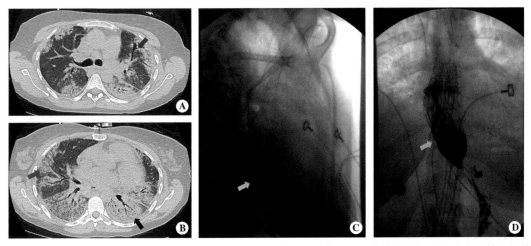

图 11-6　A、B. 接受肺移植评估的SSc-ILD患者疾病发作时的胸部CT示非特异性间质性肺炎，伴网状结构（红色箭头）、牵引性支气管扩张（紫色箭头）和致密实变（黑色箭头）。C、D. 同一患者食管造影示食管动力差（黄色箭头）。该患者最终被诊断为非蠕动性食管，并在移植后接受空肠营养（幽门后）

5）移植前GERD评估为高风险的患者需要在移植后进行早期GERD测试。根据测试结果，决定是否需要抗反流程序。抗反流程序的决策将在后文讨论。

CTD患者中常见食管动力障碍。因此，建议对需要手术的患者进行部分胃底折叠术，如Toupet手术（图11-7）。由于存在食管出口梗阻的风险，甚至不建议对完全性食管无蠕动患者进行270°胃底折叠术。在这种情况下，建议行食管裂孔疝修补术（如果疝存在）和前胃底折叠术，但据了解，这些患者可能在术后仍然有一些反流。严重反流和食管扩张患者的另一种选择是Roux-en-Y食管空肠吻合术。在这种情况下，由于免疫抑制药物吸收的影响，消化道边缘的长度不应超过60cm。这种手术比胃底折叠术具有更大的侵入性，并且会对患者产生显

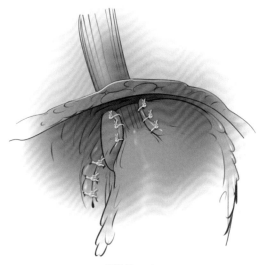

270° Toupet

图 11-7　Toupet胃底折叠术包括大约270°的胃底折叠术，其被认为可以减少无食管动力患者的食管流出阻塞（由亚利桑那州菲尼克斯诺顿胸科研究所提供）

著的生理影响，因此应仔细考虑其应用。尽管如此，这是最终的抗反流程序，因为它消除了胃和食管的酸及储液功能之间的连续性。食管运动障碍仍然存在，但胃食管反流已不具危险性[34]。

## 2. 生存和结果

由于与其他肺部疾病（如IPF、CF、COPD）相比，接受CTD肺移植的患者比例较小[18]，对CTD患者的研究主要局限于病例系列和单中心或多中心经验。由于每年进行的肺移植数量不断增加，CTD患者（移植前和移植后）的临床管理经验也在增加[2]。在CTD中，SSc相关ILD和PH得到了更广泛的研究，可能是因为其发病率低和（或）对常规免疫抑制治疗的反应更好。**表11-8**总结了比较CTD患者肺移植后结局的各种研究。尽管已经发布了其他病例系列或病例报告[14, 15, 35-37]，但**表11-8**主要列出了预后研究。

（1）SSc

在过去20年中，11项研究描述了SSc患者肺移植后的机构或多中心结果（**表11-8**）[31, 38-47]。仅有少数研究对GERD相关问题进行了详细研究[31, 40, 43]。接受肺移植的SSc（即ILD、ILD-PH或PH）患者的短期和长期生存率（1年、3年和5年生存率）似乎与非SSc-ILD、PH或COPD患者相当（**表11-8**）[31, 38-47]。SSc患者GERD和食管运动障碍的总体患病率高于对照组，但这似乎并不影响临床结果（如闭塞性细支气管炎综合征的死亡率和自由度）。只有1项研究表明，CTD患者（主要是SSc患者）的移植后5年生存率低于COPD患者，1年生存率低于IPF患者[47]。除此研究外，未观察到SSc和非SSc肺部疾病之间的生存率差异。在多个研究中，SSc和非SSc患者肺部疾病的其他临床结果，如原发性移植物功能障碍的发生率、机械通气天数、住院次数、急性细胞排斥反应的发生率及免于闭塞性细支气管炎综合征的情况均被报道为无差异（**表11-8**）[31, 38-47]。自身抗体和抗HLA抗体被认为在CTD患者中更为普遍。尽管很少有研究对此进行详细探讨，但在2项研究中SSc组和非SSc组中PRA水平升高的患者数量相似[39, 42]。

（2）非SSc-CTD

针对非SSc-CTD患者的相关研究较少（**表11-8**）[48-50]，尽管个别病例报告描述了成功的结果[14, 15, 36]。非SSc-CTD患者的1年、3年和5年生存率与IPF或非CTD-ILD患者相似。这些研究都没有详细评估自身免疫和GERD，CTD组患者数量也较少[48, 50]。由CTD本身引起的移植后并发症鲜有报道。

**表11-8　结缔组织病患者肺移植术后的结局**

| 研究、类型及时间范围 | 患者数量 | GERD | PRA增加 | 生存期 | 未发生BOS |
|---|---|---|---|---|---|
| **SSc** | | | | | |
| Massda等[42]，2005年UNOS数据库，多中心 1987～2004年 | 47例SSc患者 vs 10 117例其他肺部疾病患者 | NR | SSc中4.3% vs 其他疾病4.5%（PRA > 10%） | 1年：68%（SSc）76%（对照）3年：45%（SSc）59%（对照） | 1年：89%（SSc）91%（对照） |

续表

| 研究、类型及<br>时间范围 | 患者数量 | GERD | PRA 增加 | 生存期 | 未发生 BOS |
|---|---|---|---|---|---|
| Schachna 等[45]，2006年<br>2个中心，<br>1989～2002 年 | 29例SSc患者 vs 70例IPF<br>患者 vs 38例IPAH患者 | NR | NR | 2年：<br>61%（SSc）<br>64%（IPF）<br>63%（IPAH） | NR |
| Saggar 等[44]，2010年<br>单中心<br>2003～2007年 | 15例SSc患者 vs 38例IPF<br>患者 | DS=42（SSc） | NR | 1年：<br>93%（SSc）<br>87%（IPF） | 1年：<br>70%（SSc）<br>80%（IPF）<br>3年：<br>52%（SSc）<br>60%（IPF） |
| Takagishi等[47]，2012年<br>UNOS 数 据 库，多<br>中心<br>1991～2009年 | 284 例CTD患者 vs 9720<br>例COPD患者 vs 4190<br>例IPF患者<br>CTD患者分布：SSc<br>（61.2%），RA<br>（12.7%），DM/PM<br>（12.0%），MCTD<br>（7.7%），SLE（4%），<br>以及SS（25%） | NR | NR | 1年：<br>73%（CTD）<br>83%（COPD）[a]<br>78%（IPF）[b]<br>3年：<br>59%（CTD）<br>65%（COPD）[b]<br>61%（IPF）<br>5年：<br>46%（CTD）<br>50%（COPD）[b]<br>47%（IPF） | NR |
| Sottile 等[46]，2013年<br>单中心<br>1998～2010年 | 23例SSc患者 vs 46例ILD<br>患者 | DS：<br>65（SSc）<br>31（ILD） | NR | 1年：<br>83%（SSc）<br>91%（ILD）<br>3年：<br>83%（SSc）<br>77%（ILD）<br>5年：<br>76%（SSc）<br>64%（ILD） | 1年：<br>100%（SSc）<br>98%（ILD）<br>3年：<br>74%（SSc）<br>77%（ILD）<br>5年：<br>74%（SSc）<br>69%（ILD） |
| Bernstein等[38]，2015年<br>UNOS 数 据 库，多<br>中心<br>2005～2012年 | 229例SSc患者 vs 201例<br>PAH患者 vs 3333例ILD<br>患者 | NR | NR | 1年：<br>81%（SSc）<br>84%（PAH）<br>84%（ILD）<br>3年：<br>72%（SSc）<br>68%（PAH）<br>70%（ILD） | NR |

续表

| 研究、类型及时间范围 | 患者数量 | GERD | PRA增加 | 生存期 | 未发生BOS |
|---|---|---|---|---|---|
| Miele 等[31]，2016年<br>单中心<br>2000～2012年 | 35例SSc患者vs 264例ILD纤维化患者vs 527例非SSc患者 | 严重食管运动障碍[c]<br>54%（SSc）<br>8%（匹配ILD队列）[d] | NR | 1年：<br>94%（SSc）<br>88%（ILD）<br>84%（非SSc）<br>3年：<br>70%（SSc）<br>54%（ILD）<br>49%（非SSc）<br>5年：<br>70%（SSc）<br>54%（ILD）<br>49%（非SSc） | 3年：<br>71%（SSc）<br>62%（ILD）<br>59%（非SSc）<br>5年：<br>56%（SSc）<br>47%（ILD）<br>49%（非SSc） |
| Crespo 等[40]，2016年<br>单中心<br>2005～2013年 | 72例SSc患者vs 311例ILD患者（肺纤维化） | 中至重度食管动力障碍<br>60%（SSc）<br>20%（ILD）[e] | NR | 1年：<br>81%（SSc）<br>79%（ILD）<br>3年：<br>54%（SSc）<br>53%（ILD）<br>5年：<br>21%（SSc）<br>26%（ILD） | 1年：<br>81%（SSc）<br>76%（ILD）<br>3年：<br>72%（SSc）[f]<br>55%（ILD）<br>5年：<br>49%（SSc）[f]<br>38%（ILD） |
| Chan 等[39]，2018年<br>单中心<br>2008～2014年 | 26例SSc患者vs 155例限制性肺疾病患者（ILD） | NR | Ⅰ类>20%：<br>12%（SSc）<br>9%（ILD）<br>Ⅱ类>20%：<br>12%（SSc）<br>14%（ILD） | 1年：<br>73%（SSc）<br>80%（ILD）<br>3年：<br>69%（SSc）<br>70%（ILD）<br>5年：<br>65%（SSc）<br>67%（ILD） | NR |
| Gadre 等[41]，2017年<br>单中心<br>1992～2013年 | 9例SSc-PAH患者vs 42例非SSc-PAH患者 | NR | NR | 1年：<br>100%（SSc-PAH）<br>87%（非SSc-PAH）<br>2年：<br>71%（SSc-PAH）<br>76%（非SSc-PAH）<br>5年：<br>14%（SSc-PAH）<br>47%（非SSc-PAH）[g] | NR |

| 研究、类型及<br>时间范围 | 患者数量 | GERD | PRA 增加 | 生存期 | 未发生 BOS |
|---|---|---|---|---|---|
| Pradère 等[43]，2018年<br>多中心<br>1993～2016年 | 40 例 SSc-PH-ILD 患者 vs<br>30 例 SSc-ILD 患者 vs<br>20 例 SSc-PAH 患者 | 严重 GERD：<br>4%（SSc-ILD-<br>PH）<br>7%（SSc-ILD）<br>5%（SSc-PAH）<br>蠕动性食管：<br>17%（SSc-ILD-<br>PH）<br>18%（SSc-ILD）<br>0（SSc-PAH） | NR | 1 年：<br>79%（SSc-ILD-PH）<br>75%（SSc-ILD）<br>71%（SSc-PAH）<br>3 年：<br>93%（SSc-ILD-PH）<br>76%（SSc-ILD）<br>60%（SSc-PAH）<br>5 年：<br>70%（SSc-ILD-PH）<br>50%（SSc-ILD）<br>43%（SSc-PAH） | NS |
| **非 SSc CTD** | | | | | |
| Ameye 等[48]，2014年<br>单中心<br>2004～2013年 | 5 例 DM/PM 患者 vs 49<br>例 IPF 患者 vs 37 例非<br>IPF 非 IIM-ILD 患者 | NR | NR | 1 年：<br>100%（DM/PM）<br>86%（IPF）<br>86%（ILD）<br>5 年：<br>75%（DM/PM）<br>58%（IPF）<br>57%（ILD） | NR |
| Yazdani 等[50]，2014年<br>单中心<br>1989～2011 年 | 10 例 RA-ILD 患者 vs 53<br>例 IPF 患者 vs 17 例 SSc-<br>ILD 患者 | NR | NR | 1 年：<br>67%（RA-ILD）<br>69%（IPF）<br>82%（SSc-ILD） | NR |
| Courtwright 等[49]，2017年<br>SRTR，多中心<br>2005～2016年 | 275 例非 SSc-ILD 患者 vs<br>6346 例 IPF 患者 | NR | NS | NS | NS |

注：BOS，闭塞性细支气管炎综合征（现归入 CLAD）；DS，DeMeester 评分；IPAH，特发性肺动脉高压；NR，未报告；NS，不显著；PAH，动脉型肺动脉高压；UNOS，器官共享联合网络。

a 与 CTD 相比 $P < 0.001$。

b 与 CTD 相比 $P < 0.05$。

c 严重的食管功能障碍定义为食管压力测定示无蠕动或 CT 示最大食管直径超过 20mm 并有气液平。

d 与对照组相比 $P < 0.001$。

e 与对照组相比 $P < 0.001$。

f 与 ILD 相比 $P < 0.05$。

g 差异无统计学意义，但 SSc-PH 组 5 年生存率在数值上更低，可能是由于样本量小而缺乏显著性差异。

# 七、总　结

CTD（SSc 和非SSc）的肺移植是可行的，它与IPF或COPD患者移植后生存率相似。然而，这组CTD患者的历史队列可能是经过严格筛选的，可能存在选择偏倚。这种疾病的总体发病率较低，因此研究更具挑战性。进一步的研究应侧重于GERD的管理和PRA的具体水平，以指导肺移植候选者的选择。

**致谢**

感谢克莱尔·桑塔格提供的编辑专业知识，感谢马可·马尔基奥尼为本章提供的原创插图。

（王晓梅　译　魏　蔚　审校）

## 参 考 文 献

1. Kotloff RM, Thabut G. Lung transplantation. Am J Respir Crit Care Med 2011; 184(2): 159-71.

2. Panchabhai TS, Chaddha U, McCurry KR, et al. Historical perspectives of lung transplantation: connecting the dots. J Thorac Dis 2018; 10(7): 4516-31.

3. Egan TM, Murray S, Bustami RT, et al. Development of the new lung allocation system in the United States. Am J Transplant 2006; 6(5 Pt 2): 1212-27.

4. Tsuang WM. Contemporary issues in lung transplant allocation practices. Curr Transplant Rep 2017; 4(3): 238-42.

5. Egan TM, Edwards LB. Effect of the lung allocation score on lung transplantation in the United States. J Heart Lung Transplant 2016; 35(4): 433-9.

6. Panchabhai TS, Arrossi AV, Highland KB, et al. A single-institution study of concordance of pathological diagnoses for interstitial lung diseases between pre-transplantation surgical lung biopsies and lung explants. BMC Pulm Med 2019; 19(1): 20.

7. Yusen RD, Edwards LB, Dipchand AI, et al. The registry of the international society for heart and lung transplantation: thirty-third adult lung and heart-lung transplant report-2016; focus theme: primary diagnostic indications for transplant. J Heart Lung Transplant 2016; 35(10): 1170-84.

8. Jablonski R, Dematte J, Bhorade S. Lung transplantation in scleroderma: recent advances and lessons. Curr Opin Rheumatol 2018; 30(6): 562-9.

9. Highland KB, Garin MC, Brown KK. The spectrum of scleroderma lung disease. Semin Respir Crit Care Med 2007; 28(4): 418-29.

10. Solomon JJ, Olson AL, Fischer A, et al. Scleroderma lung disease. Eur Respir Rev 2013; 22(127): 6-19.

11. Mira-Avendano I, Abril A, Burger CD, et al. Interstitial lung disease and other pulmonary manifestations in connective tissue diseases. Mayo Clin Proc 2019; 94(2): 309-25.

12. Panchabhai TS, Bandyopadhyay D, Highland KB, et al. A 26-year-old woman with systemic lupus erythematosus presenting with orthopnea and restrictive lung impairment. Chest 2016; 149(1): e29-33.

13. Panchabhai TS, Farver C, Highland KB. Lymphocytic interstitial pneumonia. Clin Chest Med 2016; 37(3): 463-74.

14. Broome M, Palmer K, Schersten H, et al. Prolonged extracorporeal membrane oxygenation and circulatory support as bridge to lung transplant. Ann Thorac Surg 2008; 86(4): 1357-60.

15. Delplanque M, Gatfossé M, Ait-Oufella H, et al. Bi-lung transplantation in anti-synthetase syndrome with life-threatening interstitial lung disease. Rheumatology (Oxford) 2018; 57(9): 1688-9.

16. Weill D, Benden C, Corris PA, et al. A consensus document for the selection of lung transplant candidates: 2014-an update from the pulmonary transplantation council of the international society for heart and lung transplantation. J Heart Lung Transplant 2015; 34(1): 1-15.

17. Amaral TN, Peres FA, Lapa AT, et al. Neurologic involvement in scleroderma: a systematic review. Semin Arthritis Rheum 2013; 43(3): 335-47.

18. Lee JC, Ahya VN. Lung transplantation in autoimmune diseases. Clin Chest Med 2010; 31(3): 589-603.

19. Dragun D. Humoral responses directed against non-human leukocyte antigens in solid-organ transplantation. Transplantation 2008; 86(8): 1019-25.

20. Hadjiliadis D, Chaparro C, Reinsmoen NL, et al. Pre-transplant panel reactive antibody in lung transplant recipients is associated with significantly worse post-transplant survival in a multicenter study. J Heart Lung Transplant 2005; 24(7 Suppl): S249-54.

21. Lau CL, Palmer SM, Posther KE, et al. Influence of panel-reactive antibodies on posttransplant outcomes in lung transplant recipients. Ann Thorac Surg 2000; 69(5): 1520-4.

22. Snyder LD, Gray AL, Reynolds JM, et al. Antibody desensitization therapy in highly sensitized lung transplant candidates. Am J Transplant 2014; 14(4): 849-56.

23. Tinckam KJ, Keshavjee S, Chaparro C, et al. Survival in sensitized lung transplant recipients with perioperative desensitization. Am J Transplant 2015; 15(2): 417-26.

24. Bando K, Armitage JM, Paradis IL, et al. Indications for and results of single, bilateral, and heart-lung transplantation for pulmonary hypertension. J Thorac Cardiovasc Surg 1994; 108(6): 1056-65.

25. Biscotti M, Gannon WD, Agerstrand C, et al. Awake extracorporeal membrane oxygenation as bridge to lung transplantation: a 9-year experience. Ann Thorac Surg 2017; 104(2): 412-9.

26. Todd EM, Biswas Roy S, Hashimi AS, et al. Extracorporeal membrane oxygenation as a bridge to lung transplantation: a single-center experience in the present era. J Thorac Cardiovasc Surg 2017; 154(5): 1798-809.

27. Salman J, Ius F, Sommer W, et al. Mid-term results of bilateral lung transplant with postoperatively extended intraoperative extracorporeal membrane oxygenation for severe pulmonary hypertension. Eur J Cardiothorac Surg 2017; 52(1): 163-70.

28. Biswas Roy S, Elnahas S, Serrone R, et al. Early fundoplication is associated with slower decline in lung function after lung transplantation in patients with gastroesophageal reflux disease. J Thorac Cardiovasc Surg 2018; 155(6): 2762-71.e1.

29. Murthy SC, Nowicki ER, Mason DP, et al. Pretransplant gastroesophageal reflux compromises early outcomes after lung transplantation. J Thorac Cardiovasc Surg 2011; 142(1): 47-52.e3.

30. D'Ovidio F, Singer LG, Hadjiliadis D, et al. Prevalence of gastroesophageal reflux in end-stage lung disease candidates for lung transplant. Ann Thorac Surg 2005; 80(4): 1254-60.

31. Miele CH, Schwab K, Saggar R, et al. Lung transplant outcomes in systemic sclerosis with significant esophageal dysfunction. A comprehensive single-center experience. Ann Am Thorac Soc 2016; 13(6): 793-802.

32. Biswas Roy S, Banks P, Kunz M, et al. Prevalence and natural history of Barrett's esophagus in lung transplant: a single-center experience. Ann Thorac Surg 2019; 107(4): 1017-23.

33. Masuda T, Mittal SK, Kovacs B, et al. Esophageal aperistalsis and lung transplant: recovery of peristalsis after transplant is associated with improved long-term outcomes. Western Thoracic Surgical Association Annual Meeting, Olympic Valley, California, June 26-29, 2019.

34. Kent MS, Luketich JD, Irshad K, et al. Comparison of surgical approaches to recalcitrant gastroesophageal reflux disease in the patient with scleroderma. Ann Thorac Surg 2007; 84(5): 1710-5 [discussion: 1715-6].

35. Gasper WJ, Sweet MP, Golden JA, et al. Lung transplantation in patients with connective tissue disorders and esophageal dysmotility. Dis Esophagus 2008; 21(7): 650-5.

36. Kim J, Kim YW, Lee SM, et al. Successful lung transplantation in a patient with dermatomyositis and acute form of interstitial pneumonitis. Clin Exp Rheumatol 2009; 27(1): 168-9.

37. Shitrit D, Amital A, Peled N, et al. Lung transplantation in patients with scleroderma: case series, review of the literature, and criteria for transplantation. Clin Transplant 2009; 23(2): 178-83.

38. Bernstein EJ, Peterson ER, Sell JL, et al. Survival of adults with systemic sclerosis following lung transplantation: a nationwide cohort study. Arthritis Rheumatol 2015; 67(5): 1314-22.

39. Chan EY, Goodarzi A, Sinha N, et al. Long-term survival in bilateral lung transplantation for scleroderma-related lung disease. Ann Thorac Surg 2018; 105(3): 893-900.

40. Crespo MM, Bermudez CA, Dew MA, et al. Lung transplant in patients with scleroderma compared with pulmonary fibrosis. Short-and long-term outcomes. Ann Am Thorac Soc 2016; 13(6): 784-92.

41. Gadre SK, Minai OA, Wang XF, et al. Lung or heart-lung transplant in pulmonary arterial hypertension: what is the impact of systemic sclerosis? Exp Clin Transplant 2017; 15(6): 676-84.

42. Massad MG, Powell CR, Kpodonu J, et al. Outcomes of lung transplantation in patients with scleroderma. World J Surg 2005; 29(11): 1510-5.

43. Pradère P, Tudorache I, Magnusson J, et al. Lung transplantation for scleroderma lung disease: an international, multicenter, observational cohort study. J Heart Lung Transplant 2018; 37(7): 903-11.

44. Saggar R, Khanna D, Furst DE, et al. Systemic sclerosis and bilateral lung transplantation: a single centre experience. Eur Respir J 2010; 36(4): 893-900.

45. Schachna L, Medsger TA Jr, Dauber JH, et al. Lung transplantation in scleroderma compared with idiopathic pulmonary fibrosis and idiopathic pulmonary arterial hypertension. Arthritis Rheum 2006; 54(12): 3954-61.

46. Sottile PD, Iturbe D, Katsumoto TR, et al. Outcomes in systemic sclerosis-related lung disease after lung transplantation. Transplantation 2013; 95(7): 975-80.

47. Takagishi T, Ostrowski R, Alex C, et al. Survival and extrapulmonary course of connective tissue disease after lung transplantation. J Clin Rheumatol 2012; 18(6): 283-9.

48. Ameye H, Ruttens D, Benveniste O, et al. Is lung transplantation a valuable therapeutic option for patients with pulmonary polymyositis? Experiences from the Leuven transplant cohort. Transplant Proc 2014; 46(9): 3147-53.

49. Courtwright AM, El-Chemaly S, Dellaripa PF, et al. Survival and outcomes after lung transplantation for non-scleroderma connective tissue-related interstitial lung disease. J Heart Lung Transplant 2017; 36(7): 763-9.

50. Yazdani A, Singer LG, Strand V, et al. Survival and quality of life in rheumatoid arthritis-associated interstitial lung disease after lung transplantation. J Heart Lung Transplant 2014; 33(5): 514-20.

# 第十二章
# 结缔组织病胸部影像学表现

Brett M. Elicker，MD *，Kimberly G. Kallianos，MD ，Travis S. Henry，MD

关键词：

弥漫性肺病；结缔组织病；具有自身免疫特征的间质性肺病；CT；非特异性间质性肺炎；机化性肺炎；淋巴细胞性间质性肺炎

关键点：

- 影像学在结缔组织病（CTD）相关弥漫性肺病（CTD-DLD）中的主要作用是确定肺是否存在损伤。
- 影像学在CTD的诊断中发挥的作用有限，但以肺部疾病为主要表现的病例除外。这些病例被称为具有自身免疫特征的间质性肺炎（IPAF）。
- CTD可以累及肺的所有部位，但在胸部CT上与CTD最密切相关的组织学类型包括非特异性间质性肺炎（NSIP）、机化性肺炎（OP）和淋巴细胞性间质性肺炎（LIP）。
- 胸膜下肺区不受累是NSIP最特异性的CT征象。
- 普通型间质性肺炎（UIP）最常见于特发性肺纤维化；在CTD中UIP与类风湿关节炎最密切相关。

# 一、引　言

弥漫性肺病（diffuse lung disease，DLD）是引起呼吸系统症状的重要原因，有较高的发病率和死亡率。DLD 最常见的原因包括特发性肺病、环境暴露和结缔组织病，区分病因对于指导患者治疗和判断预后至关重要。DLD的诊断、治疗和随访需要临床、影像和病理多学科专家共同参与，通过充分交流，至少2个学科通常是3个学科达成共识时，诊断才是最准确的。

披露声明：无。

Department of Radiology and Biomedical Imaging，University of California San Francisco，505 Parnassus Avenue，Box 0628，San Francisco，CA 94143，USA.

* Corresponding author. E-mail address：brett.elicker@ucsf.edu.

CTD是DLD最常见的病因之一，对每个DLD患者都应该进行CTD的筛查。在一项临床队列研究中，30%的DLD患者符合CTD诊断，其中有15%被诊断出CTD[1]。CTD是全身性疾病，诊断CTD引起的DLD与诊断其他病因引起的DLD不同，需要综合临床症状、体格检查和血清学检查的结果。影像学特别是高分辨率CT（HRCT）使肺解剖结构整体可视化，并提供了临床表现或组织学无法提供的信息。本章概述了HRCT在疑似或明确与CTD相关肺部疾病中的应用，讨论了CTD的肺外表现（因为这些通常是诊断的重要线索）。

## 二、影像学的价值

胸部X线检查对DLD的诊断作用有限，通常是CTD患者有肺部症状时首先进行的检查，但对CTD相关肺部疾病诊断的敏感性和特异性较差[2]。有急性症状的患者行胸部X线检查可以观察是否有肺炎、肺水肿或其他急性病变。需要注意的是，在已存在DLD的情况下，急诊胸部X线片异常可能难以鉴别，因此HRCT是大多数患者的首选影像学检查。

HRCT对CTD的大多数表现具有高度敏感性，可以在肺功能检查（PFT）出现异常之前发现异常。在一项针对11例SSc患儿的研究中发现，91%的患者在HRCT上表现有间质性肺病，而在这些患者中，78% PFT正常[3]。虽然早期表现可以不给予治疗，但需要密切随访DLD进展情况。

CTD可以累及肺部各个部分，包括间质性肺病、气道疾病、肺血管病变和浆膜炎。值得注意的是，CTD-DLD的临床表现及其治疗与其他原因引起的DLD显著重叠，特别是特发性肺病，因此多学科诊断可以获得最高的诊断准确性。下面讨论HRCT在CTD诊断和治疗中的作用，见**表12-1**。

**表12-1　HRCT在CTD-DLD中的作用**

| 影像学的作用 | 注释 |
| --- | --- |
| CTD的诊断 | 通常根据临床症状/体征和血清学标志物做出诊断 |
| | 当肺部疾病是CTD的主要表现时，CT对诊断很重要：具有自身免疫特征的间质性肺炎（IPAF） |
| | IPAF满足以下3项中的2项： |
| | 　1. 临床 |
| | 　2. 血清学 |
| | 　3. 组织学 |
| | CT组织学类型： |
| | 　1. NSIP |
| | 　2. OP |
| | 　3. NSIP和OP重叠 |
| | 　4. LIP |

| 影像学的作用 | 注释 |
|---|---|
| 确诊CTD的肺损伤类型的确定 | 肺损伤类型对于指导治疗和决定预后很重要 |
| | 通常无法获得病理学诊断 |
| | CTD可以表现出任何类型的损伤 |
| | 最常见的类型包括： |
| |   1. SSc：NSIP、肺动脉高压 |
| |   2. 类风湿关节炎：非UIP、NSIP |
| |   3. 干燥综合征：NSIP、LIP、气道疾病 |
| |   4. 肌炎：NSIP、OP |
| |   5. 系统性红斑狼疮：浆膜炎、肺动脉高压 |
| |   6. 混合性CTD：NSIP、OP |
| DLD的随访 | 肺功能检查（PFT）通常用于患者随访 |
| | 当PFT可能不准确时可以使用CT，包括以下情况： |
| |   1. 早期DLD |
| |   2. 多部位受累［间质、气道、胸膜和（或）血管疾病］ |
| |   3. 患者无法配合PFT |
| 急性症状的评估 | 急性症状可能是由于已知DLD的恶化或出现新病变 |
| | CT在区分病因方面优于PFT |
| | CT可以发现病变包括： |
| |   1. 树芽征：高度提示感染或误吸 |
| |   2. 小叶中心小结节：感染或滤泡性细支气管炎 |
| |   3. 较大的结节：感染、OP、类风湿结节 |
| |   4. 磨玻璃影和实变：是非特异性的 |
| 治疗并发症的监测 | 药物也可能引起各种不同类型的损伤 |
| | Pneumotox（https://www.pneumotox.com/）是一个在线资源，介绍了与每种药 |
| |   物相关的最常见的损伤类型 |
| | 症状出现和开始用药之间的时间关系很重要 |
| | 免疫抑制药物易诱发感染 |

# 三、结缔组织病的诊断

CTD的诊断主要根据临床和血清学标准。在大多数情况下，影像学和组织学的作用有限。除SSc外，肺部病变不作为任何CTD诊断标准的一部分。肺部病变可以发生在CTD典型临床表现出现之前，在一项研究中，有19%最初诊断为特发性间质性肺炎的患者在平均3.4年的随访期内诊断为CTD[3]。许多DLD患者临床怀疑CTD并不符合任何CTD的严格诊断标准，临床上归为未分化CTD、肺部病变为主的CTD和IPAF。在这些情况下，影像学在诊断中起着关键作用。最新IPAF诊断标准[4]包括以下3项中的2项有阳性表现：①临床；②血清学；③组织学。组织学包括影像或病理学资料。

CTD相关肺部病变在HRCT上的常见组织学类型如下：①非特异性间质性肺炎（NSIP）；②机化性肺炎（OP）；③NSIP和OP重叠；④淋巴样间质性肺炎（LIP）。当出现影像学表现时，应仔细寻找临床和血清学证据以支持CTD的诊断。如果有一个临床或血清学发现，则至少可以做出IPAF的诊断。有的肺部组织学类型与CTD密切相关，但CTD可以表现为任何形式的肺损伤或者DLD。例如，类风湿关节炎通常表现为UIP。另一方面，UIP更常见于特发性肺纤维化而不是CTD，这就是它不包括在IPAF组织学范围内的原因。

多部位疾病也可能符合IPAF的组织学标准。特别是任何类型的DLD伴有不明原因的胸腔积液或胸膜增厚、心包积液或增厚、气道疾病或肺血管病变都符合此标准。

# 四、损伤类型的确定

除IPAF外，HRCT通常对CTD的诊断没有帮助，它的主要作用是确定已知CTD中肺损伤的类型。CTD患者通常无法获得病理结果，而HRCT提供了重要的组织学信息。损伤类型对治疗和预后有重大影响。某些类型的损伤，如OP，有望对免疫抑制治疗产生高度应答，可使症状和影像学异常得到改善或解决。其他类型的损伤，如UIP，其特征是不可逆的纤维化，对大多数治疗无反应。

HRCT的诊断包括三个步骤：①明确主要病变；②评估病变的分布；③评估是否存在其他相关表现可能增加主要病变特异性诊断。CTD最常见的损伤类型及其HRCT表现见**表12-2**。HRCT在某些情况下可能对损伤类型有很高的特异性，最常见的CTD影像学表现详述如下，每一个表现都与特定CTD损伤类型相关。要强调的是每种CTD可以表现为一种损伤类型，但有时并不是最常见的类型。

**表12-2  结缔组织病的损伤类型及其HRCT表现**

| 损伤类型 | HRCT表现 | 与之相关的最常见CTD |
|---|---|---|
| 非特异性间质性肺炎（NSIP） | 磨玻璃影<br>不规则网状<br>牵拉支气管扩张<br>蜂窝状（通常无或分布有限）<br>分布：基底部为主<br>胸膜下相对不受累（最特异性表现） | 除系统性红斑狼疮外，所有CTD均常见 |
| 普通型间质性肺炎（UIP） | 不规则网状<br>牵拉支气管扩张<br>蜂窝状<br>分布：基底部和胸膜下<br>缺乏UIP的非典型特征，包括磨玻璃影、实变、马赛克灌注、空气潴留、结节、囊肿、胸膜下相对不受累 | 类风湿关节炎 |
| 滤泡型细支气管炎（FB） | 小结节：磨玻璃影，小叶中心分布<br>表现与淋巴样间质性肺炎重叠 | 干燥综合征<br>类风湿关节炎 |

续表

| 损伤类型 | HRCT表现 | 与之相关的最常见CTD |
|---|---|---|
| 淋巴样间质性肺炎（LIP） | 磨玻璃影<br>实变<br>囊肿（最具提示性）<br>表现与FB重叠 | 干燥综合征<br>类风湿关节炎 |
| 机化性肺炎（OP） | 实变：通常边界不清<br>分布：支气管血管周围和胸膜下<br>通常与NSIP同时出现 | 肌炎 |
| 弥漫性肺泡损伤（DAD） | 磨玻璃影<br>实变<br>分布：双侧、广泛或弥漫 | 系统性红斑狼疮<br>肌炎 |
| 缩窄性细支气管炎 | 透明肺（马赛克灌注）<br>呼气CT上表现为空气潴留<br>支气管扩张 | 类风湿关节炎<br>干燥综合征 |

### 1. SSc 和非特异性间质肺炎

与其他CTD相比，SSc发生肺部病变的患病率更高，尸检中超过70%的患者存在肺部受累[5]。DLD和肺动脉高压是SSc中最常见的两种类型，约占SSc相关死亡的60%[6]。在一项关于SSc间质性肺病的研究中，64%的患者患有NSIP，36%患有UIP[7]。

NSIP是CTD中最常见的类型。其他可能导致NSIP的原因包括药物毒性、过敏性肺炎和特发性NSIP。NSIP有3种类型：细胞型、纤维化型或混合型。细胞型NSIP的典型表现是磨玻璃影，而纤维化型NSIP则表现为网格状和牵拉支气管扩张，病变通常以基底分布为主。由于病变的表现有重叠，CT在判断NSIP主要类型方面受限[8]。蜂窝状改变在NSIP中并不常见，且其临床价值非常有限。NSIP最特征的表现是胸膜下区域相对正常（**图12-1**），与胸膜直接相邻的肺组织没有明显受累[9]。

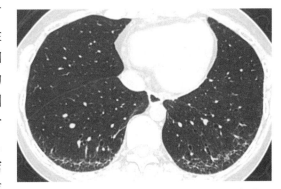

**图12-1**　SSc合并NSIP。HRCT显示两下肺胸膜下后部间质性肺病，表现为不规则网格状阴影和轻度扩张的支气管。注意与胸膜直接相邻的肺组织相对不受累，高度提示NSIP的诊断

### 2. 类风湿关节炎和普通型间质性肺炎

类风湿关节炎（RA）相关DLD通常无症状。在一项关于RA的研究中，27%的患者HRCT表现异常，但只有10%的患者有肺部症状[10]。然而，有症状的DLD与死亡率有明显关系。在一项研究中，RA-DLD患者的5年死亡率为39%，而没有DLD的患者为18%[11]。

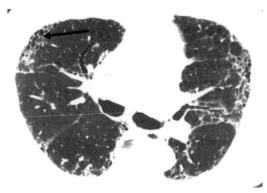

图12-2 RA-UIP。HRCT显示胸膜下分布纤维化表现伴有蜂窝状阴影（箭头），没有其他的表现（如结节）

1）蜂窝影。

2）网格状伴或不伴牵拉支气管扩张。

3）胸膜下和基底部分布。

4）缺乏UIP的非典型特征，包括磨玻璃影、马赛克灌注、空气潴留、结节、囊肿、实变和胸膜下相对不受累。

RA-UIP和RA-NSIP的患者比例大致相同[12, 13]。气道疾病，包括支气管扩张和OP是RA中较少见的类型[14]。

UIP最常见于IPF，在CTD中最常与RA有关[12]。尽管CTD-UIP的预后比NSIP差，但在CTD-UIP与IPF进行比较时，结果好坏参半[15, 16]。UIP的影像学标准是围绕IPF的诊断确定的[17]，该标准能够准确鉴别RA-UIP与其他损伤类型[18]。当满足以下4个HRCT标准时，可对UIP（图12-2）做出可靠诊断。

### 3. 干燥综合征、淋巴细胞性间质性肺炎和其他淋巴增生性疾病

大约16%的干燥综合征（SS）患者可见肺部异常。在一项对35例SS患者CT表现的研究中发现，最常见的类型是气道疾病（54%）、肺纤维化（20%）和提示淋巴细胞性间质性肺炎（LIP）（14%）[19]。SS中最常见的DLD类型包括NSIP和LIP[20, 21]。

SS可能与多种非肿瘤性或肿瘤性淋巴组织增生性疾病有关。肺间质内非肿瘤性淋巴细胞聚集增殖，当局限在细支气管周围时称为滤泡性细支气管炎（follicular bronchiolitis，FB），当更多肺组织受累时称为LIP。FB和LIP是一种疾病，因此临床、影像和组织学重叠是常见的。FB和LIP最常见于SS，但也可见于RA。FB最典型的HRCT特征是小叶中心结节，反映了病变在细支气管中心的特点[22]。HRCT上胸膜下结节的缺乏是小叶中心分布的特征性表现。

LIP通常表现为相对非特异性双肺磨玻璃影或实变，当出现肺囊肿尤其分布在血管周围时，提示为LIP[23]。这些囊肿可单独出现，也可伴有其他病变（图12-3）。值得注意的是，在CTD患者中FB和LIP可能与其他类型同时出现，特别是NSIP。FB和LIP也可能继发于免疫抑制状态（如获得性免疫缺陷综合征和普通易变型免疫缺陷病）或罕见为特发性的。在SS中其他肺淋巴组织增生包括良性淋巴组织增生和肺淋巴瘤，通常

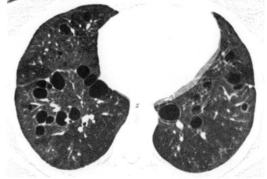

图12-3 SS-LIP。HRCT显示双肺斑片状磨玻璃阴影，两肺多发囊肿，两种病变同时存在高度提示LIP

表现为淋巴结肿大、一个或多个肺结节或双肺斑片状实变。

### 4. 肌炎和机化性肺炎

不同报道中肌炎患者发生DLD的概率差异很大，不同中心从23%到78%[24, 25]。肌炎发生DLD患者的死亡率明显高于非DLD患者，风险比为2.13[26]。肌炎最常见的DLD类型包括NSIP、OP及NSIP和OP重叠。最近一项研究发现，33例肌炎患者中这3种类型占DLD病例的90%[24]，偶尔在患者中发现弥漫性肺泡损伤[27]。值得注意的是，呼吸肌无力和误吸也可能导致肺部症状和PFT异常。

OP是一种免疫反应，其病理特征是在呼吸性细支气管和肺泡腔内形成肉芽组织栓塞。OP可被视为CTD中的独立类型，然而它更常与其他类型同时出现，尤其是NSIP。多肌炎、皮肌炎和抗合成酶抗体综合征是引起OP最常见的CTD。在HRCT上实变是OP最特征性的表现（**图12-4**），包括局灶性，通常为团片状，分布于支气管血管周围和胸膜下，边界不规则且伴有结构变形[28]。实变本身是一种非特异性HRCT表现，当OP伴有其他类型的损伤时，HRCT表现会有重叠。例如，OP和NSIP（**图12-5**）重叠常常显示均匀的外周和基底部实变，这与独立的OP是局灶性、斑片状的形成对比[24]。治疗后，实变通常改善或消退；但残留或进行性的纤维化是常见的，通常类似于NSIP。OP的其他潜在原因包括药物和隐源性OP，OP也可以出现在其他肺部疾病中，如感染或误吸。

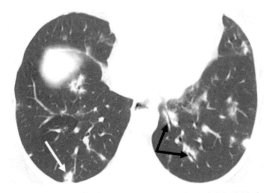 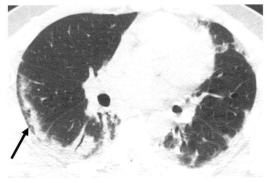

**图12-4**　肌炎合并OP。HRCT显示两肺圆形的实变阴影，边缘不规则，胸膜下（白箭头）和支气管血管周围（黑箭头）分布

**图12-5**　肌炎合并NSIP和OP。HRCT示后部胸膜下实变，注意胸膜下相对不受累（箭头），符合NSIP的特征性表现，实变为主要表现符合OP

### 5. 系统性红斑狼疮和弥漫性肺泡损伤

系统性红斑狼疮（SLE）肺部受累的表现与其他CTD不同。肺纤维化在SLE中罕见，仅见于4%的患者[29]。典型表现包括浆膜炎和肺动脉高压，也可以表现为慢性纤维化过程，如NSIP或UIP，或急性过程，如弥漫性肺泡出血和弥漫性肺泡损伤（diffuse alveolar damage，DAD）。狼疮性肺炎是一种罕见的并发症，可能同时出现DAD和出血，慢性气道疾病和OP很罕见。

CTD-DAD可以是单独出现的异常表现，也可能是在原有间质性肺病基础上的急性加

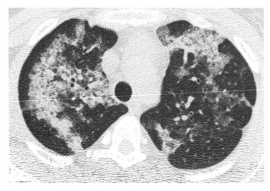

图12-6 SLE患者合并DAD。患者出现急性症状时HRCT示两肺磨玻璃影和实变，这些表现是非特异性的，需要与水肿、感染和出血相鉴别。DAD通过肺活检诊断

重。在一项针对58例接受手术活检的DAD患者的研究中发现，16%患有CTD[30]。DAD可能是CTD的首发表现，特别是在肌炎中[27]，或在CTD诊断数年后出现。DAD的影像学表现包括双肺磨玻璃影和实变，通常对称分布（图12-6）。这些表现与肺水肿、感染（特别是病毒感染）、弥漫性肺泡出血和其他原因（如败血症）引起的DAD难以区分。在症状出现后的1～3周CT上出现纤维化（网格状和牵拉支气管扩张）表现。这些纤维化表现可能会持续存在并随着时间的推移而恶化，特别是在原有间质性肺病的患者中，也可能在几个月后好转。

### 6. 混合性结缔组织病

与混合性CTD相关的HRCT表现与SSc和肌炎常常重叠[31]，最常见的类型包括NSIP、OP及NSIP和OP重叠。

### 7. 其他肺部表现

气道受累常见于RA、SS和SLE，大气道和小气道均可受累，气道疾病发生的机制各不相同。在某些情况下，缩窄性细支气管炎引起细支气管壁和周围的向心性纤维化，从而导致小气道狭窄。由于局部缺氧和反射性血管收缩，小气道疾病在影像学上表现为马赛克灌注（透明肺）。呼气相CT可增加对气道疾病的敏感性；然而，高质量的图像取决于患者配合（图12-7）。大气道的直接损伤可能导致中央气道扩张和（或）炎症。

与CTD相关的还有许多其他不常见的类型。弥漫性肺泡出血最常见于SLE，肺水肿可能与直接损伤心肌或冠状动脉血管炎引起的心肌病有关。RA可见散在的空洞结节，常分布于胸膜下。

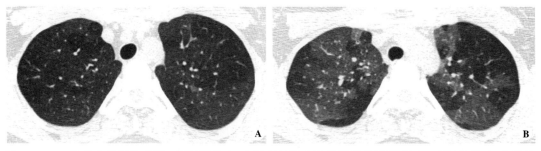

图12-7 RA患者合并气道疾病。吸气扫描（A）示局灶性和边缘清楚的低密度区。呼气扫描（B）示肺低密度区存在空气潴留，而正常肺显示密度增加

### 8. 肺外表现

多部位病变是CTD的典型表现，CTD可以累及肺血管、胸膜、心包和食管。当DLD和其中一个部位病变同时出现时，要立刻考虑潜在CTD的可能性。

肺动脉高压最常与SSc和SLE有关，特别是SSc伴有特征性的表现——CREST（钙质沉着症、雷诺现象、食管动力障碍、硬化症、毛细血管扩张症）。肺动脉高压的典型表现包括肺动脉主干和右心室扩大，但这些表现并不是持续存在的。一项针对SSc患者的研究将使用CT测量肺动脉直径和右心导管测量肺动脉高压进行比较，肺动脉直径阈值大于3.0cm时敏感度为81%，特异度为88%[4]。小叶中心结节伴磨玻璃影与肺动脉高压有关，提示局部水肿或既往出血（胆固醇肉芽肿），这并不是肺动脉高压的特异性表现，在FB中也可以看到。

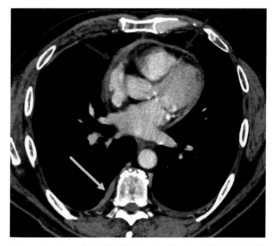

浆膜炎最常与SLE有关。胸膜疾病表现为胸腔积液（通常为渗出性）和（或）胸膜增厚（**图12-8**）。广泛性胸膜增厚可能导致PFT限制性通气功能障碍。心包积液或增厚可能引起心室舒张功能受损，从而导致缩窄性心包炎。由收缩受损引起的食管扩张最常见于SSc，并且可能与吸入性肺炎或肺炎有关。

**图12-8** SLE合并浆膜炎。右侧胸膜增厚（黄箭头）、左侧胸腔积液和心包增厚（红箭头）符合SLE患者浆膜炎的诊断

## 五、肺部病变的随访

在DLD患者中，PFT是评估肺部病变严重程度和进展的标准方法，即使在症状稳定的患者中PFT也可以发现显著改变，提示需早期进行干预。尽管PFT对监测DLD的恶化很敏感，但对病因诊断不具有特异性，因此通常将CT作为补充方法。

在以下情况，CT比PFT更具优势。首先，CT通常对早期、起病轻的DLD更敏感，并且可能在PFT异常之前发现明显异常。其次，PFT对多部位疾病的评估是有限的。例如，同时存在间质和气道疾病可能会导致PFT在肺容积上的伪正常化。此外，PFT的限制性障碍可能是不同部位（肺、胸膜或肌肉骨骼）病变引起的结果。CT在鉴别异常原因及严重程度方面可能更有优势。最后，一些患者可能无法配合做PFT。

DLD的预后取决于当前损伤的主要类型。不同的类型将表现出对治疗的不同反应，从完全缓解到持续进展。OP是最有可能对治疗产生反应的类型，治疗后超过90%的患者临床症状和CT异常表现有显著改善[32]，尽管治疗后可能会复发。OP治疗后出现有症状的纤维化并不常见，当出现时往往类似于NSIP。LIP和FB主要是浸润性/炎症性疾病，因此

在治疗后也有显著改善。

NSIP是CTD-DLD最常见的类型，组织学表现为细胞型NSIP或纤维化型NSIP，两者预后不同。在一项对NSIP患者的纵向研究中发现，38%的患者表现出症状改善，22%恶化，40%无变化[33]，而CT上的表现并不能高度预测NSIP是否具有潜在的可逆性[8]。磨玻璃影通常被认为是炎症性病变，但NSIP的镜下组织学表现常为纤维化。UIP是一种完全以纤维化为特征的类型，不会因免疫抑制治疗而改善，虽然没有进行很好的研究，但有迹象表明CTD相关UIP可能与IPF相关UIP的进展速度不同。气道疾病（特别是由闭塞性细支气管炎引起的）通常是不可逆的过程。

# 六、急性症状的评估

CT是鉴别CTD-DLD患者出现急性或新发症状原因的最准确方法之一。病因可分为两大类：既往肺部病变的恶化或加重及与DLD无关的病变（如感染）。

DLD急性加重在组织学上表现为以下1种或多种类型：①进展性纤维化；②DAD；③OP。DAD和OP是在原有纤维化基础上叠加的[34]。急性加重的DAD预后通常很差。

感染是急性症状的常见原因，通常具有特征性的CT表现，借此可与DLD区分开来。树芽征对感染或误吸的诊断有高度特异性，CT上表现为小的分枝状的管状影并伴有结节（图12-9）。小的（<10mm）成簇的小叶中心结节也提示感染，偶尔可能与FB有关。较大的结节是感染的常见表现，尤其是真菌和分枝杆菌感染，也可见于OP或类风湿结节。磨玻璃影和实变都是非特异性表现，需结合临床表现进行鉴别诊断。

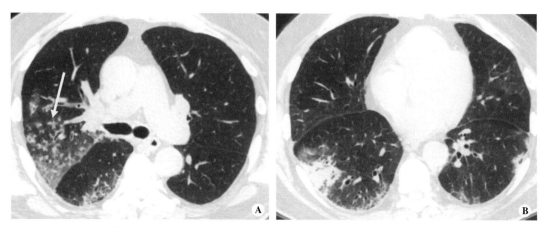

**图12-9** RA患者合并感染。1例RA患者出现急性症状，A. HRCT示右上肺多个小结节阴影、树芽征（箭头）；B. HRCT示下肺团片状实变阴影，尽管实变类似于OP的表现，但树芽征强烈提示感染

# 七、治疗并发症的监测

治疗CTD的药物本身具有潜在毒性，与CTD-DLD类似，每种药物都可以引起不同类型的肺损伤。其中一些类型与CTD重叠，这使得诊断变得复杂。了解与每种药物相关

的最常见类型对于确定药物引起的肺毒性至关重要。Pneumotox（https://www.pneumotox.com/）是一个在线平台，提供与特定药物相关常见肺损伤类型的资料。开始用药与症状发生的时间对于确定药物引起的可能性很重要。时间可以从开始服药后的几分钟到几年不等，但大多数药物性肺损伤是在开始服药后数周至数月出现症状。需要注意的是，药物引起的肺部病变的数据一般很匮乏，大多数文献都集中在病例报告和小案例中。此外，由于没有明确的标准，并且与CTD的类型重叠，通常难以明确地做出药物性肺病的诊断。

　　甲氨蝶呤是治疗CTD的常用药物，可以引起肺损伤。甲氨蝶呤引起的肺损伤大多类似过敏性肺炎。甲氨蝶呤毒性的典型影像学表现包括磨玻璃影、不规则网状和牵拉支气管扩张，这些表现通常分布于中上肺，中心性或弥漫性受累（**图12-10**）。这种分布与许多CTD相关NSIP病例的基底分布和外周分布不同。此外，小叶中心结节、马赛克灌注和空气潴留是甲氨蝶呤毒性的典型特征，在NSIP中也不常见。

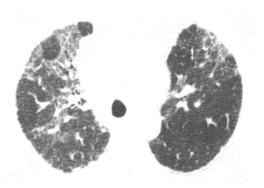

**图12-10**　RA患者甲氨蝶呤性肺损伤。HRCT显示肺纤维化病变，中肺明显。注意病变累及胸膜下和中心区，这种分布在CTD-NSIP不常见。患者在甲氨蝶呤治疗几个月后出现呼吸困难

　　许多治疗CTD的药物通过抑制免疫系统发挥作用，包括皮质类固醇、环磷酰胺等。这些药物的主要副作用是增加了感染的风险，包括肺部感染。除了在免疫功能正常患者中引起肺部感染的常见微生物外，对于接受免疫抑制治疗的CTD患者还要考虑一些不常见的微生物，如肺孢子菌（尤其常见于肌炎患者）、真菌（如曲霉菌）、分枝杆菌（结核性或非结核性）和诺卡菌感染。

# 八、总　　结

　　HRCT结合临床和病理，在CTD患者的多学科诊断中发挥着重要作用。HRCT最重要的作用是确定已知CTD患者肺损伤的主要类型。明确类型给予恰当的治疗，有助于确定患者的预后。CT在病情恶化或新发症状的评估中也至关重要，有助于区分DLD的恶化与叠加病变，如感染、肺水肿或药物毒性。尽管CTD的诊断通常使用临床和血清学标准，但当CTD以肺部疾病为初始表现时，肺部组织学类型在CTD的诊断中起重要作用，提示可能有CTD的CT表现类型包括NSIP、OP、NSIP和OP重叠及LIP。

（徐晓玲　译）

## 参 考 文 献

1. Mittoo S, Gelber AC, Christopher-Stine L, et al. Ascertainment of collagen vascular disease in patients presenting with interstitial lung disease. Respir Med 2009; 103: 1152-8.

2. Schurawitzki H, Stiglbauer R, Graninger W, et al. Interstitial lung disease in progressive systemic sclerosis: high-resolution CT versus radiography. Radiology 1990; 176: 755-9.

3. Homma Y, Ohtsuka Y, Tanimura K, et al. Can interstitial pneumonia as the sole presentation of collagen vascular diseases be differentiated from idiopathic interstitial pneumonia? Respiration 1995; 62: 248-51.

4. Fischer A, Antoniou KM, Brown KK, et al. An official European Respiratory Society/American Thoracic Society research statement: interstitial pneumonia with autoimmune features. Eur Respir J 2015; 46: 976-87.

5. D'Angelo WA, Fries JF, Masi AT, et al. Pathologic observations in systemic sclerosis (scleroderma). A study of fifty-eight autopsy cases and fifty-eight matched controls. Am J Med 1969; 46: 428-40.

6. Steen VD, Medsger TA. Changes in causes of death in systemic sclerosis, 1972-2002. Ann Rheum Dis 2007; 66: 940-4. BMJ Publishing Group Ltd.

7. Fischer A, Swigris JJ, Groshong SD, et al. Clinically significant interstitial lung disease in limited scleroderma: histopathology, clinical features, and survival. Chest 2008; 134: 601-5.

8. Screaton NJ, Hiorns MP, Lee KS, et al. Serial high resolution CT in non-specific interstitial pneumonia: prognostic value of the initial pattern. Clin Radiol 2005; 60: 96-104.

9. Silva CI, Müller NL, Lynch DA, et al. Chronic hypersensitivity pneumonitis: differentiation from idiopathic pulmonary fibrosis and nonspecific interstitial pneumonia by using thin-section CT. Radiology 2008; 246: 288-97.

10. Habib HM, Eisa AA, Arafat WR, et al. Pulmonary involvement in early rheumatoid arthritis patients. Clin Rheumatol 2011; 30: 217-21.

11. Hyldgaard C, Bendstrup E, Pedersen AB, et al. Increased mortality among patients with rheumatoid arthritis and COPD: a population-based study. Respir Med 2018; 140: 101-7.

12. Lee H-K, Kim DS, Yoo B, et al. Histopathologic pattern and clinical features of rheumatoid arthritis-associated interstitial lung disease. Chest 2005; 127: 2019-27.

13. Tanaka N, Kim JS, Newell JD, et al. Rheumatoid arthritis-related lung diseases: CT findings. Radiology 2004; 232: 81-91.

14. Mori S, Cho I, Koga Y, et al. Comparison of pulmonary abnormalities on high-resolution computed tomography in patients with early versus longstanding rheumatoid arthritis. J Rheumatol 2008; 35: 1513-21.

15. Moua T, Zamora Martinez AC, Baqir M, et al. Predictors of diagnosis and survival in idiopathic pulmonary fibrosis and connective tissue disease-related usual interstitial pneumonia. Respir Res 2014; 15: 154.

16. Kim EJ, Elicker BM, Maldonado F, et al. Usual interstitial pneumonia in rheumatoid arthritis-associated interstitial lung disease. Eur Respir J 2010; 35: 1322-8.

17. Raghu G, Remy-Jardin M, Myers JL, et al. Diagnosis of idiopathic pulmonary fibrosis. An official ATS/ERS/JRS/ALAT clinical practice guideline. Am J Respir Crit Care Med 2018; 198: e44-68.

18. Assayag D, Elicker BM, Urbania TH, et al. Rheumatoid arthritis-associated interstitial lung disease: radiologic identification of usual interstitial pneumonia pattern. Radiology 2014; 270: 583-8.

19. Taouli B, Brauner MW, Mourey I, et al. Thin-section chest CT findings of primary Sjögren's syndrome: correlation with pulmonary function. Eur Radiol 2002; 12: 1504-11. Springer-Verlag.

20. Parambil JG, Myers JL, Lindell RM, et al. Interstitial lung disease in primary Sjögren syndrome. Chest 2006; 130: 1489-95.

21. Ito I, Nagai S, Kitaichi M, et al. Pulmonary manifestations of primary Sjogren's syndrome: a clinical, radiologic, and pathologic study. Am J Respir Crit Care Med 2005; 171: 632-8.

22. Howling SJ, Hansell DM, Wells AU, et al. Follicular bronchiolitis: thin-section CT and histologic findings. Radiology 1999; 212: 637-42.

23. Lynch DA, Travis WD, Müller NL, et al. Idiopathic interstitial pneumonias: CT features. Radiology 2005; 236: 10-21.

24. Debray MP, Borie R, Revel MP, et al. Interstitial lung disease in anti-synthetase syndrome: initial and follow-up CT findings. Eur J Radiol 2015; 84: 516-23.

25. Fathi M, Vikgren J, Boijsen M, et al. Interstitial lung disease in polymyositis and dermatomyositis: longitudinal evaluation by pulmonary function and radiology. Arthritis Rheum 2008; 59: 677-85. John Wiley & Sons, Ltd.

26. Johnson C, Pinal-Fernandez I, Parikh R, et al. Assessment of mortality in autoimmune myositis with and without associated interstitial lung disease. Lung 2016; 194: 733-7. Springer US.

27. Matsuki Y, Yamashita H, Takahashi Y, et al. Diffuse alveolar damage in patients with dermatomyositis: a six-case series. Mod Rheumatol 2012; 22: 243-8. Taylor & Francis.

28. Kim SJ, Lee KS, Ryu YH, et al. Reversed halo sign on high-resolution CT of cryptogenic organizing pneumonia: diagnostic implications. AJR Am J Roentgenol 2003; 180: 1251-4.

29. Haupt HM, Moore GW, Hutchins GM. The lung in systemic lupus erythematosus. Analysis of the pathologic changes in 120 patients. Am J Med 1981; 71: 791-8.

30. Parambil JG, Myers JL, Aubry MC, et al. Causes and prognosis of diffuse alveolar damage diagnosed on surgical lung biopsy. Chest 2007; 132: 50-7.

31. Yamanaka Y, Baba T, Hagiwara E, et al. Radiological images of interstitial pneumonia in mixed connective tissue disease compared with scleroderma and polymyositis/dermatomyositis. Eur J Radiol 2018; 107: 26-32.

32. Bonnefoy O, Ferretti G, Calaque O, et al. Serial chest CT findings in interstitial lung disease associated with polymyositis-dermatomyositis. Eur J Radiol 2004; 49: 235-44.

33. Akira M, Inoue Y, Arai T, et al. Long-term follow-up high-resolution CT findings in non-specific interstitial pneumonia. Thorax 2011; 66: 61-5. BMJ Publishing Group Ltd and British Thoracic Society.

34. Silva CIS, Müller NL, Fujimoto K, et al. Acute exacerbation of chronic interstitial pneumonia: high-resolution computed tomography and pathologic findings. J Thorac Imaging 2007; 22: 221-9.

# 第十三章
# 风湿性疾病肺部病理

Andrea V. Arrossi，MD

> **关键词：**
> 病理学；损伤的组织病理学类型；结缔组织病；肺血管炎；IgG4 相关疾病；间质性肺病；肺动脉高压
>
> **关键点：**
> - 呼吸系统的任何部分均可出现风湿性疾病的组织病理学改变。
> - 肺和胸膜损伤的组织病理学并非风湿性疾病所特有，其他疾病也可出现类似改变如特发性间质性肺病、药物反应、感染或环境暴露。
> - 结缔组织病相关间质性肺病遵循与特发性间质性肺炎相似的诊断标准。

## 一、引 言

肺部病理学损害是风湿免疫性疾病的常见表现，甚至为疾病的首发表现。

尽管胸膜疾病和间质性肺炎，尤其是非特异性间质性肺炎，是结缔组织病（CTD）在呼吸系统的最常见表现，但包括大气道、小气道、肺实质间隔、血管和胸膜在内的任何部位均可单独或同时受累。某些组织学改变与特定疾病密切相关，如肺动脉高压（PH）常见于系统性硬化症（SSc），或普通型间质性肺炎（UIP）常见于类风湿关节炎（RA）。

此外，风湿性疾病相关肺组织病理学改变与有些治疗引起的并发症损害类似，包括药物不良反应和（或）感染。

本章按照解剖学部位介绍风湿性疾病相关呼吸系统病变的组织病理学特征。特定 CTD 相关的组织病理学改变详见**表 13-1～表 13-5**。以血管炎多发的肺部受累在疾病的血管病变中描述。另外，本章也将对 IgG4 相关疾病（IgG4-related disease，IgG4-RD）进行概述。

披露声明：无。

Cleveland Clinic，9500 Euclid Avenue，Cleveland，OH 44195，USA.

E-mail address：arrossa@ccf.org.

表 13-1 类风湿关节炎组织病理学类型[1-8]

| 部位 | 类型 | 关键点 |
| --- | --- | --- |
| 胸膜 | 胸膜炎 | — |
| | 胸腔积液 | |
| | 脓胸（非感染性或化脓性） | |
| | 坏死性结节 | |
| | 支气管胸膜瘘或脓气胸 | |
| 肺实质/间质 | UIP | 40%～60% |
| | | 炎症增加和（或）淋巴滤泡增生普遍存在 |
| | 非特异性间质性肺炎 | 10%～30% |
| | 机化性肺炎 | 高达6% |
| | 弥漫性肺泡损伤 | 罕见（1.5%） |
| | 坏死性结节（类风湿结节） | 影像学检查中高达22% |
| 气道 | 滤泡性细支气管炎 | — |
| | 闭塞性细支气管炎 | — |
| | 支气管扩张 | — |
| 血管 | PH | |

表 13-2 SSc组织病理学类型[1, 2, 9-13]

| 部位 | 类型 | 关键点 |
| --- | --- | --- |
| 肺间质 | 非特异性间质性肺炎 | 最常见类型（高达70%） |
| | UIP | 次常见类型。伴有淋巴滤泡的慢性炎症可较明显 |
| | 机化性肺炎 | — |
| 血管 | PH | CTD中发生率最高 |
| | | 丛状病变和纤维素样坏死不常见 |
| 气道 | 细支气管炎 | 多与误吸和胃食管反流有关 |
| 胸膜 | 胸腔积液 | 罕见 |

表 13-3 系统性红斑狼疮组织病理学类型[1, 2, 9, 13-15]

| 部位 | 类型 | 关键点 |
| --- | --- | --- |
| 胸膜 | 胸腔积液、胸膜炎 | 最常见表现（30%～50%） |
| 肺间质 | 非特异性间质性肺炎 | 间质性肺病最常见类型 |
| | UIP | — |
| | 机化性肺炎 | — |
| | 弥漫性肺泡损伤（急性红斑狼疮肺炎） | 罕见，死亡率高达50% |
| 气道 | 细胞性细支气管炎 | 罕见 |
| | 滤泡性细支气管炎 | |
| | 闭塞性细支气管炎 | |

续表

| 部位 | 类型 | 关键点 |
|------|------|--------|
| 血管 | 血管炎/肺泡出血 | 0.6%～5.4% |
| | 肺血栓栓塞症 | 狼疮抗凝物引起风险增加 |
| | PH | 0.5%～14% |
| | | 与原发性PH形态学类似（可出现丛状病变和纤维素样坏死） |
| | | 慢性血栓栓塞性PH（见于狼疮抗凝物相关病例） |

表13-4　多肌炎/皮肌炎组织病理学类型[1,2,9,16,17]

| 部位 | 类型 | 关键点 |
|------|------|--------|
| 肺间质 | 非特异性间质性肺炎 | 急性和隐匿性表现均常见 |
| 组织学类型与血清型和发病有关 | 机化性肺炎 | 最常见于急性发病 |
| | 弥漫性肺泡损伤 | — |
| — | UIP | — |
| 气道 | 闭塞性细支气管炎 | — |
| 血管 | PH | 罕见 |
| 胸膜 | 胸膜炎、胸腔积液 | 极罕见 |

表13-5　干燥综合征组织病理类型[1,2,9,18]

| 部位 | 类型 | 关键点 |
|------|------|--------|
| 气道 | 滤泡性细支气管炎 | 最常见类型 |
| 肺间质 | 非特异性间质性肺炎 | 间质性肺病最常见类型 |
| | 机化性肺炎 | — |
| | 淋巴细胞性间质性肺炎 | 可能与肺部囊性病变有关 |
| | UIP | — |
| | 淀粉样变性，轻链沉积病 | 可能与肺部囊性病变有关 |
| 血管 | PH | 罕见 |
| 胸膜 | 胸膜炎、胸腔积液 | 极罕见 |

# 二、不同解剖部位组织病理学类型

## 1. 气道

气道炎症和（或）纤维化可表现为不同的严重程度，当出现CTD时，按发生率由高到低依次见于干燥综合征（SS）、类风湿关节炎（RA）、系统性红斑狼疮（SLE）和多肌炎/皮肌炎（PM/DM）[1]。

组织学上，气道疾病可以炎症为主或纤维化为主进行分类（**表13-6**）。

**表13-6　结缔组织病相关气道疾病的主要病理组织学特点**

细胞性细支气管炎
　　以细支气管为中心的淋巴浆细胞浸润
滤泡性细支气管炎
　　生发中心显著的淋巴滤泡
闭塞性细支气管炎
　　早期病变：向心或偏心性的成纤维组织引起管腔部分闭塞
　　晚期病变：瘢痕性胶原纤维化导致完全性管腔闭塞

（1）细胞性支气管炎/细支气管炎和滤泡性细支气管炎

在细胞性支气管炎/细支气管炎（cellular bronchitis/bronchiolitis，CB）中，不同程度的淋巴浆细胞浸润累及终末细支气管和呼吸性细支气管壁，有时可累及支气管。滤泡性细支气管炎（FB）则以大量淋巴滤泡浸润为主，可累及细支气管周围的肺间质[19]（**图13-1A**）。

（2）闭塞性（缩窄性）细支气管炎

闭塞性（缩窄性）细支气管炎［obliterative（constrictive）bronchiolitis，OB］的特点是不同阶段均有纤维化存在，影响终末和呼吸性细支气管，从而引起细支气管管腔完全或部分闭塞。疾病可出现慢性炎症性淋巴浆细胞浸润，尤其在早期阶段。病变早期，纤维化的肌成纤维细胞增多，浸润进入黏液样间质，黏膜下层呈向心或偏心性扩张。随着病变进展，细胞成分较少、富含胶原蛋白的纤维组织阻塞气道，导致局部瘢痕。在穿刺肺活检标本中，OB可能呈斑片状且较轻微，如果临床需要获取组织病理学以明确诊断，则常需进行外科手术肺活检。结缔组织染色技术的使用，如Movat五色染色，有助于识别常规苏木精–伊红（HE）染色下不明显的瘢痕性气道（**图13-1B**）。继发于气道闭塞的病理学改变（如阻塞性肺炎、空气潴留和细支气管扩张）也常出现。

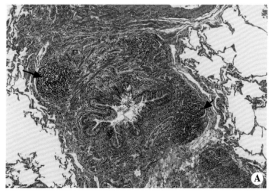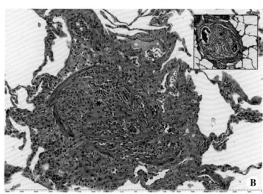

**图13-1**　细支气管炎。A. FB表现为显著的细支气管淋巴浆细胞浸润伴淋巴滤泡（箭头）（HE染色，原始放大倍数×4.4）。B. OB表现为管腔几乎完全阻塞（星号）（HE染色，原始放大倍数×14.8）。管腔纤维黏液样组织（星号）残留黏膜肌层（短箭头）和上皮（长箭头）（Movat染色，原始放大倍数×6.8）

（3）支气管扩张

支气管扩张指慢性炎症反复发作引起的气道持久性扩张。支气管和细支气管壁结构有不同程度的纤维化和炎症改变。

## 2. 肺间质

RA、SSc和PM/DM累及肺部普遍表现为间质性肺病（ILD）。肺间质有不同程度的炎症和（或）纤维化。

根据美国胸科学会和欧洲呼吸学会分类标准对ILD的组织学类型进行分类，包括UIP、非特异性间质性肺炎（NSIP）、机化性肺炎（OP）、淋巴细胞性间质性肺炎（LIP）和弥漫性肺泡损伤（DAD）[20]。当CTD累及肺时，可表现为一种或多种ILD的组织学类型。此外，肺间质损伤的组织学类型是具有自身免疫性特征的间质性肺炎（IPAF）分类表现的一种。IPAF是新近提出的术语，用于描述临床、影像学和组织学特征提示潜在的系统性自身免疫病但尚未符合特异性CTD诊断标准的间质性肺炎。

（1）普通型间质性肺炎

UIP是一种纤维化间质性肺炎，其特点为时间和空间异质性、斑片状分布、结构破坏和纤维化，包括蜂窝和成纤维细胞灶[20-22]。时间异质性可以通过瘢痕性、不可逆的、富含胶原的纤维化和早期纤维灶识别，早期纤维灶由黏液背景下的肌成纤维细胞增殖组成，即"成纤维细胞灶"。空间异质性指斑片样的纤维化累及胸膜下、间隔旁和支气管周围区域，与正常或接近正常的肺交替出现（**图13-2A 和 B**）。疾病进展导致肺实质破坏和蜂窝样改变引起的肺部萎陷。蜂窝样改变是指囊性扩张的气腔，内衬细支气管化生上皮、腔内黏蛋白和纤维蛋白炎性碎片（**表13-7**）。

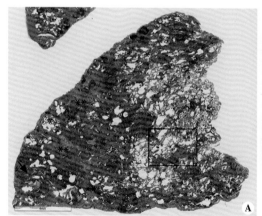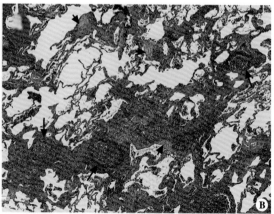

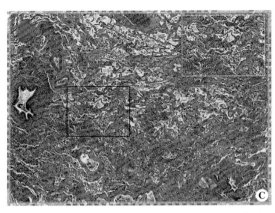
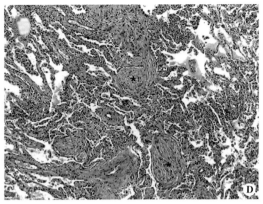

图13-2　ILD。A. RA相关UIP显示斑片状纤维化（双星号），与正常肺（星号）交替出现，以及显微镜下蜂窝样改变（箭头）（HE染色，原始放大倍数×1.2）；B. 淋巴滤泡（长箭头）和成纤维细胞灶（短箭头）（HE染色，原始放大倍数×2.8）；C. NSIP显示淋巴细胞浸润导致肺泡间隔增厚（HE染色，原始放大倍数×1.4）；D. OP显示腔内纤维黏液样组织阻塞（星号）（HE染色，原始放大倍数×10）

表13-7　结缔组织病相关普通型间质性肺炎的主要特点

| 组织学 | 最常见相关疾病（按发生率高低排序） |
| --- | --- |
| 时间异质性纤维灶 | RA |
| 成纤维细胞灶 | SSc |
| 蜂窝样改变 | PM/DM |
| 淋巴滤泡浸润为主的慢性间质性肺炎 | SLE |
|  | IPAF |

（2）非特异性间质性肺炎

与UIP不同，NSIP是一种以炎症或纤维化为主的弥漫性病变。NSIP可通过低倍镜下弥漫、均匀的外观识别。肺泡间隔有富含淋巴细胞和浆细胞的单核细胞浸润（图13-2C）。NSIP的纤维化在时间上呈同质性，主要由富含胶原的纤维组织构成。成纤维细胞灶缺乏或稀少。即使存在蜂窝样改变或OP，也多为局灶性，并非主要特点[20, 21, 23]（表13-8）。NSIP已经被提议作为IPAF组织学病理诊断的表现之一。形态学方面的标准还包括生发中心的间质性淋巴聚集或弥漫性淋巴浆细胞浸润（伴或不伴淋巴滤泡），但缺乏明确的组织学分类特征[24]。

表13-8　结缔组织病相关非特异性间质性肺炎的主要病理组织学特点

| 组织学 | IPAF |
| --- | --- |
| 不同程度的慢性炎症和（或）纤维化 | PM/DM |
| 弥漫性淋巴浆细胞间质浸润 | RA |
| 弥漫性同质性肺间质纤维化 | IPAF |
| 最常见相关疾病（按发生率高低排序） | SS |
| SSc | SLE |

（3）弥漫性肺泡损伤

DAD是急性肺损伤的表现，是急性间质性肺炎和急性呼吸窘迫综合征（ARDS）的组织学类型[21, 25]。DAD的形态学特征取决于疾病所处阶段。早期病变仅有轻微改变，如间质性水肿/炎症和反应性肺泡Ⅱ型上皮细胞。随着病变进展，纤维蛋白由毛细血管渗出，沿肺泡间隔分布形成透明膜，这是DAD急性期的标志。在机化期，透明膜和残留纤维蛋白重吸收，伴随弥漫性纤维黏液样间质组织和再生/修复型肺泡Ⅱ型上皮细胞增生。DAD可能进展为间质纤维化，导致NSIP或非特异性类型的间质纤维化[21, 25]（**表13-9**）。

**表13-9　结缔组织病相关弥漫性肺泡损伤的主要特点**

| 组织学 | 最常见相关疾病（按发生率高低排序） |
| --- | --- |
| 弥漫性间质水肿和轻微炎症 | PM/DM |
| 透明膜形成 | SLE |
| 间质性成纤维细胞组织增生 | |

（4）机化性肺炎

OP也是机化性急性肺损伤的一种类型。病变大多呈斑片状，以肺泡管和肺泡为中心，伴或不伴小气道受累。OP的形态学特征为肺泡息肉样纤维黏液组织，该组织由肌成纤维细胞形成，充填于气腔内黏液样间质中。尽管OP纤维黏液组织的形态学特征类似于UIP的成纤维细胞灶，但前者可通过其腔内病灶（即Masson小体）和小叶中心为主的分布特点识别（**图13-2D**），而后者则代表胶原型纤维化组织和完好的肺实质之间的肺泡间质中机化性纤维黏液样组织。有时阻塞后可出现大量泡沫样肺泡巨噬细胞[21, 25]（**表13-10**）。OP也是IPAF病理学表现之一[24]。

**表13-10　结缔组织病相关机化性肺炎的主要特点**

| 组织学 | SLE |
| --- | --- |
| 斑片状、小叶中心分布 | RA |
| 气腔内充填纤维黏液组织 | SS |
| **最常见相关疾病（按发生率高低排序）** | IPAF |
| PM/DM | SSc |

（5）淋巴细胞间性质性肺炎

LIP是一种显著的淋巴浆细胞浸润肺泡间隔的弥漫性炎症性病变[20, 21]。LIP与NSIP可能有相似的组织学特征，但是，前者间质浸润更加丰富且常伴有散在的淋巴滤泡，有时可称为弥漫性淋巴增生。除间质性肺泡炎症外，FB也可出现（**表13-11**）。尽管LIP并非ILD最常见的类型，但其几乎是SS独有的特征。另外，LIP也被包括在IPAF病理学表现中[24]。

表13-11　结缔组织病相关淋巴细胞性间质性肺炎的主要特点

| 组织学 | 最常见相关疾病（按发生率高低排序） |
| --- | --- |
| 弥漫性炎症 | SS |
| 丰富的淋巴浆细胞浸润 | IPAF |
| 部分FB的特点 | |

（6）未分类的组织学类型

由于组织学与其他类型一致或者同时存在2种及以上类型，有时可能无法对ILD准确进行病理分类[21]。活检发现类似于UIP的斑片状纤维化和类似于NSIP的弥漫性间质性肺炎及纤维化交替出现。同样，显著的OP也可能存在于NSIP。未分类ILD较少发生于特发性ILD，因此，当其出现时则强烈提示存在其他病因，包括CTD相关ILD。同时存在不同部位的受累也是CTD的特征，如RA可同时出现间质性肺炎和FB。另外，OP重叠NSIP，具有生发中心的间质性淋巴聚集，以及无可分类特征的淋巴浆细胞浸润（伴或不伴淋巴滤泡）构成了IPAF形态学分类的组织学表现[24]。

（7）坏死性结节

坏死性结节可见于RA，组织学上与皮下类风湿结节类似。形态学方面，结节主要由慢性肉芽肿性炎症组成，其坏死中心周围是栅栏状上皮样组织细胞。结节可能与其他原因导致的坏死性肉芽肿有相似的形态学表现，包括肉芽肿性多血管炎（见后文）。

### 3. 胸膜

浆膜受累是胶原血管疾病最常见的部位之一[2]。胸腔积液和（或）心包积液、胸膜炎、纤维化和坏死性结节都可能存在（伴或不伴有支气管胸膜瘘）。胸膜炎和（或）心包炎可为急性或慢性发病。急性胸膜炎以中性粒细胞浸润为主，表面为纤维蛋白坏死碎片，其内可见肉芽组织。相反，慢性胸膜炎主要为淋巴浆细胞浸润，伴或不伴纤维化。

### 4. 血管

CTD的血管改变主要包括PH和血管炎症或血管炎。CTD继发肺栓塞罕见，特别是在SLE患者中。

（1）血管炎

血管炎根据2012年国际Chapel Hill会议修订的分类标准进行分类[26]。抗中性粒细胞胞质抗体（ANCA）相关性血管炎由一组常常累及肺部的血管炎组成，包括肉芽肿性多血管炎（GPA），既往称为韦格纳肉芽肿；嗜酸性肉芽肿性多血管炎（EGPA），既往称为Churg-Strauss综合征；显微镜下多血管炎（MPA）。其他类型血管炎极少发生肺部受累，包括继发于全身疾病的血管炎、特定原因导致的血管炎（感染、药物反应）和其他大、中、小血管炎，如免疫复合物性血管炎、坏死性肉芽肿病、结节性多动脉炎、大动脉炎、白塞病、冷球蛋白性血管炎、低补体血症性血管炎或巨细胞动脉炎[27]。

毛细血管炎常见于大部分小血管炎，表现为肺泡间隔内急性中性粒细胞/纤维蛋白浸润，并有肺泡毛细血管内皮受损（**图13-3A**）。凋亡小体和毛细血管管腔内纤维素性血栓经常出现。更严重的情况下，炎症可累及肺泡腔。

肺出血常见于血管炎，可通过含铁血黄素巨噬细胞、机化性血液和纤维蛋白渗出物识别。通常可见上皮损伤导致的反应性肺泡Ⅱ型上皮细胞增生。

（2）肉芽肿性多血管炎

GPA的特征是炎症和坏死的结节状实变区，其特征包括坏死性肉芽肿性炎伴不典型多核巨细胞、血管改变和微脓肿[27,28]。

血管病变是GPA的主要表现，存在于超过96%的病例中，可能累及小血管，包括动脉炎、静脉炎/小静脉炎和毛细血管炎，也可见急、慢性或肉芽肿性炎。当出现显著的毛细血管炎时，GPA这一特征有助于将其与其他小血管炎相鉴别，以明确诊断。

肉芽肿中央嗜碱性坏死，具有所谓的地理或匐行性边界，周围是上皮样组织细胞。常见伴有致密嗜酸性胞质的多核巨细胞（**图13-3B**）。这一形态学特征提示GPA，但一些感染可能有相似的表现。此外，虽然类风湿结节边界通常较为规则、呈圆形，但其形态学表现可能与GPA坏死性肉芽肿一致。

除血管病变、肺泡出血和坏死性肉芽肿以外，GPA也可能存在微小病理改变，如OP、FB间质淋巴聚集，支气管中心性肉芽肿病或组织嗜酸性粒细胞增多症[27,28]。

（3）嗜酸性肉芽肿性多血管炎

EGPA是一种富含嗜酸性粒细胞的肉芽肿性病变，伴有中小血管坏死性血管炎，与哮喘和嗜酸性粒细胞增多症相关。EGPA通常是一种临床疾病，在大部分病例中通过症状诊断。30%～60%的ANCA阳性病例和60%～80%的ANCA阴性病例可发生肺部受累[29]。

EGPA组织病理学异常累及血管、气道和肺实质。患者普遍具有气道高反应性疾病（哮喘）的特点。嗜酸性粒细胞浸润可能累及支气管/支气管壁、肺泡间质，或聚集于肺泡腔内，导致嗜酸性粒细胞性肺炎。

EGPA肉芽肿中央为嗜酸性粒细胞坏死碎片，周围是栅栏状上皮样组织细胞和多核巨细胞。尽管坏死性嗜酸性粒细胞肉芽肿并不包含在EGPA诊断标准中，但其存在高度提示EGPA[30]。

动脉、静脉和（或）毛细血管有不同程度的坏死性嗜酸性粒细胞浸润，可与淋巴细胞、浆细胞、多核巨细胞和（或）中性粒细胞混合存在，也可表现为肺出血。美国风湿病学会将嗜酸性粒细胞血管外沉积和坏死性血管炎列为EGPA诊断标准之一[30]。国际Chapel Hill会议同样将坏死性血管炎列入EGPA定义[26]。然而，大约50%病例可能缺乏肺（或全身性）血管炎表现，目前正在提议修订此诊断标准[31]。

对于EGPA诊断而言，特别是在以嗜酸性粒细胞性肺炎为主要特征的病例中，排除其他导致嗜酸性粒细胞性肺炎或嗜酸性粒细胞性血管炎的病因至关重要。

（4）显微镜下多血管炎

MPA是一种非肉芽肿性小血管炎，累及小动脉、小静脉和毛细血管，也可出现累及中小动脉的坏死性动脉炎[26]。毛细血管炎可并发肺出血，伴或不伴DAD。慢性或惰性MPA的肺标本可能只有慢性出血伴含铁血黄素巨噬细胞的特征。ILD，包括UIP和NSIP，也被观察到与MPA相关[32, 33]（**表13-12**）。

表13-12　血管炎主要特点

| | |
|---|---|
| **肉芽肿性多血管炎** | 肉芽肿伴嗜酸性粒细胞坏死 |
| 动脉炎、静脉炎、小静脉炎、毛细血管炎 | 哮喘的气道特征 |
| 肉芽肿伴局部嗜碱性粒细胞坏死 | 气道和肺实质嗜酸性粒细胞浸润 |
| 多核巨细胞 | 肺泡出血 |
| 微脓肿 | **显微镜下多血管炎** |
| 肺泡出血 | 毛细血管炎 |
| **嗜酸性肉芽肿性多血管炎** | 较少累及小动脉和静脉 |
| 动脉炎、静脉炎、小静脉炎、毛细血管炎 | 肺泡出血 |

（5）肺动脉高压

PH指肺血管慢性重塑引起肺血管阻力增加，从而导致进行性右心室功能障碍。由于其发病涉及不同的病理生理学机制，CTD中PH可表现为5组临床分类中任意1组。PH可作为血管疾病的一种独立形式［CTD相关动脉型肺动脉高压（PAH）（第1、4组）］，或者是心脏疾病（第2组）、慢性ILD（第3组）、血栓栓塞（第4组）或多因素作用的结果（第5组）[9, 34]。

组织学上，PAH血管重塑的特点包括向心性内膜增生和中膜肥厚伴小动脉肌化（**图13-3C**）。丛状病变和原位血栓形成较少见。

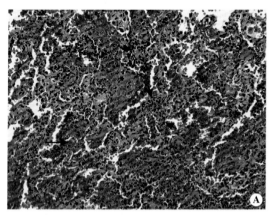
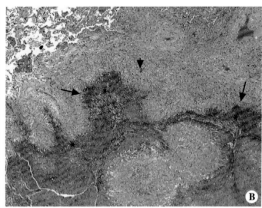

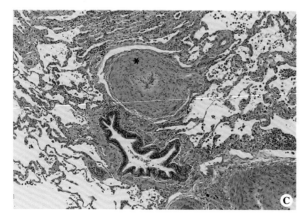

图13-3 血管病理。A. 毛细血管炎显示肺泡间隔中性粒细胞浸润（短箭头）、血液机化（星号）和含铁血黄素巨噬细胞（长箭头）（HE染色，原始放大倍数×20）。B. 肉芽肿性多血管炎显示坏死性肉芽肿伴局部嗜碱性粒细胞坏死（星号）、栅栏样组织细胞（长箭头）和多核巨细胞（短箭头）（HE染色，原始放大倍数×4）。C. 肺动脉高压显示肺动脉内膜纤维组织增生和中膜肥厚（星号）（HE染色，原始放大倍数×10）

## 三、治疗相关并发症的病理学

CTD患者肺部病变可能是疾病的原发表现，也可继发于其接受的治疗，即为药物的肺毒性或机会性感染的结果。

药物反应和感染组织学类型可能与风湿性疾病肺部受累相似。因此，使用特殊的组织化学或免疫组织化学染色仔细寻找线索可能有助于识别特定的特征，如病原微生物，以提示疑诊的病因。

## 四、免疫球蛋白G4相关疾病肺部受累

IgG4-RD是新近描述的一种疾病[35]。在任何受累器官中均可根据下列组织学特征性表现建立诊断，包括淋巴浆细胞浸润、硬化性纤维化和闭塞性血管炎，同时伴有IgG4阳性浆细胞数量增加或IgG4与IgG比例增高[36]。

IgG4-RD炎症浸润具有浆细胞丰富的淋巴浆细胞群和数量不等的嗜酸性粒细胞。纤维化由伴有席纹状的肌成纤维细胞增生和不同程度的透明致密胶原沉积形成。

闭塞性血管炎最常累及静脉（闭塞性静脉炎），但也可累及动脉，尤其是肺部动脉血管。血管内密集的淋巴浆细胞浸润可导致纤维化伴血管管腔闭塞[36]。

根据影像学表现，肺部受累分为4种类型：支气管血管束型、肺泡间质型、圆形磨玻璃影（ground-glass opacity，GGO）型和实性结节型[37]。组织学方面，在支气管血管束型中，淋巴浆细胞浸润扩展至支气管血管束，并可累及肺泡间隔、小叶间隔和胸膜。在肺泡间质型和圆形GGO型中，淋巴浆细胞浸润可累及间质，与NSIP表现相似。而在实性结节型中，硬化性纤维化和炎症导致肺部结构扭曲[37, 38]。

胸膜受累可表现为局限性结节病变或弥漫性浆膜增厚。发生于胸膜病变的硬化性纤维化可能范围较广并可扩展至胸壁软组织和骨骼[38]。

由于诊断IgG4-RD时IgG4阳性浆细胞数量和纤维化程度存在器官依赖性差异，因此明确诊断所需的浆细胞数量因不同器官而异[36]。然而，总体来说，无论累及哪个器官，

IgG4/IgG 比例超过40%均高度提示IgG4-RD。在肺部，如果每高倍视野下IgG4阳性浆细胞超过50个且有1种形态学表现，则疑似IgG4-RD；外科肺活检标本如果存在2种或以上形态学表现，则高度提示IgG4-RD[36]。

需要注意的是，对于IgG4-RD而言，IgG4阳性浆细胞数量增加本身不具有特异性。炎症或肿瘤性疾病可能也会存在组织型IgG4阳性浆细胞数量增加，如ANCA相关性血管炎、RA、炎症性肠病、坏死性肉芽肿性炎和恶性肿瘤（包括各种类型淋巴瘤）。在这些情况下，往往缺乏IgG4-RD的形态学特征。因此，对于IgG4阳性浆细胞数量的解释应当结合相关组织学特征和临床表现综合考虑[39, 40]。

（胡晓文　译）

## 参 考 文 献

1. Tansey D, Wells AU, Colby TV, et al. Variations in histological patterns of interstitial pneumonia between connective tissue disorders and their relationship to prognosis. Histopathology 2004; 44(6): 585-96.

2. Bouros D, Pneumatikos I, Tzouvelekis A. Pleural involvement in systemic autoimmune disorders. Respiration 2008; 75(4): 361-71.

3. Bongartz T, Nannini C, Medina-Velasquez YF, et al. Incidence and mortality of interstitial lung disease in rheumatoid arthritis: a population-based study. Arthritis Rheum 2010; 62(6): 1583-91.

4. Kim EJ, Collard HR, King TE. Rheumatoid arthritis-associated interstitial lung disease. Chest 2009; 136(5): 1397-405.

5. Assayag D, Elicker BM, Urbania TH, et al. Rheumatoid arthritis-associated interstitial lung disease: radiologic Identification of usual interstitial pneumonia pattern. Radiology 2013; 270(2): 583-8.

6. Ryu JH, Matteson EL. Rheumatoid arthritis. In: Dellaripa PF, Fischer A, Flaherty KR, editors. Pulmonary manifestations of rheumatic disease: a comprehensive guide. New York: Springer New York; 2014. p. 25-36. https://doi.org/10.1007/978-1-4939-0770-0_3.

7. Yousem SA, Colby TV, Carrington CB. Lung biopsy in rheumatoid arthritis. Am Rev Respir Dis 1985; 131(5): 770-7.

8. Cohen M, Sahn SA. Bronchiectasis in systemic diseases. Chest 1999; 116(4): 1063-74.

9. Mathai SC, Hummers LK. Pulmonary hypertension associated with connective tissue disease. In: Dellaripa PF, Fischer A, Flaherty KR, editors. Pulmonary manifestations of rheumatic disease: a comprehensive guide. New York: Springer New York; 2014. p. 139-66.

10. Bouros D, Wells AU, Nicholson AG, et al. Histopathologic subsets of fibrosing alveolitis in patients with systemic sclerosis and their relationship to outcome. Am J Respir Crit Care Med 2002; 165(12): 1581-6.

11. Solomon JJ, Olson AL, Fischer A, et al. Scleroderma lung disease. Eur Respir Rev 2013; 22(127): 6-19.

12. Fujita J. Non-specific interstitial pneumonia as pulmonary involvement of systemic sclerosis. Ann Rheum Dis 2001; 60(3): 281-3.

13. Sasaki N, Kamataki A, Sawai T. A histopathological study of pulmonary hypertension in connective tissue disease. Allergol Int 2011; 60(4): 411-7.

14. Mittoo S, Swigris JJ. Pulmonary manifestations of systemic lupus erythematosus (SLE). In: Dellaripa PF, Fischer A, Flaherty KR, editors. Pulmonary manifestations of rheumatic disease: a comprehensive guide. New York: Springer New York; 2014. p. 61-72.

15. Martínez-Martínez MU, Oostdam DAH, Abud-Mendoza C. Diffuse alveolar hemorrhage in autoimmune diseases. Curr Rheumatol Rep 2017; 19(5): 27.

16. Sanges S, Yelnik CM, Sitbon O, et al. Pulmonary arterial hypertension in idiopathic inflammatory myopathies: Data from the French pulmonary hypertension registry and review of the literature. Medicine (Baltimore) 2016; 95(39): e4911.

17. Gutsche M, Rosen GD, Swigris JJ. Connective tissue disease-associated interstitial lung disease: a review. Curr Respir Care Rep 2012; 1: 224-32.

18. Parambil JG, Myers JL, Lindell RM, et al. Interstitial lung disease in primary Sjögren syndrome. Chest 2006; 130(5): 1489-95.

19. Yousem SA, Colby TV, Carrington CB. Follicular bronchitis/bronchiolitis. Hum Pathol 1985; 16(7): 700-6.

20. Travis WD, Costabel U, Hansell DM, et al. An official American Thoracic Society/European respiratory Society statement: update of the international multidisciplinary classification of the idiopathic interstitial pneumonias. Am J Respir Crit Care Med 2013; 188(6): 733-48.

21. American Thoracic Society/European respiratory Society International Multidisciplinary consensus classification of the idiopathic interstitial pneumonias: this joint statement of the American Thoracic Society (ATS), and the European respiratory Society (ERS) was adopted by the ATS board of Directors, June 2001 and by the ERS Executive Committee, June 2001. Am J Respir Crit Care Med 2002; 165(2): 277-304.

22. Raghu G, Remy-Jardin M, Myers JL, et al. Diagnosis of idiopathic pulmonary fibrosis. An official ATS/ERS/JRS/ALAT clinical practice guideline. Am J Respir Crit Care Med 2018; 198(5): e44-68.

23. Travis WD, Hunninghake G, King TE, et al. Idiopathic nonspecific interstitial pneumonia. Am J Respir Crit Care Med 2008; 177(12): 1338-47.

24. Fischer A, Antoniou KM, Brown KK, et al. An official European Respiratory Society/American Thoracic Society research statement: interstitial pneumonia with autoimmune features. Eur Respir J 2015; 46(4): 976-87.

25. Katzenstein AL. Acute lung injury patterns: diffuse alveolar damage and bronchiolitis obliterans organizing pneumonia. In: Katzenstein AL, Katzenstein, Askin, editors. Surgical pathology of non-neoplastic lung disease. 4th edition. Philadelphia: Saunders Elsevier; 2006. p. 17-49.

26. Jennette JC, Falk RJ, Bacon PA, et al. 2012 Revised International Chapel Hill consensus conference nomenclature of vasculitides. Arthritis Rheum 2013; 65(1): 1-11.

27. Travis WD. Pathology of pulmonary vasculitis. Semin Respir Crit Care Med 2004; 25(05): 475-82.

28. Travis WDMD, Hoffman GSMD, Leavitt RYMD, et al. Surgical pathology of the lung in Wegener's granulomatosis: review of 87 open lung biopsies from 67 patients. Am J Surg Pathol 1991; 15(4): 315-33.

29. Vaglio A, Buzio C, Zwerina J. Eosinophilic granulomatosis with polyangiitis (Churg-Strauss): state of the art. Allergy 2013; 68(3): 261-73.

30. Masi AT, Hunder GG, Lie JT, et al. The American College of Rheumatology 1990 criteria for the classification of Churg-Strauss syndrome (allergic granulomatosis and angiitis). Arthritis Rheum 1990; 33(8): 1094-100.

31. Cottin V, Bel E, Bottero P, et al. Revisiting the systemic vasculitis in eosinophilic granulomatosis with polyangiitis (Churg-Strauss): a study of 157 patients by the Groupe d'Etudes et de Recherche sur les Maladies Orphelines Pulmonaires and the European Respiratory Society Taskforce on eosinophilic granu-lomatosis with polyangiitis (Churg-Strauss). Autoimmun Rev 2017; 16(1): 1-9.

32. Katsumata Y, Kawaguchi Y, Yamanaka H. Interstitial lung disease with ANCA-associated vasculitis. Clin Med Insights Circ Respir Pulm Med 2015; 9(s1): 51-6.

33. Baqir M, Cox C, Yi E, et al. Radiologic and pathologic characteristics of myeloperoxidase-antineutrophil cytoplasmic antibody-associated interstitial lung disease: a retrospective analysis. Abstract #283 of the 19th International Vasculitis and ANCA Workshop. Rheumatology 2019; 58(Supplement_2): kez063.007.

34. GalièN, Humbert M, Vachiery JL, et al. 2015 ESC/ ERS Guidelines for the diagnosis and treatment of pulmonary hypertension. The Joint Task Force for the diagnosis and Treatment of pulmonary hypertension of the European Society of Cardiology (ESC) and the European respiratory Society (ERS): Endorsed by: association for European Paediatric and Congenital Cardiology (AEPC), International Society for heart and lung Transplantation (ISHLT). Eur Heart J 2016; 37(1): 67-119.

35. Taniguchi T, Ko M, Seko S, et al. Interstitial pneumonia associated with autoimmune pancreatitis. Gut 2004; 53(5): 770-1. Available at: https: //www.ncbi. nlm.nih.gov/pmc/articles/PMC1774056/. Accessed April 8, 2019.

36. Deshpande V, Zen Y, Chan JK, et al. Consensus statement on the pathology of IgG4-related disease. Mod Pathol 2012; 25(9): 1181-92.

37. Inoue D, Zen Y, Abo H, et al. Immunoglobulin G4-related lung disease: CT findings with pathologic correlations. Radiology 2009; 251(1): 260-70.

38. Zen Y, Inoue D, Kitao A, et al. IgG4-related lung and pleural disease: a clinicopathologic study of 21 cases. Am J Surg Pathol 2009; 33(12): 1886-93.

39. Strehl JD, Hartmann A, Agaimy A. Numerous IgG4-positive plasma cells are ubiquitous in diverse localised non-specific chronic inflammatory conditions and need to be distinguished from IgG4-related systemic disorders. J Clin Pathol 2011; 64(3): 237-43.

40. Yi ES, Sekiguchi H, Peikert T, et al. Pathologic manifestations of immunoglobulin(Ig)G4-related lung disease. Semin Diagn Pathol 2012; 29(4): 219-25.

# 第十四章
# 自身免疫生物标志物、抗体和肺纤维化患者的免疫评估

Argyris Tzouvelekis，MD，MSc，PhD[a]，Theodoros Karampitsakos，MD，MSc[a]，Evangelos Bouros，MSc，PhD[a]，Vassilios Tzilas，MD，PhD[a]，Stamatis-Nick Liossis，MD，PhD[b]，Demosthenes Bouros，MD，PhD，FERS，FCCP，FAPSR[a,*]

关键词：
自身免疫；间质性肺病；结缔组织病；慢性肺损伤；生物标志物

关键点：
- 包括间质性肺病在内的肺部并发症对结缔组织病患者的生活质量、死亡率具有关键性影响。
- 一些生物标志物为自身免疫在慢性肺损伤中的作用提供了证据。
- 自身抗体与疾病表现和临床结果密切相关，为结缔组织病相关间质性肺病患者提供了有价值的评估和管理工具。
- 为了排除间质性肺纤维化的自身免疫原因，必须进行细致的免疫学评估。

# 一、引 言

肺部并发症是结缔组织病（CTD）一种重要的关节外表现，对生活质量和死亡率有负面影响（**表14-1**）[1]。自身免疫性疾病的肺部表现主要见于间质性肺病（ILD）、气道疾病、胸膜和血管异常[2]。大约几十年前有研究首次报道了ILD与自身免疫之间可能存在联系[3]。尽管进一步的报道将免疫失调与慢性肺损伤联系起来，但自身免疫的作用在很大程度上被忽视，这很可能因为免疫抑制和免疫调节剂治疗特发性肺纤维化（IPF）的效果并不尽如

披露声明：无。

a 1st Academic Department of Respiratory Medicine，Medical School，National and Kapodistrian University of Athens，Hospital for Diseases of the Chest，"Sotiria"，Mesogion 152，Athens 11527，Greece.

b Division of Rheumatology，Department of Internal Medicine，Patras University Hospital，University of Patras Medical School，Patras，Rio 26504，Greece.

* Corresponding author. E-mail address：dbouros@med.uoa.gr.

人意[4-8]。

　　然而，一些研究重新引起了人们对自身免疫和ILD的兴趣，研究发现不同形式的肺纤维化患者中存在高度激活的CD4[+]细胞、循环自身抗体和功能受损的T调节细胞[9-20]。肺纤维化和显微镜下多血管炎（MPA）之间的联系突出显示了IPF和（或）合并肺纤维化及肺气肿在肺纤维化过程中存在持续的免疫作用[21, 22]（图14-1）。此外，术语"具有自身免疫特征的间质性肺炎"（IPAF）被用来描述同时具有ILD和部分符合风湿病标准（临床、血清学和形态学）的患者[23]，提示这类患者的自身免疫过程可能主要局限于肺。

表14-1 自身免疫生物标志物在临床应用中的敏感度和特异度

| 自身抗体 | 疾病 | 敏感度 | 特异度 | 参考文献 |
|---|---|---|---|---|
| ANA | SLE | 95% | 低 | Mittoo等[40]，2009； |
| | SSc | 87% | 低 | Jee等[41]，2017 |
| | SS | 74% | 低 | |
| 抗dsDNA | SLE | 10%～54% | 89%～99% | Vitali等[48]，1992 |
| 抗Sm | SLE | 10%～55% | 98%～100% | Janwityanuchit等[46]，1993 |
| APL | APL/SLE | 90% | 99% | Ruiz-Irastorza等[47]，2004 |
| RF | RA | 50%～88% | 80%～86% | Bridges[51]，2004； |
| | | | | Rodriguez-Mahou等[52]，2006 |
| 抗CCP | RA | 50%～88% | 95%～99% | Bridges[51]，2004； |
| | | | | Rodriguez-Mahou等[52]，2006 |
| 抗Scl-70 | SSc | 30%～40% | 90%～100% | Reveille和Solomon[69]，2003； |
| | SSc-ILD | 45% | 81% | Karampitsakos等[13]，2017 |
| ACA | SSc | 20%～40% | 97% | Karampitsakos等[71]，2018； |
| | | | | Mehra等[72]，2013 |
| 抗RNA聚合酶 | SSc | 20% | 98%～100% | Koenig等[73]，2008 |
| c-ANCA/抗PR3 | GPA | 85%～90% | 95% | Koenig等[73]，2008 |
| p-ANCA/抗MPO | MPA | 30%～75% | 94.4% | Choi等[88]，2001 |
| | EGPA | 30%～50% | 94.4% | |

注：APL，抗磷脂综合征；dsDNA，双链DNA；RF，类风湿因子；c-ANCA/抗PR3，细胞质抗中性粒细胞胞质抗体/抗蛋白酶3；CCP，环瓜氨酸肽；EGPA，嗜酸性肉芽肿性血管炎。

　　以上临床发现促进了对免疫性肺损伤机制的探索，增进了对纤维化过程中自身免疫现象的认识[24]。科学研究也带来了新的治疗靶点和潜在生物标志物的寻找与识别。此外，目前在临床实践中使用的自身抗体与疾病表现和临床结果密切相关，因此在评估和治疗CTD-ILD患者方面具有重要价值。本章旨在综述当前自身免疫生物标志物相关知识，并展望未来对肺纤维化患者的免疫评估。自身免疫与其他慢性肺部疾病之间的关联，如慢性阻塞性肺疾病和哮喘不在本章的讨论范围。

# 二、自身免疫与肺损伤

肺损伤被认为是有害环境刺激、遗传因素和免疫失调间复杂相互作用的结果，呼吸道上皮和内皮重复微损伤最终导致不同的表型，如纤维化、肺气肿或肺泡出血，这取决于损伤和免疫反应的不同类型[25]（图14-1）。在遗传易感性个体中，吸烟与肽基精氨酸脱亚氨酶（peptidyl arginine deiminase enzyme，PAD）活性增加有关，PAD是瓜氨酸化蛋白的介质。肽基精氨酸的翻译后修饰导致免疫耐受缺失、分子模拟损伤及自身抗原交叉反应[20, 26-28]。抗瓜氨酸蛋白抗体（anticitrullinated protein antibody，ACPA）的产生打破了免疫耐受，上调中性粒细胞中PAD4表达，可以释放中性粒细胞胞外陷阱（neutrophil extracellular trap，NET），促进NET相关死亡（NETosis）应答模式，导致组织损伤[29, 30]。B细胞在肺损伤中的作用存在较多争议。淋巴细胞浸润是非特异性间质性肺炎（NSIP）和淋巴细胞性间质性肺炎的标志，这是CTD-ILD中较常见的2种病理特征，生发中心的存在

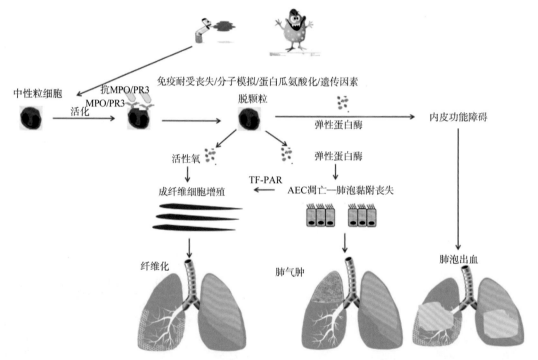

**图14-1** 免疫介导肺损伤示意图。具有遗传易感因素的个体，其体内天然免疫细胞即中性粒细胞受到重复有害刺激，活化并产生蛋白水解酶，包括蛋白酶3（PR3）和MPO。中性粒细胞抗原长期循环，同时免疫耐受丢失，可能导致产生ANCA并与免疫细胞表面的相关抗原靶向结合，进一步介导中性粒细胞脱颗粒，并释放以下物质诱导相关效应：①活性氧（ROS），诱导成纤维细胞活化、肌成纤维细胞增殖，最终导致肺纤维化；②弹性蛋白酶，诱导肺泡上皮细胞凋亡；③内皮细胞功能障碍，最终分别导致肺泡黏附丧失、肺气肿或肺泡出血。AEC，肺泡上皮细胞；TF-PAR，组织因子和蛋白酶激活受体

也提示潜在的CTD。研究表明，CD20阳性细胞与肺纤维化的成纤维细胞灶成簇紧密相邻，提示其具有促纤维化作用[31]。另外，实验研究表明B细胞在肺纤维化中具有保护作用，在肺纤维化动物模型中，清除B细胞，可使肺纤维化加剧，同时产生衰老中性粒细胞，促进纤维化[32]。中性粒细胞与自身免疫性肺损伤有关：显微镜下多血管炎患者的髓过氧化物酶抗体（antimyeloperoxidase，anti-MPO）被认为可以促进中性粒细胞的激活、迁移和血管壁内脱颗粒，促进活性氧和其他有毒代谢物的释放，以及凝血级联反应的激活，最终导致纤维化、肺气肿或肺泡出血[33-35]。

# 三、临床环境下目前使用的抗体和生物标志物

## 1. 抗核抗体

使用人类肿瘤细胞系的间接免疫荧光检测是应用最广泛的抗核抗体（antinuclear antibody，ANA）检测方法（**图14-2**）[36]，能够检测到大量自身抗体是这种方法最重要的优势。间接免疫荧光试验的缺点包括劳动强度大，需要经验丰富的技术人员阅读和解释结果[36]。ANA染色分型包括均质型、异质型、核仁型、斑点型、着丝粒型、边缘型和组蛋白型，与潜在自身免疫性疾病有一定相关性。然而，ANA染色分型不是某种自身免疫性疾病特有的，因此间接免疫荧光阳性检测可能需要使用固相分析进行额外的检测[37]。间接免疫荧光的实验室阈值应由每个实验室定义，并应进行选择，以便在大约5%的健康对照组中检测到自身抗体；1∶160稀释度是最广泛使用的ANA阳性阈值[38,39]。在稀释1∶160时，

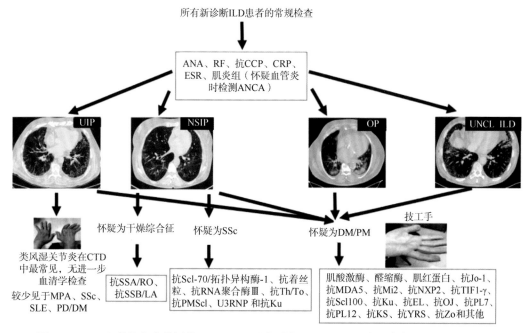

图14-2　ILD患者的免疫学评估。CRP，C反应蛋白；ESR，红细胞沉降率；UNCL，未分类

ANA 试验对系统性红斑狼疮（SLE）、系统性硬化症（SSc）和干燥综合征（SS）的敏感度分别为 95%、87% 和 74%。在这类患者中，ANA 滴度仅被推荐用于疾病诊断，而不适用于监测疾病活动性[40, 41]。ANA 阳性不能预测 IPF、IPAF 和 CTD-ILD 患者的风险特征，在 IPF 和各种类型 CTD-ILD 患者中 IPAF 患者生存期处于中等水平[42]。ILD 伴有自身免疫特征的老年队列表明，ANA 滴度 ≥ 1：1280 与生存率提高相关[43]。

### 2. 系统性红斑狼疮特异性自身抗体

ILD 在 SLE 中不常见，通常发生在重叠综合征中。诊断 SLE 的自身抗体包括抗 dsDNA，这在 50%～90% 的病例中存在。抗 dsDNA 具有 90% 的特异度，敏感度为 10%～50%，主要是由于临床实践中使用的检测方法不同。抗 dsDNA 可以通过均质型免疫荧光模式可靠识别，也可以应用更敏感的特异性酶联免疫吸附试验（ELISA）检测[44]。抗 dsDNA 阳性代表了美国风湿病学会和系统性狼疮国际合作临床中心的最新分类标准之一，但在感染和健康受试者中也可能呈阳性[45]。其他 SLE 特异性的自身抗体是那些针对与细胞核内 RNA 连接的 Sm 蛋白的抗体[46]和抗磷脂综合征抗体（狼疮抗凝血剂、β2 糖蛋白 I 和抗心磷脂），分别与狼疮肾炎及血栓栓塞性疾病/妊娠相关[47]。抗 dsDNA 是为数不多的与疾病活动度密切相关的自身免疫标志物之一。高水平的抗 dsDNA 和抗 Sm 抗体与肾脏受累有关[48]，它们可以用于随访和治疗反应评估。

### 3. 类风湿关节炎特异性自身抗体

类风湿关节炎（RA）是 CTD-ILD 最常见的原因，其中普通型间质性肺炎（UIP）是最常见的放射学类型。RA-ILD 的死亡率主要依赖于放射学类型，UIP 的预后较差，几乎与 IPF/UIP 相当。RA-ILD 患者通常表现为类风湿因子（RF）阳性，这是一种针对免疫球蛋白 G 抗体的 Fc 片段和 ACPA 的自身抗体。免疫比浊法和 ELISA 由于简单和更好的可重复性，逐渐取代了其他半定量测量方法[49]。ELISA 检测 ACPA 过程中，环瓜氨酸多肽混合物中的瓜氨酸取代了精氨酸残基，提高了 ACPA 检测的敏感度[50]。与 RF 相比，ACPA 对诊断 RA 具有更高的特异度（95%～99% vs 80%～86%）和相似的敏感度（50%～88%）[51, 52]。RF 对 RA 的阳性预测值仅为 24%，对任意自身免疫性疾病阳性预测值为 34%，而阴性预测值为 85%～89%[53]。其他自身免疫性疾病中也可能出现 RF 水平增高，包括干燥综合征、混合性 CTD 及其他疾病如慢性感染，另外吸烟者和老年人中 RF 也增加[54]。ACPA 对 RA 更有特异性，但其也可能在 SLE、银屑病关节炎和结核病中呈阳性[50]。RF 和 ACPA 滴度在正常值上限的 1～3 倍被认为是较低的。ACPA 或 RF 高滴度阳性与 RA 患者中 ILD 的发展相关[55, 56]，而抗 CCP 抗体被认为是 RA-ILD 肺功能严重程度及放射学程度的预测标志物[52, 57]。尽管对于诊断 RA 有用，但 ACPA 对于 RA-ILD 患者的预后判断准确性较差[58, 59]。在治疗方面，RF 滴度可指导治疗决策，表示对利妥昔单抗或抗 TNF-α 方案的治疗反应[60, 61]。最后，RF 和 ACPA 在随访预测疾病活动方面的价值仍存在争议[62]。

### 4. 干燥综合征相关自身抗体

SS是一种主要影响年轻女性的CTD，其特征是外分泌腺淋巴细胞浸润导致气管干燥、眼干、口干[63, 64]。SS很少影响肺部，更少引起肺纤维化。最常见的ILD类型是淋巴细胞性间质性肺炎（15%～20%）和NSIP（17%）。SS分为原发性SS和继发性SS，后者与其他CTD相关，主要是RA和SLE。SS中自身抗体识别的2种主要抗原是SSA/Ro（33%～77%）和SSB/La（23%～48%）核糖核蛋白（RNP）。它们的检测是SS诊断标准的一部分，但并不是确认诊断的必要条件[65]。这两种抗体均阳性的患者发生非霍奇金淋巴瘤的风险较高，而这两种自身抗体的阴性预后良好。SS相关抗体与长病程和腺外表现相关，Ro52自身抗体阳性，可能出现危及生命的室性心律失常，如QTc间期延长。RF也常见于RA继发SS的患者[63, 64]，其对疾病随访的作用非常有限。

### 5. SSc 相关自身抗体

ILD是SSc的一种常见表现，发生在40%以上的患者中，主要发生在弥漫性SSc患者中[39]。尽管可以看到UIP，但NSIP是SSc最常见的影像学和组织病理学类型[1]。目前大多数SSc相关抗体通过ELISA检测[66]。当使用免疫扩散技术时，30%～40%的SSc患者血清中检测到抗拓扑异构酶Ⅰ抗体（也称为抗Scl-70），特异度高（90%）、敏感度较低（43%）。当应用敏感的ELISA技术时，特异度显著降低[67]。抗Scl-70抗体与弥漫性皮肤累及、疾病活动性、肺纤维化风险增加和更差的临床结果相关。超过85%的Scl-70抗体阳性SSc患者最终将发展为肺纤维化[68]，其对ILD预测的敏感度和特异度分别为45%和81%[69]。在抗Scl-70阳性SSc患者中，非裔美国人比白种人表现出更严重的肺纤维化和更低的生存率[70]。在30%的SSc患者中检测到抗着丝粒抗体（anticentromere antibody，ACA），具有低敏感度（20%～40%）和高特异度（97%）。ACA在白种人女性中更常见，并与局限性SSc、肺动脉高压高风险、ILD低风险相关[71, 72]。类似的，针对3种哺乳动物RNA聚合酶的自身抗体（RNA polⅠ、Ⅱ、Ⅲ）对SSc具有高特异度（98%～100%），低敏感度（约20%）[73]。它们与弥漫性SSc、肾危象、胃癌、乳腺癌和严重的皮肤纤维化相关。抗Th/To抗体在临床中很少见（0.2%～3.4%），与ILD、肺动脉高压相关，并与少关节受累相关[74]。抗U11/U12抗体也与肺纤维化的发展有关[75]。抗PM/Scl抗体很少在SSc中检测到（3.1%～13%，主要是局限型），与肺纤维化和重叠综合征及并发肌炎和指溃疡相关[76]。在混合性CTD（或与SLE重叠）患者中检测到针对核小RNP的自身抗体，患者肺动脉高压风险增加，该抗体与肺受累的关系尚有争议[77, 78]。

少数SSc患者（10%）可能出现ACPA抗体阳性，这些抗体与侵蚀性关节炎、弥漫性SSc和纤维化肺疾病相关。然而，它们用于评估疾病活动性的用途相当有限[39]。最近的一项研究显示，相当一部分SSc患者（8.9%）出现ANCA阳性，这些患者（特别是c-ANCA/PR3）发生肺栓塞的风险更高，这表明需要对SSc患者进行核周抗中性粒细胞胞质抗体（perinuclear antineutrophil cytoplasm antibody，p-ANCA）筛查[79]。自身抗体阳性不仅有助于SSc的诊断，而且对患者的风险分层同样有价值[74]。目前还没有关于血清自身抗体对治疗反应有用的报道（**表14-2**）。

### 6. 肌炎相关自身抗体

特发性炎性肌病（IIM）表型不同，包括多肌炎（PM）、皮肌炎（DM）和抗合成酶综合征及包涵体肌炎和坏死性肌病。ILD是IIM患者较常见的表现（近25%患者可出现），与预后较差相关[80]。患者肺纤维化最常见的表型是NSIP，其次是OP[80]。肌炎中检测到的抗体可分为肌炎特异性抗体（大多为非ANA）和肌炎相关抗体。后者也可以在其他CTD中观察到。抗tRNA合成酶抗体（Jo-1、PL7、PL12、EJ、OJ、KS、Ha、Zo）的靶点是一种转运酶，协助氨基酸连接到其适合的tRNA上。在抗合成酶综合征患者中，近30%的患者检测到这些自身抗体，主要为胞质抗体。抗tRNA合成酶抗体相关的ILD依据自身抗体识别的蛋白分子不同，预后差异很大、异质性强[81, 82]。在抗合成酶综合征中最常见的自身抗体是抗Jo-1（近70%），其次是抗PL12（15%）和抗PL7（10%）[83]。与抗Jo-1阳性患者相反，抗PL7和PL12抗体阳性的患者发生ILD风险增加（主要表现为OP和NSIP），同时预后更差，肌肉炎症的风险降低，表现为无肌病性DM（乳酸脱氢酶和肌酸激酶正常）。抗Mi2抗体在DM患者中常见，提示对免疫抑制反应良好，抗SRP多见于PM，通常表现为难治型。临床无肌病性皮肌炎（clinically amyopathic DM，CAD）中的抗MDA5/CADM140很可能预测重症进展性ILD进展。TIF1-γ/p155抗体与恶性肿瘤相关，携带该标志物的患者应进行全面评估。使用35S甲硫氨酸标记的细胞提取物，对自身抗原进行免疫沉淀分析是最佳检测技术，可以一次性筛查几乎所有已知的PM/DM自身抗体[84]。

### 7. 抗中性粒细胞胞质抗体

乙醇固定棕黄色外层白细胞间接免疫荧光法或纯化特异性抗原ELISA法是应用最广泛的抗中性粒细胞胞质抗体（ANCA）检测方法，免疫荧光法敏感度更高，ELISA特异度更高[85]。c-ANCA抗体对活动性肉芽肿性血管炎（GPA）敏感度较高（95%）、特异度较高（97%）。当c-ANCA/抗PR3阳性时，在适当的临床条件下可避免组织活检[86, 87]。与此相反，抗MPO/p-ANCA诊断MPA血管炎的敏感度和特异度分别为31.5%和99.4%[88, 89]。澳大利亚硬皮病多中心队列研究最近的数据显示，8.9%患者ANCA阳性[79]。ANCA阳性与ILD和肺栓塞的风险增加相关，患者预后较差[79]。RAVE试验证明PR3阳性与治疗反应（有效率：利妥昔单抗65% vs 环磷酰胺48%）存在关联；相反，两种方案对抗MPO血管炎患者的疗效相似[90, 91]。与抗PR3阳性患者相比，抗MPO抗体患者病情进展较慢，较少需要免疫抑制治疗，复发风险较低[92-97]。最后，血管炎患者再次出现抗MPO或抗PR3-ANCA阳性，其中75%与疾病复发有关；但这种相关性仍然存在争议[87, 98-102]。

# 四、实验条件下间质性肺病患者的自身抗体

## 天然免疫

### （1）周斑蛋白

周斑蛋白（periplakin）分子参与了细胞黏附连接的胞内段，在正常和纤维化肺的支气管与肺泡上皮中高表达，在凋亡过程中被caspase 6分子剪切（**表14-2**）[103-107]。在IPF患者的血清和支气管肺泡灌洗液中可检测到循环抗periplakin抗体。有趣的是，抗periplakin抗体与肺纤维化严重度相关，进一步支持自身免疫在肺纤维化中的作用[103]。在近50%的DM和ILD患者中也检测到抗periplakin抗体[106]。因此，进一步研究periplakin在ILD中的作用非常令人期待。

**表14-2　间质性肺病患者的循环自身抗体**

| 自身免疫标志物 | 在肺纤维化中的作用 | 参考文献 |
| --- | --- | --- |
| 细胞角蛋白8/18 | 肺纤维化中的自身抗体 | Dobashi 等[121]，2000 |
| 波形蛋白 | 肺纤维化中的自身抗体 | Yang 等[124]，2002 |
| HSP-70 | 肺纤维化中的自身抗体 | Vuga 等[129]，2014 |
| KCNRG | 肺纤维化中的自身抗体 | Kahloon 等[130]，2013 |
| vomeromodulin | 肺纤维化中的自身抗体 | Shum 等[131]，2013 |
| periplakin | 肺纤维化中的自身抗体，阴性预测指标 | Alimohammadi 等[132]，2009 |
| 膜联蛋白 | T细胞应答活化抗原，AE-IPF中的自身抗体 | Shum 等[133]，2009 |
| V 型胶原 | 60%的IPF患者具有针对V型胶原的反应性T细胞 | Taille 等[103]，2011 |
| | | Kurosu 等[109]，2008 |
| | | Bobadilla 等[113]，2008 |
| | | Hunninghake 等[19]，2013 |

注：AE，急性加重；HSP，热休克蛋白；KCNRG，钾通道调节剂。

### （2）膜联蛋白

膜联蛋白包括一组Ca$^{2+}$依赖性磷脂结合蛋白，主要表达于肺泡Ⅱ型上皮细胞和肺泡巨噬细胞[108, 109]。一些开创性实验数据报告了膜联蛋白A2和V具有促纤维化特性[110, 111]。在急性加重的IPF患者体内，膜联蛋白1这种自身抗原能够促进T细胞反应和抗体生成[109]。

### （3）V 型胶原

V型胶原（type V collagen）含量较少，通常封闭隔离在肺间质内[112]。纤维化诱导的重塑可能导致V型胶原过度表达，随后通过转化生长因子-β相关信号通路激活针对V型胶原的免疫反应[112]。高达60%的IPF患者存在针对V型胶原的反应性T细胞，约半数患者会产生特异性系统性自身抗体介导的免疫反应[113, 114]。此外，miR-185和miR-186在肺部表达

减弱与IPF患者的Ⅴ型胶原过度表达有关[115]。有趣的是，小鼠模型研究显示应用雾化的Ⅴ型胶原能够阻止博来霉素诱导的肺纤维化进展[112]。更重要的是，口服Ⅴ型胶原在IPF的免疫治疗被证明是安全的，且耐受性良好，期待更大的临床试验结果[116]。

（4）白细胞介素-1α

白细胞介素-1α（IL-1α），也称为成纤维细胞激活因子，是一种主要的上皮警报素，可诱导人肺成纤维细胞释放炎症介质[117-119]。快速进展型IPF患者血清IL-1α自身抗体水平升高[120]。

（5）细胞角蛋白8/18

细胞角蛋白（cytokeratin）主要在腺上皮细胞表达，一些证据表明，抗细胞角蛋白8/18免疫复合物可能在肺损伤和肺纤维化的发展中发挥作用[121, 122]。

（6）波形蛋白

波形蛋白（vimentin）由间充质细胞表达，对细胞骨架结构非常重要[123]。IPF和NSIP患者的血清抗波形蛋白抗体水平升高[124]。最近，波形蛋白被认为是IPF进展和生存率的独立预测因素[125]。

（7）抗瓜氨酸α烯醇化酶肽-1

抗瓜氨酸α烯醇化酶肽-1（anti-citrullinated alpha enolase peptide-1）是一种特异性ACPA，最近的证据表明其与类风湿关节炎患者的ILD进展和骨侵蚀相关[20]。因此，它们可能是类风湿关节炎患者分层和肺部受累的潜在生物标志物。

# 五、总结与展望

最近几年，人们对免疫系统和慢性肺损伤的兴趣日渐浓厚。尽管取得了一些成绩，改变了人们对肺纤维化发病机制中免疫介导作用的认识，但通过免疫细胞（包括巨噬细胞、中性粒细胞和淋巴细胞）如何调控组织修复的具体机制仍不明确[126, 127]。虽然经典的自身抗体可以作为几种CTD临床特征的评估工具，但对于这些自身抗体作为预后和治疗反应预测的生物标志物方面的认识仍明显不足。纤维性肺病的炎症和自身免疫机制可能是非传统性的。从预后来看，一些自身免疫生物标志物在多组IPF患者中显示出足够的准确性；然而，这一概念仍处于实验阶段。为此，考虑到ILD诊断是一个动态变化的过程，对ILD患者需要进行持续的临床和免疫学评估。肺病学家、风湿病学家、放射学家和病理学家共同参与的多学科诊疗模式是诊断、治疗干预的核心。为了解决这些不确定性，迫切需要在未来的大型随机临床试验中对生物信息进行汇总浓缩[128]。

（王　俐　译）

## 参 考 文 献

1. Papiris SA, Manali ED, Kolilekas L, et al. Investigation of lung involvement in connective tissue disorders. Respiration 2015; 90(1): 2-24.

2. Wells AU, Denton CP. Interstitial lung disease in connective tissue disease—mechanisms and management. Nat Rev Rheumatol 2014; 10(12): 728-39.

3. Crystal RG, Fulmer JD, Roberts WC, et al. Idiopathic pulmonary fibrosis. Clinical, histologic, radiographic, physiologic, scintigraphic, cytologic, and biochemical aspects. Ann Intern Med 1976; 85(6): 769-88.

4. Luzina IG, Todd NW, Iacono AT, et al. Roles of T lymphocytes in pulmonary fibrosis. J Leukoc Biol 2008; 83(2): 237-44.

5. Idiopathic Pulmonary Fibrosis Clinical Research Network, Raghu G, Anstrom KJ, et al. Prednisone, azathioprine, and N-acetylcysteine for pulmonary fibrosis. N Engl J Med 2012; 366(21): 1968-77.

6. Antoniou KM, Nicholson AG, Dimadi M, et al. Long-term clinical effects of interferon gamma-1b and colchicine in idiopathic pulmonary fibrosis. Eur Respir J 2006; 28(3): 496-504.

7. Raghu G, Brown KK, Bradford WZ, et al. A placebo-controlled trial of interferon gamma-1b in patients with idiopathic pulmonary fibrosis. N Engl J Med 2004; 350(2): 125-33.

8. Bouros D, Antoniou KM, Tzouvelekis A, et al. Interferon-gamma 1b for the treatment of idiopathic pulmonary fibrosis. Expert Opin Biol Ther 2006; 6(10): 1051-60.

9. Feghali-Bostwick CA, Tsai CG, Valentine VG, et al. Cellular and humoral autoreactivity in idiopathic pulmonary fibrosis. J Immunol 2007; 179(4): 2592-9.

10. Tzouvelekis A, Zacharis G, Oikonomou A, et al. Increased incidence of autoimmune markers in patients with combined pulmonary fibrosis and emphysema. BMC Pulm Med 2013; 13: 31.

11. Kotsianidis I, Nakou E, Bouchliou I, et al. Global impairment of CD41CD251FOXP31 regulatory T cells in idiopathic pulmonary fibrosis. Am J Respir Crit Care Med 2009; 179(12): 1121-30.

12. Lee JS, Kim EJ, Lynch KL, et al. Prevalence and clinical significance of circulating autoantibodies in idiopathic pulmonary fibrosis. Respir Med 2013; 107(2): 249-55.

13. Karampitsakos T, Tzilas V, Tringidou R, et al. Lung cancer in patients with idiopathic pulmonary fibrosis. Pulm Pharmacol Ther 2017; 45: 1-10.

14. Tzouvelekis A, Herazo-Maya J, Sakamoto K, et al. Biomarkers in the evaluation and management of idiopathic pulmonary fibrosis. Curr Top Med Chem 2016; 16(14): 1587-98.

15. Oikonomou N, Mouratis MA, Tzouvelekis A, et al. Pulmonary autotaxin expression contributes to the pathogenesis of pulmonary fibrosis. Am J Respir Cell Mol Biol 2012; 47(5): 566-74.

16. Spagnolo P, Sverzellati N, Rossi G, et al. Idiopathic pulmonary fibrosis: an update. Ann Med 2015; 47(1): 15-27.

17. Tzouvelekis A, Aidinis V, Harokopos V, et al. Down-regulation of the inhibitor of growth family member 4 (ING4) in different forms of pulmonary fibrosis. Respir Res 2009; 10: 14.

18. Desai O, Winkler J, Minasyan M, et al. The role of immune and inflammatory cells in idiopathic pulmonary fibrosis. Front Med (Lausanne) 2018; 5: 43.

19. Hunninghake GM, Hatabu H, Okajima Y, et al. MUC5B promoter polymorphism and interstitial lung abnormalities. N Engl J Med 2013; 368(23): 2192-200.

20. Alunno A, Bistoni O, Pratesi F, et al. Anti-citrullinated alpha enolase antibodies, interstitial lung disease and bone erosion in rheumatoid arthritis. Rheumatology (Oxford) 2018; 57(5): 850-5.

21. Tzelepis GE, Kokosi M, Tzioufas A, et al. Prevalence and outcome of pulmonary fibrosis in microscopic polyangiitis. Eur Respir J 2010; 36(1): 116-21.

22. Tzouvelekis A, Zacharis G, Oikonomou A, et al. Combined pulmonary fibrosis and emphysema associated with microscopic polyangiitis. Eur Respir J 2012; 40(2): 505-7.

23. Fischer A, Antoniou KM, Brown KK, et al. An official European Respiratory Society/American Thoracic Society research statement: interstitial pneumonia with autoimmune features. Eur Respir J 2015; 46(4): 976-87.

24. Gieseck RL 3rd, Wilson MS, Wynn TA. Type 2 immunity in tissue repair and fibrosis. Nat Rev Immunol 2018; 18(1): 62-76.

25. Fernandez IE, Eickelberg O. New cellular and molecular mechanisms of lung injury and fibrosis in idiopathic pulmonary fibrosis. Lancet 2012; 380(9842): 680-8.

26. Lugli EB, Correia RE, Fischer R, et al. Expression of citrulline and homocitrulline residues in the lungs of non-smokers and smokers: implications for autoimmunity in rheumatoid arthritis. Arthritis Res Ther 2015; 17: 9.

27. Klareskog L, Catrina AI. Autoimmunity: lungs and citrullination. Nat Rev Rheumatol 2015; 11(5): 261-2.

28. Mahdi H, Fisher BA, Källberg H, et al. Specific interaction between genotype, smoking and auto-immunity to citrullinated α-enolase in the etiology of rheumatoid arthritis. Nat Genet 2009; 41: 1319. Available at: https: // www.nature.com/articles/ng. 480#supplementary-information.

29. Samara KD, Trachalaki A, Tsitoura E, et al. Upregulation of citrullination pathway: from autoimmune to idiopathic lung fibrosis. Respir Res 2017; 18(1): 218.

30. Narasaraju T, Yang E, Samy RP, et al. Excessive neutrophils and neutrophil extracellular traps contribute to acute lung injury of influenza pneumonitis. Am J Pathol 2011; 179(1): 199-210.

31. Xue J, Kass DJ, Bon J, et al. Plasma B lymphocyte stimulator and B cell differentiation in idiopathic pulmonary fibrosis patients. J Immunol 2013; 191(5): 2089-95.

32. Kim JH, Podstawka J, Lou Y, et al. Aged polymorphonuclear leukocytes cause fibrotic interstitial lung disease in the absence of regulation by B cells. Nat Immunol 2018; 19(2): 192-201.

33. Schwarz M, Brown K. Small vessel vasculitis of the lung. Thorax 2000; 55(6): 502-10.

34. Frankel SK, Schwarz MI. The pulmonary vasculitides. Am J Respir Crit Care Med 2012; 186(3): 216-24.

35. Miao D, Li DY, Chen M, et al. Platelets are activated in ANCA-associated vasculitis via thrombin-PARs pathway and can activate the alternative complement pathway. Arthritis Res Ther 2017; 19(1): 252.

36. Agmon-Levin N, Damoiseaux J, Kallenberg C, et al. International recommendations for the assessment of autoantibodies to cellular antigens referred to as anti-nuclear antibodies. Ann Rheum Dis 2014; 73(1): 17-23.

37. Meroni PL, Schur PH. ANA screening: an old test with new recommendations. Ann Rheum Dis 2010; 69(8): 1420-2.

38. Solomon DH, Kavanaugh AJ, Schur PH. Evidence-based guidelines for the use of immunologic tests: antinuclear antibody testing. Arthritis Rheum 2002; 47(4): 434-44.

39. Didier K, Bolko L, Giusti D, et al. Autoantibodies associated with connective tissue diseases: what meaning for clinicians? Front Immunol 2018; 9: 541.

40. Mittoo S, Gelber AC, Christopher-Stine L, et al. Ascertainment of collagen vascular disease in patients presenting with interstitial lung disease. Respir Med 2009; 103(8): 1152-8.

41. Jee AS, Adelstein S, Bleasel J, et al. Role of auto-antibodies in the diagnosis of connective-tissue disease ILD (CTD-ILD) and interstitial pneumonia with autoimmune features (IPAF). J Clin Med 2017; 6(5). https: //doi.org/10.3390/jcm6050051.

42. Oldham JM, Adegunsoye A, Valenzi E, et al. Characterisation of patients with interstitial pneumonia with autoimmune features. Eur Respir J 2016; 47(6): 1767-75.

43. Vij R, Noth I, Strek ME. Autoimmune-featured interstitial lung disease: a distinct entity. Chest 2011; 140(5):

1292-9.

44. Enocsson H, Sjowall C, Wirestam L, et al. Four anti-dsDNA antibody assays in relation to systemic lupus erythematosus disease specificity and activity. J Rheumatol 2015; 42(5): 817-25.

45. Ines L, Silva C, Galindo M, et al. Classification of systemic lupus erythematosus: Systemic Lupus International Collaborating Clinics versus American College of Rheumatology criteria. A comparative study of 2, 055 patients from a real-life, international systemic lupus erythematosus cohort. Arthritis Care Res (Hoboken) 2015; 67(8): 1180-5.

46. Janwityanuchit S, Verasertniyom O, Vanichapuntu M, et al. Anti-Sm: its predictive value in systemic lupus erythematosus. Clin Rheumatol 1993; 12(3): 350-3.

47. Ruiz-Irastorza G, Egurbide MV, Ugalde J, et al. High impact of antiphospholipid syndrome on irreversible organ damage and survival of patients with systemic lupus erythematosus. Arch Intern Med 2004; 164(1): 77-82.

48. Vitali C, Bencivelli W, Isenberg DA, et al. Disease activity in systemic lupus erythematosus: report of the consensus study group of the European Workshop for Rheumatology Research. I. A descriptive analysis of 704 European lupus patients. European Consensus Study Group for disease activity in SLE. Clin Exp Rheumatol 1992; 10(5): 527-39.

49. Ulvestad E, Wilfred LL, Kristoffersen EK. Measurement of IgM rheumatoid factor by ELISA. Scand J Rheumatol 2001; 30(6): 366.

50. Whiting PF, Smidt N, Sterne JA, et al. Systematic review: accuracy of anti-citrullinated peptide antibodies for diagnosing rheumatoid arthritis. Ann Intern Med 2010; 152(7): 456-64. w155-66.

51. Bridges SL. Update on autoantibodies in rheumatoid arthritis. Curr Rheumatol Rep 2004; 6(5): 343-50.

52. Rodriguez-Mahou M, Lopez-Longo FJ, Sanchez-Ramon S, et al. Association of anti-cyclic citrullinated peptide and anti-Sa/citrullinated vimentin autoantibodies in rheumatoid arthritis. Arthritis Rheum 2006; 55(4): 657-61.

53. Shmerling RH, Delbanco TL. How useful is the rheumatoid factor? An analysis of sensitivity, specificity, and predictive value. Arch Intern Med 1992; 152(12): 2417-20.

54. Nell VP, Machold KP, Stamm TA, et al. Autoantibody profiling as early diagnostic and prognostic tool for rheumatoid arthritis. Ann Rheum Dis 2005; 64(12): 1731-6.

55. Reynisdottir G, Karimi R, Joshua V, et al. Structural changes and antibody enrichment in the lungs are early features of anti-citrullinated protein antibody-positive rheumatoid arthritis. Arthritis Rheumatol 2014; 66(1): 31-9.

56. Yin Y, Liang D, Zhao L, et al. Anti-cyclic citrullinated peptide antibody is associated with interstitial lung disease in patients with rheumatoid arthritis. PLoS One 2014; 9(4): e92449.

57. Giles JT, Danoff SK, Sokolove J, et al. Association of fine specificity and repertoire expansion of anticitrullinated peptide antibodies with rheumatoid arthritis associated interstitial lung disease. Ann Rheum Dis 2014; 73(8): 1487-94.

58. Minnis P, Henry K, Clark B, et al. Predicting progression of RA-ILD using anti-CCP. Eur Respir J 2015; 46(suppl 59): PA3801.

59. Assayag D, Lubin M, Lee JS, et al. Predictors of mortality in rheumatoid arthritis-related interstitial lung disease. Respirology 2014; 19(4): 493-500.

60. Edwards JC, Cambridge G. Prospects for B-celltargeted therapy in autoimmune disease. Rheumatology (Oxford) 2005; 44(2): 151-6.

61. Takeuchi T, Miyasaka N, Inui T, et al. High titers of both rheumatoid factor and anti-CCP antibodies at baseline in patients with rheumatoid arthritis are associated with increased circulating baseline TNF level,

low drug levels, and reduced clinical responses: a post hoc analysis of the RISING study. Arthritis Res Ther 2017; 19(1): 194.

62. Chou C, Liao H, Chen C, et al. The clinical application of anti-CCP in rheumatoid arthritis and other rheumatic diseases. Biomark Insights 2007; 2: 165-71.

63. Papiris SA, Tsonis IA, Moutsopoulos HM. Sjogren's syndrome. Semin Respir Crit Care Med 2007; 28(4): 459-71.

64. Papiris SA, Maniati M, Constantopoulos SH, et al. Lung involvement in primary Sjogren's syndrome is mainly related to the small airway disease. Ann Rheum Dis 1999; 58(1): 61-4.

65. Shiboski CH, Shiboski SC, Seror R, et al. 2016 American College of Rheumatology/European League against Rheumatism classification criteria for primary Sjogren's syndrome: a consensus and data-driven methodology involving three international patient cohorts. Ann Rheum Dis 2017; 76(1): 9-16.

66. Homer KL, Warren J, Karayev D, et al. Performance of anti-topoisomerase I antibody testing by multiple-bead, enzyme-linked immunosorbent assay and immunodiffusion in a university setting. J Clin Rheumatol 2018. https: //doi.org/10.1097/ rhu.0000000000000971.

67. Basu D, Reveille JD. Anti-scl-70. Autoimmunity 2005; 38(1): 65-72.

68. Briggs DC, Vaughan RW, Welsh KI, et al. Immuno-genetic prediction of pulmonary fibrosis in systemic sclerosis. Lancet 1991; 338(8768): 661-2.

69. Reveille JD, Solomon DH. Evidence-based guidelines for the use of immunologic tests: anticentromere, Scl-70, and nucleolar antibodies. Arthritis Rheum 2003; 49(3): 399-412.

70. Steen V, Domsic RT, Lucas M, et al. A clinical and serologic comparison of African American and Caucasian patients with systemic sclerosis. Arthritis Rheum 2012; 64(9): 2986-94.

71. Karampitsakos T, Tzouvelekis A, Chrysikos S, et al. Pulmonary hypertension in patients with interstitial lung disease. Pulm Pharmacol Ther 2018; 50: 38-46.

72. Mehra S, Walker J, Patterson K, et al. Autoantibodies in systemic sclerosis. Autoimmun Rev 2013; 12(3): 340-54.

73. Koenig M, Dieude M, Senecal JL. Predictive value of antinuclear autoantibodies: the lessons of the systemic sclerosis autoantibodies. Autoimmun Rev 2008; 7(8): 588-93.

74. Nihtyanova SI, Denton CP. Autoantibodies as predictive tools in systemic sclerosis. Nature reviews. Rheumatology 2010; 6(2): 112-6.

75. Fertig N, Domsic RT, Rodriguez-Reyna T, et al. Anti-U11/U12 RNP antibodies in systemic sclerosis: a new serologic marker associated with pulmonary fibrosis. Arthritis Rheum 2009; 61(7): 958-65.

76. Hanke K, Bruckner CS, Dahnrich C, et al. Antibodies against PM/Scl-75 and PM/Scl-100 are independent markers for different subsets of systemic sclerosis patients. Arthritis Res Ther 2009; 11(1): R22.

77. Tall F, Dechomet M, Riviere S, et al. The clinical relevance of antifibrillarin (anti-U3-RNP) autoantibodies in systemic sclerosis. Scand J Immunol 2017; 85(1): 73-9.

78. Aggarwal R, Lucas M, Fertig N, et al. Anti-U3 RNP autoantibodies in systemic sclerosis. Arthritis Rheum 2009; 60(4): 1112-8.

79. Moxey J, Huq M, Proudman S, et al. Significance of anti-neutrophil cytoplasmic antibodies in systemic sclerosis. Arthritis Res Ther 2019; 21(1): 57.

80. Marie I, Hachulla E, Cherin P, et al. Interstitial lung disease in polymyositis and dermatomyositis. Arthritis Rheum 2002; 47(6): 614-22.

81. Yamakawa H, Hagiwara E, Kitamura H, et al. Predictive factors for the long-term deterioration of pulmonary function in interstitial lung disease associated with anti-aminoacyl-tRNA synthetase antibodies. Respiration

2018; 96(3): 210-21.

82. Tzilas V, Tzouvelekis A, Bouros E, et al. Prognosis of interstitial lung disease associated with anti-aminoacyl-tRNA synthetase antibodies: look in the middle. Respiration 2018; 96(3): 207-9.

83. Cruellas MG, Viana Vdos S, Levy-Neto M, et al. Myositis-specific and myositis-associated autoantibody profiles and their clinical associations in alarge series of patients with polymyositis and dermatomyositis. Clinics (Sao Paulo) 2013; 68(7): 909-14.

84. Satoh M, Tanaka S, Ceribelli A, et al. A comprehensive overview on myositis-specific antibodies: new and old biomarkers in idiopathic inflammatory myopathy. Clin Rev Allergy Immunol 2017; 52(1): 1-19.

85. Merkel PA, Polisson RP, Chang Y, et al. Prevalence of antineutrophil cytoplasmic antibodies in a large inception cohort of patients with connective tissue disease. Ann Intern Med 1997; 126(11): 866-73.

86. Brown KK. Pulmonary vasculitis. Proc Am Thorac Soc 2006; 3(1): 48-57.

87. Cornec D, Cornec-Le Gall E, Fervenza FC, et al. ANCA-associated vasculitis—clinical utility of using ANCA specificity to classify patients. Nat Rev Rheumatol 2016; 12(10): 570-9.

88. Choi HK, Liu S, Merkel PA, et al. Diagnostic performance of antineutrophil cytoplasmic antibody tests for idiopathic vasculitides: metaanalysis with a focus on antimyeloperoxidase antibodies. J Rheumatol 2001; 28(7): 1584-90.

89. Mandl LA, Solomon DH, Smith EL, et al. Using antineutrophil cytoplasmic antibody testing to diagnose vasculitis: can test-ordering guidelines improve diagnostic accuracy? Arch Intern Med 2002; 162(13): 1509-14.

90. Stone JH, Merkel PA, Spiera R, et al. Rituximab versus cyclophosphamide for ANCA-associated vasculitis. N Engl J Med 2010; 363(3): 221-32.

91. Unizony S, Villarreal M, Miloslavsky EM, et al. Clinical outcomes of treatment of anti-neutrophil cytoplasmic antibody (ANCA)-associated vasculitis based on ANCA type. Ann Rheum Dis 2016; 75(6): 1166-9.

92. Slot MC, Tervaert JW, Boomsma MM, et al. Positive classic antineutrophil cytoplasmic antibody (C-ANCA) titer at switch to azathioprine therapy associated with relapse in proteinase 3-related vasculitis. Arthritis Rheum 2004; 51(2): 269-73.

93. Sanders JS, de Joode AA, DeSevaux RG, et al. Extended versus standard azathioprine maintenance therapy in newly diagnosed proteinase-3 antineutrophil cytoplasmic antibody-associated vasculitis patients who remain cytoplasmic antineutrophil cytoplasmic antibody-positive after induction of remission: a randomized clinical trial. Nephrol Dial Transplant 2016; 31(9): 1453-9.

94. Jayne D, Rasmussen N, Andrassy K, et al. A randomized trial of maintenance therapy for vasculitis associated with antineutrophil cytoplasmic autoantibodies. N Engl J Med 2003; 349(1): 36-44.

95. Puechal X, Pagnoux C, Perrodeau E, et al. Long-term outcomes among participants in the WEGENT trial of remission-maintenance therapy for granulomatosis with polyangiitis (Wegener's) or microscopic polyangiitis. Arthritis Rheumatol 2016; 68(3): 690-701.

96. Chang DY, Li ZY, Chen M, et al. Myeloperoxidase-ANCA-positive granulomatosis with polyangiitis is a distinct subset of ANCA-associated vasculitis: a retrospective analysis of 455 patients from a single center in China. Semin Arthritis Rheum 2018. https://doi.org/10.1016/j.semarthrit.2018.05.003.

97. Schirmer JH, Wright MN, Herrmann K, et al. Myeloperoxidase-antineutrophil cytoplasmic antibody (ANCA)-positive granulomatosis with polyangiitis (Wegener's) is a clinically distinct subset of ANCA-associated vasculitis: a retrospective analysis of 315 patients from a German Vasculitis Referral Center. Arthritis Rheumatol 2016; 68(12): 2953-63.

98. Fussner LA, Specks U. Can antineutrophil cytoplasmic antibody levels be used to inform treatment of pauci-immune vasculitis? Curr Opin Rheumatol 2015; 27(3): 231-40.

99. Specks U. Accurate relapse prediction in ANCA-associated vasculitis—the search for the Holy Grail. J Am Soc Nephrol 2015; 26(3): 505-7.

100. Tomasson G, Grayson PC, Mahr AD, et al. Value of ANCA measurements during remission to predict a relapse of ANCA-associated vasculitis-a meta-analysis. Rheumatology 2012; 51(1): 100-9.

101. Kemna MJ, Damoiseaux J, Austen J, et al. ANCA as a predictor of relapse: useful in patients with renal involvement but not in patients with nonrenal disease. J Am Soc Nephrol 2015; 26(3): 537-42.

102. Fussner LA, Hummel AM, Schroeder DR, et al. Factors determining the clinical utility of serial measurements of antineutrophil cytoplasmic antibodies targeting proteinase 3. Arthritis Rheumatol 2016; 68(7): 1700-10.

103. Taille C, Grootenboer-Mignot S, Boursier C, et al. Identification of periplakin as a new target for auto-reactivity in idiopathic pulmonary fibrosis. Am J Respir Crit Care Med 2011; 183(6): 759-66.

104. Mignot S, Taille C, Besnard V, et al. Detection of anti-periplakin auto-antibodies during idiopathic pulmonary fibrosis. Clin Chim Acta 2014; 433: 242.

105. Aho S. Plakin proteins are coordinately cleaved during apoptosis but preferentially through the action of different caspases. Exp Dermatol 2004; 13(11): 700-7.

106. Feghali-Bostwick CA, Wilkes DS. Autoimmunity in idiopathic pulmonary fibrosis: are circulating auto-antibodies pathogenic or epiphenomena? Am J Respir Crit Care Med 2011; 183(6): 692-3.

107. Besnard V, Dagher R, Madjer T, et al. Identification of periplakin as a major regulator of lung injury and repair in mice. JCI Insight 2018; 3(5). https: //doi. org/10.1172/jci.insight.90163.

108. Nagase T, Uozumi N, Aoki-Nagase T, et al. A potent inhibitor of cytosolic phospholipase A2, arachidonyl trifluoromethyl ketone, attenuates LPS-induced lung injury in mice. Am J Physiol Lung Cell Mol Physiol 2003; 284(5): L720-6.

109. Kurosu K, Takiguchi Y, Okada O, et al. Identification of annexin 1 as a novel autoantigen in acute exacerbation of idiopathic pulmonary fibrosis. J Immunol 2008; 181(1): 756-67.

110. Schuliga M, Jaffar J, Berhan A, et al. Annexin A2 contributes to lung injury and fibrosis by augmenting factor Xa fibrogenic activity. Am J Physiol Lung Cell Mol Physiol 2017; 312(5): L772-82.

111. Buckley S, Shi W, Xu W, et al. Increased alveolar soluble annexin V promotes lung inflammation and fibrosis. Eur Respir J 2015; 46(5): 1417-29.

112. Vittal R, Mickler EA, Fisher AJ, et al. Type V collagen induced tolerance suppresses collagen deposition, TGF-beta and associated transcripts in pulmonary fibrosis. PLoS One 2013; 8(10): e76451.

113. Bobadilla JL, Love RB, Jankowska-Gan E, et al. Th-17, monokines, collagen type V, and primary graft dysfunction in lung transplantation. Am J Respir Crit Care Med 2008; 177(6): 660-8.

114. Burlingham WJ, Love RB, Jankowska-Gan E, et al. IL-17-dependent cellular immunity to collagen type V predisposes to obliterative bronchiolitis in human lung transplants. J Clin Invest 2007; 117(11): 3498-506.

115. Lei GS, Kline HL, Lee CH, et al. Regulation of collagen V expression and epithelial-mesenchymal transition by miR-185 and miR-186 during idiopathic pulmonary fibrosis. Am J Pathol 2016; 186(9): 2310-6.

116. Wilkes DS, Chew T, Flaherty KR, et al. Oral immunotherapy with type V collagen in idiopathic pulmo- nary fibrosis. Eur Respir J 2015; 45(5): 1393-402.

117. Dong J, Porter DW, Batteli LA, et al. Pathologic and molecular profiling of rapid-onset fibrosis and inflammation induced by multi-walled carbon nanotubes. Arch Toxicol 2015; 89(4): 621-33.

118. Suwara MI, Green NJ, Borthwick LA, et al. IL-1alpha released from damaged epithelial cells is sufficient and essential to trigger inflammatory responses in human lung fibroblasts. Mucosal Immunol 2014; 7(3):

684-93.

119. Tracy EC, Bowman MJ, Henderson BW, et al. Interleukin-1alpha is the major alarmin of lung epithelial cells released during photodynamic therapy to induce inflammatory mediators in fibroblasts. Br J Cancer 2012; 107(9): 1534-46.

120. Ogushi F, Tani K, Endo T, et al. Autoantibodies to IL-1 alpha in sera from rapidly progressive idiopathic pulmonary fibrosis. J Med Invest 2001; 48(3-4): 181-9.

121. Dobashi N, Fujita J, Murota M, et al. Elevation of anti-cytokeratin 18 antibody and circulating cytokeratin 18: anti-cytokeratin 18 antibody immune complexes in sera of patients with idiopathic pulmonary fibrosis. Lung 2000; 178(3): 171-9.

122. Dobashi N, Fujita J, Ohtsuki Y, et al. Circulating cytokeratin 8: anti-cytokeratin 8 antibody immune complexes in sera of patients with pulmonary fibrosis. Respiration 2000; 67(4): 397-401.

123. Tzouvelekis A, Toonkel R, Karampitsakos T, et al. Mesenchymal stem cells for the treatment of idiopathic pulmonary fibrosis. Front Med (Lausanne) 2018; 5: 142.

124. Yang Y, Fujita J, Bandoh S, et al. Detection of anti-vimentin antibody in sera of patients with idiopathic pulmonary fibrosis and non-specific interstitial pneumonia. Clin Exp Immunol 2002; 128(1): 169-74.

125. Surolia R, Li H, Kulkarni T, et al. Identification of Pathogenic and Prognostic Anti-Vimentin Antibodies in Idiopathic Pulmonary Fibrosis. D21. Immune pathways in acute lung injury and fibrosis: A7069-A69.

126. Bouros D, Tzouvelekis A. Idiopathic pulmonary fibrosis: on the move. Lancet Respir Med 2014; 2(1): 17-9.

127. Hoyne GF, Elliott H, Mutsaers SE, et al. Idiopathic pulmonary fibrosis and a role for autoimmunity. Immunol Cell Biol 2017. https: //doi.org/10.1038/ icb.2017.22.

128. Karampitsakos T, Vraka A, Bouros D, et al. Biologic treatments in interstitial lung diseases. Front Med (Lausanne) 2019; 6: 41.

129. Vuga LJ, Tedrow JR, Pandit KV, et al. C-X-C motif chemokine 13 (CXCL13) is a prognostic biomarker of idiopathic pulmonary fibrosis. Am J Respir Crit Care Med 2014; 189. https: //doi.org/10.1164/rccm. 201309-1592OC.

130. Kahloon RA, Xue J, Bhargava A, et al. Patients with idiopathic pulmonary fibrosis with antibodies to heat shock protein 70 have poor prognoses. Am J Respir Crit Care Med 2013; 187(7): 768-75.

131. Shum AK, Alimohammadi M, Tan CL, et al. BPIFB1 is a lung-specific autoantigen associated with interstitial lung disease. Sci Transl Med 2013; 5(206): 206ra139.

132. Alimohammadi M, Dubois N, Skoldberg F, et al. Pulmonary autoimmunity as a feature of autoimmune polyendocrine syndrome type 1 and identification of KCNRG as a bronchial autoantigen. Proc Natl Acad Sci U S A 2009; 106(11): 4396-401.

133. Shum AK, DeVoss J, Tan CL, et al. Identification of an autoantigen demonstrates a link between interstitial lung disease and a defect in central tolerance. Sci Transl Med 2009; 1(9): 9ra20.